医学实验室认可参考书

# ISO15189 医学实验室认可质量手册与程序文件

主　编　王伟佳　黄福达　温冬梅

科学出版社

北　京

# 内 容 简 介

编者按照 ISO15189：2012《医学实验室——质量和能力的要求》标准的要求，结合编者所在实验室 ISO15189 认可工作具体实际编写本书。全书分 2 篇共 9 章，第一篇为质量手册（第一至第六章），对质量管理体系及其所用文件的架构进行描述；第二篇为程序文件（第七至第九章），是质量手册的支持性文件，是质量手册中相关要素的展开和明细表达，描述了实施质量管理体系所需的相互关联的过程和活动。

本书条理清晰、与认可准则条款贴合紧密、内容完整、可操作性强，是医学实验室质量管理体系建立和医学实验室认可的参考书。

**图书在版编目(CIP)数据**

ISO15189医学实验室认可质量手册与程序文件/ 王伟佳，黄福达，温冬梅主编. —北京：科学出版社，2018.6
（医学实验室认可参考书）
ISBN 978-7-03-058128-0

Ⅰ.①I… Ⅱ.①王… ②黄… ③温… Ⅲ.①医学检验—实验室管理—质量管理体系—国际标准 Ⅳ.①R446-65

中国版本图书馆CIP数据核字（2018）第135056号

责任编辑：郭 颖 张利峰/责任校对：李 影
责任印制：赵 博/封面设计：龙 岩

科 学 出 版 社 出版
北京东黄城根北街 16 号
邮政编码：100717
http://www.sciencep.com

北京虎彩文化传播有限公司 印刷
科学出版社发行 各地新华书店经销
*
2018 年 6 月第 一 版 开本：787×1092 1/16
2024 年 2 月第六次印刷 印张：20 3/4
字数：416 000
定价：89.00 元
（如有印装质量问题，我社负责调换）

# 《ISO15189 医学实验室认可质量手册与程序文件》
# 编者名单

**主　编**　王伟佳　黄福达　温冬梅
**副主编**　张秀明　王　娟　陈　康　兰海丽
**编　者**（以姓氏笔画为序）

王　娟　　王伟佳　　卢兰芬　　卢建强

兰海丽　　冯砚平　　冯雪琴　　朱　涛

严海忠　　杜满兴　　李　莎　　李　曼

张秀明　　陈　康　　陈　颖　　范勇利

欧阳能良　胡　婷　　徐全中　　黄福达

黄燕华　　梁培松　　傅　强　　温冬梅

慕月晶　　缪丽韶

# 前　　言

　　医学实验室认可在医学实验室能力建设乃至学科建设方面具有积极和重要的作用，认可结果已在我国承担重大国际活动、国家和省级医院等级评审、重点学科评审及科研项目申报等工作中得到采信。到目前为止，我国已有 200 多家医学实验室获得中国合格评定国家认可委员会（CNAS）认可。随着医学的发展，未来将会有越来越多的医学实验室希望通过认可来提高实验室的综合能力。

　　广东省中山市人民医院检验医学中心于 2004 年按照 ISO15189 ：2003 建立质量管理体系，在 2007 年 8 月获得 CNAS 认可资格，成为全国第九家通过 ISO15189 认可的医学实验室，又先后顺利通过了共计 7 次的监督评审和复评审现场评审，认可资格维持至今。经过近 10 年的认可实践，我们对 ISO15189 ：2012《医学实验室——质量和能力的要求》标准条款的含义有了更深入的理解，并在质量体系文件编写、质量管理体系的建立与运行、方法学性能评价等方面积累了一定的经验。针对医学实验室认可的重点和难点，我们编写出版了《临床检验方法学评价》《临床检验标本采集手册》《临床基础检验质量管理与标准操作程序》《临床生物化学检验质量管理与标准操作程序》《临床微生物学检验质量管理与标准操作程序》《临床免疫学检验质量管理与标准操作程序》等系列专著。

　　《ISO15189 医学实验室认可质量手册与程序文件》能很好地符合 ISO15189 认可准则的要求，具有很强的可操作性，期望能为计划申请和通过认可的医学实验室在建立和维持实验室质量管理体系方面提供参考。

　　本书涵盖了 CNAS-CL02 ：2012《医学实验室质量和能力认可准则》的全部要素，条理清晰，与认可准则条款贴合紧密，内容完整，上下级文件之间接口关系明确，下层次文件能够支持上层次文件的运行。程序文件内容完整，可实施性强，能够指导实际工作。本书语言简洁，通俗易懂，非常适用于指导医学实验室建立质量管理体系。

　　本书虽然在编写的过程中做了反复讨论和修改，但难免存在不足之处，恳请专家和广大读者批评指正并提出宝贵意见。

中山市人民医院　　王伟佳

# 目　录

## 第一篇　质 量 手 册

## 第二篇　程 序 文 件

# 第一篇

# 质量手册

第一章
绪　言

Chapter *1*

| 文件编号： JYZX-QM-001 |
| --- |

<table>
<tr><td rowspan="3">第一节 授权书</td><td>文件编号： JYZX-QM-001</td></tr>
<tr><td>版本号：E/2</td></tr>
<tr><td>页 码：第 页 共 页</td></tr>
</table>

## 一、检验医学中心管理层授权书

为确保检验医学中心的检验质量和技术工作有效运行，特授权如下：

1．检验医学中心管理层由科主任、副主任、质量负责人和技术负责人组成；王××为检验医学中心主任，主持检验医学中心全面工作，兼任临床免疫科副主任，主持临床免疫科工作；温××为临床生化科主任，主持生化科工作；黄××为临床检验科主任，主持临床检验科工作；孙××为分子诊断中心主任，主持分子诊断中心工作。质量负责人和技术负责人由检验医学中心主任任命和授权。

2．除了医院按规定对检验医学中心的领导干部聘任和组织机构进行管理外，检验医学中心管理层全权负责检验医学中心的日常管理和业务技术工作，检验医学中心主任为第一责任人。

3．检验医学中心管理层有权对检验医学中心的资源进行配置和使用，有权对检验医学中心人员进行合理安排和调配。

4．医院配给检验医学中心所需的各种资源包括人员、设备、设施等，保证检验医学中心公正、准确地履行职责；除了法律法规规定外，不受任何来自行政、财务及其他方面的不正当压力的影响。

　　　　　　　　　　授权人签字：袁××

　　　　　　　　　　授权人职务：×××医院院长、法人代表

　　　　　　　　　　签字日期：　　　年　　月　　日

## 二、技术负责人和质量负责人授权书

为确保检验医学中心技术工作和质量工作按照 ISO15189: 2012《医学实验室——质量和能力的要求》即 CNAS- CL02:2012《医学实验室质量和能力认可准则》质量体系有效运行和持续改进，保证检验质量，授权黄××为质量负责人，负责检验医学中心相关的质量管理和监督工作，授权王××为技术负责人，负责检验医学中心的技术管理工作，王××、黄××、温××、王×和孙××为技术管理层成员，分别负责检验医学中心临床免疫科、临床基础检验、临床生化检验、临床免疫检验、临床微生物检验和分子诊断检验相关的技术管理工作。

　　　　　　　　　　授权人签字：王××

　　　　　　　　　　授权人职务：×××医院检验医学中心主任

　　　　　　　　　　签字日期：　　　年　　月　　日

## 三、内审员授权书

为确保质量管理体系的正常运行，授权以下人员为检验医学中心内审员：王××、

| | 文件编号：JYZX-QM-001 |
|---|---|
| **第一节 授权书** | 版本号：E/2 |
| | 页 码：第 页 共 页 |

温××、黄××、王×、孙××、卢××、胡×、卢××、缪××、欧阳××、李×、冯××、张××、傅×、易×。

授权人签字：王××

授权人职务：×××医院检验医学中心主任

签字日期： 年 月 日

### 四、实验室拟推荐授权签字人授权书

为确保质量管理体系的正常运行，对检验医学中心拟推荐授权签字人作如下授权：

| 序号 | 拟推荐的授权签字人 | 授权签字领域 |
|---|---|---|
| 1 | 陈×× | 1 一般检查（☑A☑B☐C☐Z）<br>2 血液学检查（☑A☑B☐C☐Z） |
| 2 | 王×× | 3 生化学检验（☑A☑B☑C☑D☑E☑F☐G☐H☐I☑J☐K☐L☐M☐Z）<br>5 免疫学检查（☑A☑B☑C☑D☑E☑F☑G☐H☐I☐J☐K☐Z） |
| 3 | 卢×× | 6 微生物学检查（☑A☑B☑C☐Z） |
| 4 | 缪×× | 1 一般检查（☑A☑B☐C☐Z）<br>2 血液学检查（☑A☑B☐C☐Z） |
| 5 | 温×× | 3 生化学检验（☑A☑B☑C☐D☐E☑F☐G☑H☐I☑J☐K☐L☐M☐Z）<br>4 内分泌学检查（☑A☑B☐C☐D☐E☑F☑G☐H☐Z） |
| 6 | 黄×× | 1 一般检查（☑A☑B☐C☐Z）<br>2 血液学检查（☑A☑B☐C☐Z）<br>3 生化学检验（☑A☑B☑C☑D☑E☑F☑G☑H☐I☑J☐K☐L☐M☐Z） |
| 7 | 熊×× | 5 免疫学检查（☑A☑B☑C☑D☑E☑F☑G☐H☐I☐J☐K☐Z） |
| 8 | 孙×× | 5 免疫学检查（☐A☐B☐C☐D☐E☑F☐G☐H☐I☐J☐K☐Z） |

授权人签字：王××

授权人职务：×××医院检验医学中心主任

签字日期： 年 月 日

### 五、质量监督员授权书

为确保质量管理体系的正常运行，授权以下人员为检验医学中心质量监督员：傅××、李××、冯××、黄××、易××。

授权人签字：王××

授权人职务：×××医院检验医学中心主任

签字日期： 年 月 日

| | 文件编号： JYZX-QM-001 |
|---|---|
| 第一节 授权书 | 版本号：E/2 |
| | 页 码：第 页 共 页 |

## 六、各种管理员授权书

为加强实验室的管理，对检验医学中心的各种管理员作如下授权：

| 管理岗位 | 姓名 | 管理岗位 | 姓名 |
|---|---|---|---|
| 检验医学中心科秘书 | 杨×× | 临床检验科主任助理 | 缪××、欧阳×× |
| 检验医学中心宣传员 | 慕×× | 临床生化科主任助理 | 胡×× |
| 检验医学中心工会组长 | 李×× | 临床免疫科主任助理 | 卢×× |
| 检验医学中心内务管理员 | 冯×× | 临床微生物科主任助理 | 卢×× |
| 检验医学中心安全员 | 冯×× | 中心教学、科研秘书 | 陈×× |
| 检验医学中心考勤员 | 缪×× | 检验医学中心试剂管理员 | 杨×× |
| 检验医学中心信息系统管理员 | 欧阳×× | 检验医学中心文档管理员 | 杨×× |
| 分子诊断中心主任助理 | 易×× | | |

授权人签字：王××

授权人职务：×××医院检验医学中心主任

签字日期： 年 月 日

## 七、检验报告范围授权书

为规范检验报告的签发，对检验医学中心工作人员的检验报告范围作如下授权：

| 序号 | 姓名 | 职务／职称 | 授权范围 |
|---|---|---|---|
| 1 | 王×× | 检验医学中心主任／免疫科副主任／主任技师 | 临床生化检验、免疫检验 |
| 2 | 孙×× | 分子诊断中心主任／主任医师 | 分子诊断检验 |
| 3 | 温×× | 生化科主任／主任技师 | 临床生化检验 |
| 4 | 黄×× | 临检科主任／主任技师 | 临床基础检验、临床生化检验 |
| 5 | 缪×× | 临检科主任助理／副主任技师 | 临床基础检验 |
| 6 | 卢×× | 微生物科主任助理／副主任技师 | 临床微生物检验 |
| 7 | 胡×× | 生化科主任助理／主管检验师 | 临床生化检验、急诊检验 |
| 8 | 欧阳×× | 临检科主任助理／主管检验师 | 临床基础检验、急诊检验 |
| 9 | 卢×× | 免疫科主任助理／主管检验师 | 临床免疫检验、急诊检验 |
| 10 | 易×× | 分子诊断中心主任助理／副主任技师 | 分子诊断检验 |

<table>
<tr><td rowspan="3">第一节 授权书</td><td>文件编号：JYZX-QM-001</td></tr>
<tr><td>版本号：E/2</td></tr>
<tr><td>页 码：第 页 共 页</td></tr>
</table>

续表

| 序号 | 姓名 | 职务/职称 | 授权范围 |
|---|---|---|---|
| 11 | 陈×× | 主任技师 | 临床基础检验 |
| 12 | 张×× | 主任技师 | 生殖检验 |
| 13 | 李×× | 副主任技师 | 临床生化检验、急诊检验 |
| 14 | 冯×× | 副主任技师 | 临床微生物检验 |
| 15 | 徐×× | 副主任技师 | 临床生化检验、临床免疫检验、急诊检验 |
| 16 | 熊×× | 副主任技师 | 临床免疫检验、急诊检验 |
| 17 | 杨×× | 副主任技师 | 临床基础检验、骨髓细胞学检查 |
| 18 | 索×× | 副主任技师 | 临床生化检验、急诊检验 |
| 19 | 王×× | 副主任技师 | 临床微生物检验 |
| 20 | 梁×× | 副主任技师 | 临床免疫检验、急诊检验 |
| 21 | 杜×× | 主管检验师 | 临床免疫检验、急诊检验 |
| 22 | 罗×× | 主管检验师 | 临床微生物检验、急诊检验 |
| 23 | 朱×× | 主管检验师 | 临床基础检验、急诊检验 |
| 24 | 傅×× | 主管检验师 | 临床基础检验、急诊检验、骨髓细胞学检查 |
| 25 | 慕×× | 主管检验师 | 临床微生物检验、急诊检验 |
| 26 | 萧×× | 主管检验师 | 临床生化检验、急诊检验 |
| 27 | 陈×× | 主管检验师 | 临床基础检验、急诊检验 |
| 28 | 严×× | 主管检验师 | 临床微生物检验、急诊检验 |
| 29 | 梁×× | 主管检验师 | 临床基础检验、急诊检验 |
| 30 | 杨×× | 主管检验师 | 临床基础检验、急诊检验 |
| 31 | 王×× | 主管检验师 | 临床基础检验、急诊检验 |
| 32 | 黄×× | 主管检验师 | 临床免疫检验、急诊检验 |
| 33 | 徐×× | 主管检验师 | 临床生化检验、急诊检验 |
| 34 | 韩×× | 主管检验师 | 临床基础检验、急诊检验、骨髓细胞学检查 |
| 35 | 韩×× | 主管检验师 | 临床基础检验、急诊检验 |
| 36 | 冯×× | 检验师 | 临床基础检验、急诊检验、临床免疫检验 |
| 37 | 王×× | 主管检验师 | 临床基础检验、急诊检验 |
| 38 | 周×× | 检验师 | 临床基础检验、急诊检验 |
| 39 | 胡×× | 主管检验师 | 临床生化检验、急诊检验 |
| 40 | 范×× | 检验师 | 临床基础检验、急诊检验、生化检验 |

| | | 文件编号： JYZX-QM-001 |
|---|---|---|
| **第一节 授权书** | | 版本号：E/2 |
| | | 页 码：第 页 共 页 |

续表

| 序号 | 姓名 | 职务 / 职称 | 授权范围 |
|---|---|---|---|
| 41 | 许×× | 检验师 | 临床基础检验、急诊检验 |
| 42 | 邵×× | 检验师 | 临床基础检验、急诊检验 |
| 43 | 赵×× | 检验师 | 临床微生物检验、急诊检验 |
| 44 | 阮×× | 检验师 | 临床免疫检验 |
| 45 | 庞×× | 检验师 | 临床生化检验 |
| 46 | 翟×× | 检验师 | 临床基础检验 |
| 47 | 陈×× | 主管检验师 | 临床基础检验、急诊检验 |
| 48 | 陈×× | 副主任技师 | 分子诊断检验、临床免疫检验 |
| 49 | 罗×× | 检验师 | 分子诊断检验 |
| 50 | 王×× | 主管检验师 | 临床生化检验 |
| 51 | 张×× | 培训学员 | 临床生化检验、急诊检验 |
| 52 | 李×× | 培训学员 | 临床基础检验、临床生化检验 |
| 53 | 田×× | 培训学员 | 临床基础检验、临床生化检验 |
| 54 | 王×× | 培训学员 | 临床基础检验、临床生化检验 |
| 55 | 吴×× | 博士后研究员 | 分子诊断检验 |
| 56 | 王×× | 博士后研究员 | 分子诊断检验 |
| 57 | 方×× | 副主任检验医师 | 分子诊断检验 |
| 58 | 陈×× | 主管检验师 | 分子诊断检验 |
| 59 | 赵×× | 副主任技师 | 分子诊断检验 |
| 60 | 李×× | 培训学员 | 微生物检验 |
| 61 | 董×× | 培训学员 | 临床基础检验、急诊检验 |
| 62 | 赵×× | 培训学员 | 生殖检验 |
| 63 | 罗×× | 培训学员 | 临床基础检验、急诊检验 |
| 64 | 黄×× | 副主任技师 | 生殖检验 |
| 65 | 黄×× | 培训学员 | 临床基础检验 |
| 66 | 胡×× | 培训学员 | 临床生化检验 |

授权人签字：王××

授权人职务：×××医院检验医学中心主任

签字日期： 年 月 日

| | 文件编号：JYZX-QM-002 |
|---|---|
| 第二节 批 准 书 | 版本号：E / 1 |
| | 页 码：第 页 共 页 |

### 批 准 书

本质量手册依据 ISO15189：2012《医学实验室——质量和能力的要求》质量标准而制定。它阐述了广东省×××医院检验医学中心的质量方针和质量目标，并对广东省×××医院检验医学中心的质量体系提出了具体的要求，适用于×××医院检验医学中心的全面质量管理。

本质量手册第五版第一次修改版已经审定，现予批准，并自批准之日起生效。

批准人签字：王××

批准人职务：×××医院检验医学中心主任

签字日期： 年 月 日

| 第三节 公正性声明 | 文件编号： JYZX-QM-003 |
| --- | --- |
| | 版本号：E/1 |
| | 页 码：第 页 共 页 |

**公正性声明**

   1.检验医学中心的一切质量和技术性活动坚持公正性的原则，不受任何干扰，独立对临床送检样本，按照各项技术标准，秉公做出正确的检测和判断。

   2.科室管理层和全体技术人员将把公正服务作为行动准则，保持业务工作的独立性，不受来自行政、商务、财务等方面的干扰和压力影响。

   3.严格遵守各类文件的管理和保密制度，对客户的有关信息和检验医学中心的有关技术资料负有保密责任，维护客户的合法权益。

   上述声明需检验医学中心全体人员严格执行，并请医院管理层和客户给予监督。

                 批准人签字：王××

                 批准人职务：××× 医院检验医学中心主任

                 签字日期： 年 月 日

| 第四节　修改记录 | 文件编号：JYZX-QM-004 |
| --- | --- |
| | 版本号：E/1 |
| | 页　码：第　页　共　页 |

质量手册文件如有内容更改，需要在表 1-4-1 中填写修改信息。

表 1-4-1　质量手册文件修改记录

| 序号 | 文件名称 | 页数 | 需更改内容 | 修订内容 | 批准人 | 批准日期 |
| --- | --- | --- | --- | --- | --- | --- |
| | | | | | | |
| | | | | | | |
| | | | | | | |
| | | | | | | |
| | | | | | | |
| | | | | | | |
| | | | | | | |
| | | | | | | |
| | | | | | | |
| | | | | | | |
| | | | | | | |
| | | | | | | |
| | | | | | | |
| | | | | | | |
| | | | | | | |
| | | | | | | |
| | | | | | | |
| | | | | | | |
| | | | | | | |
| | | | | | | |

# 第二章
# 质量方针和质量目标

*Chapter* 2

| 第一节　质量方针 | 文件编号：JYZX-QM-005 |
| --- | --- |
| | 版本号：E/1 |
| | 页　码：第　页　　共　页 |

　　质量：是指检验结果的质量保证，为服务对象提供准确、及时、可靠、优质的检验报告。

　　效率：是指在保证质量的前提下以最快的速度完成检验过程，在最短的时间内发出检验报告，用最高效率满足服务对象的需要。

　　服务：是指以人为本，"一切为患者""一切为临床"的服务理念和咨询服务理念。

　　改进：是以 ISO15189 的质量体系要求，制订和实施有效的改进措施，确保质量体系得到持续改进，为临床、为患者、为客户提供优质服务，为员工提供适当的学习、培训和继续教育机会，提高员工的技术素质、服务素质、工作素质。

　　　　　　　　　　　　　　　　×××医院检验医学中心

　　　　　　　　　　　　　　　　主任签字：王××

　　　　　　　　　　　　　　　　签字日期：　　年　月　日

| | 文件编号： JYZX-QM-006 |
|---|---|
| **第二节 质量目标** | 版本号： E／1 |
| | 页 码：第 页 共 页 |

检验医学中心全面实施 ISO15189：2012《医学实验室——质量和能力的要求》质量管理标准，不断完善质量体系；确保检验结果的科学性、公正性、权威性；准确、及时为服务对象提供可靠的检验报告，并达到以下质量目标：

1. 检验申请单合格率≥95%。

2. 不合格标本拒收率≤0.2%。

3. 血液培养污染率≤3%。

4. 检验前标本周转时间达标率≥90%。

5. 室内质控不精密度达标率：常规生化、血细胞分析、出凝血检查等定量检验项目在相应的系统上进行检测，日间变异系数（CV）≤1/3 允许总误差（TEa），达标率≥95%。

6. 不同检测系统比对达标率：同一检验项目在不同检测系统上检测，相对偏差≤1/2TEa，达标率≥95%。

注：5、6 项指标或符合依据生物学变异导出的检验质量目标，或符合专业学会或专业指南要求的检验质量目标。

7. 能力验证（PT）／室间质量评价（EQA）：参加卫生部临床检验中心和广东省临床检验中心组织的 PT/EQA，合格率≥95%。

8. 报告周转时间达标率：一般检验≥95%，急诊检验≥90%。

9. 检验报告更改率≤0.5%。

10. 临床危急诊报告及时率≥98%。

11. 患者、临床和员工满意度≥95%。

12. 员工参加培训次数达标率≥80%。

13. 年有效投诉次数≤10，及时处理率100%。

14. 仪器、LIS 和 HIS 数据传输符合率100%。

15. 全年无生物安全事故和医疗安全事故。

（以上质量目标的计算公式见质量指标管理程序）

×××医院检验医学中心主任（签字）：王××

签字日期： 年 月 日

| 第三节 质量和服务承诺 | 文件编号：JYZX-QM-007 |
| --- | --- |
| | 版本号：E/1 |
| | 页 码：第 页 共 页 |

1. ×××医院检验医学中心按照 ISO15189：2012《医学实验室——质量和能力的要求》质量标准要求建立质量体系，并保证有效运行和持续改进；全科员工熟识并严格按照质量体系文件从事各种质量和技术活动，努力实现质量管理目标。

2. 本检验医学中心全体员工具有良好专业素质，将严格按照客户要求和规定的标准方法、操作规范进行检验，确保报告的准确、可靠。

3. 检验医学中心独立开展检验工作，工作质量不受任何商业、财务和其他内、外不当压力的影响，不参与任何影响自身公正地位的活动。

4. 本检验医学中心全体员工有保护客户的机密信息和所有权的责任，对提供的与检验有关的数据、技术和资料负有保密的责任；坚持与客户合作的原则，全力为客户提供咨询服务。

5. 本检验医学中心工作人员认真贯彻执行本质量管理体系的规定，遵守职业道德规范，努力实现质量目标及质量承诺。

×××医院检验医学中心

主任签字：王××

签字日期： 年 月 日

# 第三章
## 术语和定义

*Chapter* *3*

| 术语和定义 | 文件编号: JYZX-QM-008 |
| :---: | :--- |
| | 版本号: E/1 |
| | 页 码: 第 页 共 页 |

认可(accreditation)权威机构对一个组织有能力执行特定工作给出正式承认的过程。

警示区间（alert interval）/危急区间（critical interval）表明患者存在伤害或死亡直接风险的警示（危急）试验的检验结果区间。

结果的自动选择和报告（automated selection and reporting of results）结果的自动选择和报告过程，在此过程中，患者检验结果送至实验室信息系统并与实验室规定的接受标准比较，在规定标准内的结果自动输入到规定格式的患者报告中，无须任何外加干预。

生物参考区间（biological reference interval）/参考区间（reference interval）取自生物参考人群的值分布的规定区间。

能力（competence）经证实的应用知识和技能的本领。

文件化程序（documented procedure）被文件化、实施和维持的完成一项活动或一个过程的规定途径。

检验（examination）以确定一个特性的值或特征为目的的一组操作。

实验室间比对（interlaboratory comparison）按照预先规定的条件，由两个或多个实验室对相同或类似的物品进行测量或检测的组织、实施和评价。

实验室主任（laboratory director）对实验室负有责任并拥有权力的一人或多人。

实验室管理层（laboratory management）指导和管理实验室活动的一人或多人。

医学实验室（medical laboratory）/临床实验室（clinical laboratory）以提供人类疾病诊断、管理、预防和治疗或健康评估的相关信息为目的,对来自人体的材料进行生物学、微生物学、免疫学、化学、血液免疫学、血液学、生物物理学、细胞学、病理学、遗传学或其他检验的实验室，该类实验室也可提供涵盖其各方面活动的咨询服务，包括结果解释和进一步的适当检查的建议。

不符合（nonconformity）未满足要求。

床旁检验（point-of-care-testing，POCT）/近患检验（near-patient testing）在患者附近或其所在地进行的、其结果可能导致患者的处置发生改变的检验。

检验后过程（post-examination processes）/分析后阶段（postanalytical phase）检验之后的过程，包括结果复核、临床材料保留和储存、样品（和废物）处置，以及检验结果的格式化、发布、报告和留存等。

检验前过程（pre-examination processes）/分析前阶段（preanalytical phase）按时间顺序自医生申请至分析检验启动的过程，包括检验申请、患者准备和识别、原始样品采集、运送和实验室内传递等。

原始样品（primary sample）/标本（specimen）为检验、研究或分析一种或多种量或特性而取出的认为可代表整体的一独立部分的体液、呼出气、毛发或组织等。

过程（process）将输入转化为输出的相互关联或相互作用的一组活动。

| | 文件编号： JYZX-QM-008 |
|---|---|
| **术语和定义** | 版本号：E / 1 |
| | 页　码：第　页　共　页 |

质量（quality）一组固有特性满足要求的程度。

质量指标（quality indicator）一组内在特征满足要求的程度的度量。

质量管理体系(quality management system) 在质量方面指挥和控制组织的管理体系。

质量方针（quality policy）由实验室管理层正式发布的关于质量方面的实验室宗旨和方向。

质量目标（quality objective）在质量方面所追求的目的。

受委托实验室（referral laboratory）样品被送检的外部实验室。【注：受委托实验室是实验室管理层选择转送样品或分样品供检验，或当无法实施常规检验时，送外检的实验室。受委托实验室不是组织或法规要求送检的实验室，如公共卫生、法医、肿瘤登记及中心（母体）机构的实验室。】

样品（sample）取自原始样品的一部分或多部分。

周转时间（turnaround time）经历检验前、检验和检验后过程中的两个指定点之间所用的时间。

确认（validation）通过提供客观证据对特定的预期用途或应用要求已得到满足的认定。

验证（verification）通过提供客观证据对规定要求已得到满足的认定。

编写：兰海丽　　审核：王伟佳　　批准：王伟佳

批准日期：　　年　月　日

# 第四章
# 管 理 要 求

*Chapter* *4*

| | 文件编号： JYZX-QM-009 |
|---|---|
| **第一节　组织和管理责任** | 版本号：E／1 |
| | 页　码：第　页　　共　页 |

**1 组织**

1.1 总则　检验医学中心在其固定设施、相关设施或移动设施开展工作时，均应符合 ISO15189：2012 准则的要求。

1.2 法律实体　×××医院是中山市唯一的三级甲等综合性医院，为独立的法人组织机构（代码：45726530-8，登记号：45726530844200011A1001），是能为其活动承担法律责任的实体。主要从事医疗、科研、教学、社区医疗服务和妇幼保健等服务；一切医疗、保健活动遵守国家法律、法规，并受法律保护。检验医学中心隶属于×××医院，科主任竞聘上岗，由医院正式聘任，全权负责检验医学中心的管理工作。本检验医学中心公正、独立地实施临床检验，所出具的检验结果和报告公正、真实、准确，具有法律效力，可作为国内、国际认可的有效凭证。

1.3 伦理行为

1.3.1 通过执行《公正性保证程序》，确保：

（1）不卷入任何可能降低实验室在能力、公正性、判断力或诚信性等方面的可信度的活动；

（2）管理层和员工不受任何可能对其工作质量产生不利的不正当的商业、财务或其他压力的影响；

（3）利益竞争中可能存在潜在冲突时，应公开且适宜地做出声明。

1.3.2 通过执行《检验后样品处理程序》确保员工按照相关法规要求处理人类样品、组织或剩余物。

1.3.3 通过执行《客户保密程序》确保维护信息的保密性。

1.4 实验室主任

1.4.1 检验医学中心是医院的一级科室，由检验医学中心主任 1 人领导，对实验室提供的服务负责。

1.4.2 检验医学中心主任的职能　通过医院组织的竞聘产生，具有管理实验室的必需能力，负责检验医学中心的全面管理工作，有权支配检验医学中心的各种资源，确保实验室活动符合 ISO15189：2012 准则的要求。

1.4.3 检验医学中心主任的职责　包括与实验室提供服务相关的专业、学术、顾问或咨询、组织、管理及教育事务，具体内容如下：

（1）根据所在机构赋予的职能范围，对实验室服务实行有效领导，包括预算策划和财务管理；

（2）与相应的认可和监管部门、相关行政管理人员、卫生保健团体、所服务的患者人群及正式的协议方有效联系并发挥作用（需要时）；

（3）确保有适当数量的具备所需的教育、培训和能力的员工，以提供满足患者需求

| 第一节 组织和管理责任 | 文件编号：JYZX-QM-009 |
| --- | --- |
| | 版本号：E/1 |
| | 页 码：第 页 共 页 |

和要求的实验室服务；

（4）确保质量方针的实施；

（5）建立符合良好规范和适用要求的安全实验室环境；

（6）在所服务的机构中发挥作用（适用且适当时）；

（7）确保为试验选择、利用实验室服务及检验结果解释提供临床建议；

（8）选择和监控实验室的供应方；

（9）选择受委托实验室并监控其服务质量；

（10）为实验室员工提供专业发展计划，并为其提供机会参与实验室专业性组织的科学和其他活动；

（11）制订、实施并监控实验室服务绩效和质量改进标准；

（12）监控实验室开展的全部工作以确定输出给临床的相关信息；

（13）处理实验室员工和（或）实验室服务用户的投诉、要求或建议；

（14）设计和实施应急计划，以确保实验室在服务条件有限或不可获得等紧急或其他情况下能提供必要服务；

（15）策划和指导研发工作（适当时）。

对于上述各职责，检验医学中心主任无须亲自行使，可将具体某项工作授权给实验室内其他人，但放权不放责，检验医学中心主任要对整个检验医学中心的运行和管理负有最终责任。

**2 管理责任**

2.1 管理承诺 检验医学中心管理层应通过以下活动提供建立和实施质量管理体系的承诺的证据，并持续改进其有效性：

（1）告知实验室员工满足用户要求和需求，以及满足法规和认可要求的重要性；

（2）建立质量方针；

（3）确保制订质量目标和策划；

（4）明确所有人员的职责、权限和相互关系；

（5）建立沟通过程；

（6）指定一名质量主管（或其他称谓）；

（7）实施管理评审；

（8）确保所有人员有能力承担指定工作；

（9）确保有充分资源以正确开展检验前、检验和检验后工作；

（10）配合医院实施"患者安全目标"，严格执行各种查对制度和危急值报告制度，保障患者安全；

（11）根据医院临床路径与单病种质理管理相关制度，配合做好相关工作。

| | |
|---|---|
| **第一节　组织和管理责任** | 文件编号：JYZX-QM-009 |
| | 版本号：E / 1 |
| | 页　码：第　页　共　页 |

2.2 用户需求　检验医学中心管理层应确保实验室服务，包括适当的解释和咨询服务，满足患者及实验室服务使用方的需求。

2.3 质量方针　检验医学中心管理层应在质量方针中规定质量管理体系的目的，应确保质量方针：

（1）与组织的宗旨相适应；

（2）包含对良好职业行为、检验适合于预期目的、符合本准则的要求及实验室服务质量的持续改进的承诺；

（3）提供建立和评审质量目标的框架；

（4）在组织内传达并得到理解；

（5）持续适用性得到评审。

2.4 质量目标和策划

2.4.1 检验医学中心管理层应在组织内的相关职能和层级上建立质量目标，包括满足用户需求和要求的目标。质量目标应可测量并与质量方针一致。

2.4.2 检验医学中心管理层应确保落实质量管理体系的策划以满足要求和质量目标。

2.4.3 检验医学中心管理层应确保在策划并改变质量管理体系时，维持其完整性。

2.5 职责、权限和相互关系　检验医学中心管理层通过制订组织结构、岗位职责、授权书等文件对实验室人员的职责、权限和相互关系进行规定并在实验室内传达。

2.6 沟通　检验医学中心管理层通过制订《实验室沟通程序》确保：

（1）管理层与员工能进行有效沟通，并保留在沟通和会议中讨论事项的记录；

（2）确保实验室及其利益方之间建立适宜的沟通，就实验室检验前、检验、检验后过程及质量管理体系的有效性进行沟通。

2.7 质量负责人　检验医学中心管理层应指定一名质量负责人，不管其是否有其他职责，质量负责人应具有以下职责和权限：

（1）确保建立、实施和维持质量管理体系所需的过程；

（2）通过实施《质量监督管理程序》，就质量管理体系运行情况和改进需求向负责实验室方针、目标和资源决策的实验室管理层报告；

（3）确保在整个实验室组织推进理解用户需求和要求的意识。

### 3 组织结构

3.1 检验医学中心内部组织结构

3.1.1 检验医学中心下设临床检验科、临床生化科、临床免疫科、临床微生物科、分子诊断中心共 5 个专业科，其中临床检验科内设急诊组，实行 7×24 小时服务，负责全院急诊标本的及时检测；生殖中心实验室为临床检验科下属生殖检验组，由临床检验科管理。实行检验医学中心主任负责制，由其负责全面工作，各专业科主任和管理层的

# 第一节　组织和管理责任

其他成员在检验医学中心主任领导下进行相应的管理工作，专业科主任通过医院竞聘产生。

3.1.2 检验医学中心管理层由检验医学中心主任、专业科主任（副主任）、技术负责人和质量负责人组成。其他管理人员包括：主任助理、教学科研秘书、科秘书、质量监督员、文档管理员、试剂管理员、宣传员、内务管理员、工会组长、安全员、信息系统管理员和考勤员等。

3.2 与检验医学中心外部机构的关系

3.2.1 检验医学中心是×××医院下属的一级科室，由主管院长领导，接受医院办公室、人力资源部、拓展部、医务科、护理部、门诊部、科教科、设备科、物业管理部、基建部、财务科、计算机管理中心、纪检监察室等职能科室和部门的管理，上述科室和部门应为检验医学中心提供完成工作所需的条件。同时，检验医学中心还接受国家卫生计生委临检中心和广东省临检中心、中山市疾控中心、中山市技术监督局、中山市药监局等部门相应的管理和技术指导。

3.2.2 医院主要职能部门的功能

（1）医务科：负责检验质量监督，协调检验医学中心与其他医技科室、临床科室的联系，专业技师人员转正考核和医疗纠纷处理等管理；

（2）人力资源部：负责进行人力资源评估和规划、员工考核、人事管理、职称晋升、职工考勤、员工培训、继续教育及外出学习、进修审批等管理；

（3）纪检监察室：负责对人员的各项纪律进行监督、检查与指导；

（4）办公室：对检验医学中心的工作质量、工作效率及新技术、新项目的价格管理。

（5）科教科：负责全院进修人员、实习生等教学安排，全院的科研立项、组织课题评审和新技术、新项目开展的审批等管理；

（6）设备科：负责对检验医学中心的仪器设备的使用等情况进行监督和检查；对计量仪器设备组织校正；对试剂和消耗品进行采购和分发；对设备的购置、引进、验收、维修、报废等进行管理；

（7）财务科：负责财务活动、财务管理和财务保障；

（8）物业管理部：为检验医学中心提供后勤供给支持和保障；

（9）计算机管理中心：对检验医学中心提供LIS系统网络支持、保障、数据备份和数据安全管理。

3.3 检验医学中心组织结构及其与其他部门的关系　见第六章附录1（实验室组织结构图）。

3.4 岗位质量职能分配表　见第六章附录2（岗位质量职能分配表）。

| 第一节　组织和管理责任 | 文件编号：JYZX-QM-009 |
| --- | --- |
| | 版本号：E/1 |
| | 页　码：第　页　　共　页 |

**4 管理岗位职责**

4.1 技术管理层

4.1.1 资格　检验医学中心技术管理层由1名技术负责人和4名技术管理者组成，由检验医学中心主任授权和任命，技术负责人负责技术管理层的管理。技术管理层人员由具备本科以上学历、中级以上职称、有丰富的工作经验和扎实的专业理论且熟悉检验医学中心质量体系的专业技术人员担任。

4.1.2 职责　全面负责检验医学中心专业技术的管理工作，并提供资源以确保满足实验室程序规定的质量要求。

（1）与检验医学中心主任共同制订科室质量方针、质量目标和服务承诺，策划质量管理体系；

（2）组织与客户的咨询沟通活动；

（3）负责国内外检验新技术、新方法的跟踪与验证，提出提高质量的方法建议；

（4）负责组织开展新项目准入前期可行性论证工作；

（5）负责检验医学中心标准方法验证实践和非标准检验方法制订、修订的有关管理工作；

（6）负责检验程序的编写与实施；

（7）负责检验结果质量保证措施的制订与实施；

（8）负责检验医学中心专业技术人员技术培训和考核；

（9）负责仪器操作人员的授权；

（10）负责组织受委托实验室的检验能力和委托协议的评审；

（11）需要时，参与预防措施、持续改进措施的批准和效果裁定。

4.2 质量负责人

4.2.1 资格　检验医学中心设质量负责人1名，由检验医学中心主任授权和任命。质量负责人工作不受检验医学中心内、外和其他机构、个人影响和干扰，直接对检验医学中心主任负责。质量负责人要求由具备大专以上学历、中级以上职称、有丰富的工作经验和扎实的专业理论且熟悉检验医学中心质量体系的专业技术人员担任。

4.2.2 职责　维持质量管理体系的有效运行。

（1）负责组织编写《质量手册》《程序文件》《检验标本采集手册》和《实验室生物安全手册》，并对其进行宣贯，做好质量管理体系文件的控制工作；

（2）组织质量监督活动；

（3）组织实施质量管理体系的内部审核活动；

（4）参与质量管理体系的管理评审活动，协助检验医学中心主任具体负责实施管理评审；

| 第一节 组织和管理责任 | 文件编号： JYZX-QM-009 |
|---|---|
| | 版本号：E/1 |
| | 页　码：第　页　　共　页 |

(5) 确保质量管理体系的持续改进；

(6) 确保检测工作的公正性；

(7) 控制不符合项的出现，组织实施纠正措施和预防措施；

(8) 负责服务合同的编写；

(9) 负责检验前过程的管理。

4.3 科秘书职责

4.3.1 资格　由大专以上学历、具有医学知识、熟悉检验医学中心质量体系的人员担任。

4.3.2 职责

(1) 科秘书在检验医学中心主任领导下进行工作；协助主任履行科室日常行政管理工作；

(2) 协助检验医学中心主任做好科室各种文件、图书、资料的管理工作。

4.4 专业科主任（副主任）

4.4.1 资格　各专业科室设专业科主任（副主任）1名，全面负责本专业科室的技术和质量工作。专业科主任需由具备本科以上学历、5年以上专业工作经验的副主任技师或以上职称，或具备硕士以上学历、中级以上职称，专业基础理论扎实，经验丰富，熟悉检验医学中心质量体系的专业技术人员担任。

4.4.2 职责

(1) 在检验医学中心主任的领导下，负责本专业的业务、教学、科研和仪器设备的管理；

(2) 制订本专业科室工作计划，按期总结；贯彻执行医院的各项规章制度的情况，做好人员工作安排和考勤；

(3) 组织编写和实施本专业标准操作程序（SOP）；

(4) 负责组织本专业科室内质量控制和实验室间比对工作；

(5) 掌握特殊检验技术，解决本专业科室复杂、疑难的技术问题；

(6) 加强与临床的沟通联系，征询临床对检验质量的意见和建议；介绍新的检验项目及其临床意义；需要时参加临床疑难病例讨论，主动配合临床医疗工作；

(7) 负责本专业科室的业务学习和技术训练，做好继续教育和技术考核等工作；做好本专业进修人员、实习生带教工作；

(8) 结合临床诊疗，制订本专业的科研计划，不断引进国内外的新成果、新技术、新方法，开展新项目，提高本专业的技术水平；

(9) 负责组织本专业科室仪器设备、消耗品的申购计划及做好验收工作；

(10) 完成医院领导和检验医学中心主任安排的各项工作任务；

| 第一节　组织和管理责任 | 文件编号：JYZX-QM-009 |
| :--- | :--- |
| | 版本号：E/1 |
| | 页　码：第　页　　共　页 |

（11）掌握本专业国内外信息，指导下级专业技术人员开展科研和引进新业务、新技术的工作，总结经验，撰写学术论文。

4.5 主任助理

4.5.1 资格　主任助理由本科学历、中级职称或研究生学历专业技术人员担任。

4.5.2 检验医学中心主任助理职责

（1）协助检验医学中心主任做好日常行政管理工作，负责向科室人员传达上级部门及医院的有关方面文件，执行检验医学中心主任的行政指令，并及时向主任汇报相关工作情况；

（2）参与处理医院及科内重大突发事件；

（3）协助检验医学中心主任进行劳务效益工资的核算分配；

（4）完成检验医学中心主任交予的其他相应工作任务。

4.5.3 专业科主任助理职责

（1）协助科室主任参与科室的日常管理工作，参与处理医院及科内重大突发事件；

（2）负责本科室检验质量监督和质量体系的有效运行；

（3）有效地开展室内质量控制工作，达到有关的质量要求；

（4）参加卫生部临床检验中心组织的室间质量评价活动，达到有关的质量要求；

（5）负责技术问题的解决和答复，主动与临床沟通和联系，发现问题及时处理，做好记录并向科主任汇报；

（6）完成科主任交给的其他相应工作。

4.6 教学科研秘书

4.6.1 资格　由大专以上学历、中级以上职称、有丰富的工作经验和管理经验、有扎实的专业理论知识及丰富的教学经验，且熟悉检验医学中心质量体系的专业技术人员担任。

4.6.2 职责

（1）协助检验医学中心主任管理科室的科研、教学和继续教育工作；

（2）完成检验医学中心主任分配的工作任务，经常向检验医学中心主任汇报工作，提出建议；

（3）负责进修人员、实习生的工作和轮岗安排，并做好培训、考核和登记工作；

（4）协助技术负责人进行各岗位人员培训、业务考核，并做好记录；

（5）综合各专业科室的科研计划，提出全科的科研规划，并负责督促执行，撰写科室的科、教、研等方面的总结。

4.7 质量监督员

4.7.1 资格　各专业科室设 1 名不脱产的质量监督员，负责对本专业科室的工作质量进行监督，其工作不受专业科主任和成员的干扰。要求由熟悉相关项目、程序和结果

| 第一节　组织和管理责任 | 文件编号：JYZX-QM-009 |
| --- | --- |
| | 版本号：E/1 |
| | 页　码：第　页　　共　页 |

评价的有能力人员担任。

4.7.2 职责　协助质量负责人对影响检验过程的高风险因素进行监控，确保检验结果的准确性，具体监控方法见《质量监督管理程序》。

4.8 信息系统管理员职责

（1）负责 LIS 系统的管理维护；

（2）负责计算机及软件的维护；

（3）负责检验医学中心网页的维护。

4.9 文档管理员职责

（1）负责检验医学中心所有受控文件的登记、发放、回收、借阅登记、销毁；

（2）负责各专业科室归档资料的登记；

（3）确保文件资料保存的安全性。

4.10 安全员职责

（1）协助质量负责人进行《实验室安全手册》的编写、宣贯与及时更新工作，负责中心的安全管理工作，组织各专业科室实施相关的安全防范措施；具有监督所有活动的职责和权力，包括制订、维持、监督实验室安全计划的责任，阻止不安全行为或活动的权力，直接向决定实验室政策和资源的管理层报告的权力。

（2）负责危险性化学品的管理工作。

（3）定期对检验医学中心各部门进行安全检查，保证实验室的各种安全。

4.11 试剂管理员职责

（1）协助质量负责人做好检验医学中心试剂的管理；

（2）协助各专业科室进行试剂申购及清点工作；

（3）负责试剂验收和保存。

4.12 内务管理员职责

（1）负责检验医学中心生活和办公用消耗品的申请、验收、保存和分发；

（2）负责检验医学中心内务的管理。

4.13 工会组长职责

（1）负责落实医院工会组织下达的各项工作任务；

（2）关心职工业余生活，发挥工会小组的积极作用，发扬团结协作精神，开展建设和谐科室活动；

（3）积极组织检验医学中心的文体活动，活跃科室文化生活。

4.14 考勤员职责

（1）协助检验医学中心主任按规定认真、及时、准确做好考勤工作；

（2）每天在电子考勤系统上进行考勤记录，做好职工出差、休假等的考勤记录；

| | 文件编号： JYZX-QM-009 |
| --- | --- |
| **第一节　组织和管理责任** | 版本号：E／1 |
| | 页　码：第　页　　共　页 |

（3）如实反映考勤中存在的问题，并提出改进的意见；

（4）每月及时通过电子考勤系统汇总考勤情况，报检验医学中心主任，审核确认后报人力资源部。

4.15 宣传员职责

（1）协助医院相关部门做好医院的宣传工作；

（2）组织检验医学中心员工做好科室的各种宣传工作。

4.16 关键职能代理人的指定

（1）检验医学中心主任因故不能履行职责时，由检验医学中心主任指定某专业科主任代理职责；

（2）专业科主任因故不能履行职责时，由相关专业科主任助理代理职责；

（3）技术负责人因故不能履行职责时，由质量负责人代理职责；

（4）质量负责人因故不能履行职责时，由技术负责人代理职责；

（5）授权签字人因故不能履行职责时，由另一相同领域的授权签字人代理职责。

**5 技术岗位职责**

详见 JYZX-PF5.1-01《人员管理程序》中内容。

**6 授权书**

详见 JYZX-QM-002《授权书》中内容。

**7 支持文件**

7.1 JYZX-PF4.1-01《公正性的保证程序》

7.2 JYZX-PF4.1-02《客户保密管理程序》

7.3 JYZX-PF5.7-02《检验后样品处理程序》

7.4 JYZX-PF5.1-01《人员管理程序》

7.5 JYZX-QM-002《授权书》

7.6 JYZX-PF4.1-03《实验室沟通程序》

7.7 JYZX-PF4.1-04《质量监督管理程序》

编写：张秀明、兰海丽　　审核：王伟佳　　批准：王伟佳

批准日期：　　　年　月　日

| | 文件编号：JYZX-QM-010 |
|---|---|
| **第二节 质量管理体系** | 版本号：E/1 |
| | 页 码：第 页 共 页 |

### 1 总则

1.1 检验医学中心应按照 ISO15189：2012 准则的要求，建立、文件化、实施并维持质量管理体系，持续改进其有效性。

1.2 质量管理体系应整合所有必需过程，以符合质量方针和目标要求并满足用户的需求和要求。

1.3 为确保质量管理体系的持续有效，检验医学中心应：

（1）确定质量管理体系所需的过程并确保这些过程在实验室得到实施；

（2）确定这些过程的顺序和相互关系；

（3）确定所需的标准和方法以确保这些过程得到有效运行和控制；

（4）确保具备所需的资源和信息以支持过程的运行和监控；

（5）监控和评估这些过程；

（6）实施必要措施以达到这些过程的预期结果并持续改进。

### 2 质量管理体系文件化

2.1 在质量管理体系实施中所有政策、计划、过程、程序和作业指导书等均应形成易于理解并付予实施的文件，实行文件化管理，通过培训等方式传达至所有相关人员。

2.2 质量管理体系文件组成

2.2.1 外来文件：包括适用的法规、标准及其他规范文件。

2.2.2 内部文件：由质量手册（QM）、程序文件（PF）、作业指导书及质量和技术记录四个层次文件组成，结构如图。

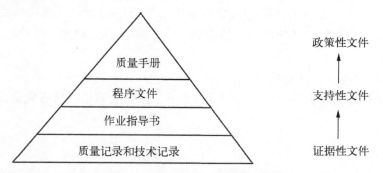

（1）质量手册（QM）是对质量管理体系及其所用文件的架构进行描述，内容包括：

a）质量方针和质量目标的声明；

b）质量管理体系的范围；

c）实验室组织和管理结构及其在母体组织中的位置；

d）确保符合 ISO15189：2012 准则的实验室管理层的作用和职责；

e）质量管理体系中使用的文件的结构和相互关系；

| | 文件编号：JYZX-QM-010 |
| --- | --- |
| **第二节 质量管理体系** | 版本号：E/1 |
| | 页 码：第 页 共 页 |

f）为质量管理体系而制订的文件化政策并指明支持这些政策的管理和技术活动。

（2）程序文件（PF）

a）程序文件是质量手册的支持性文件（第二层文件），是质量手册中相关要素的展开和明细表达，具备较强的操作性，是质量手册的延伸和注解；它描述了实施质量管理体系所需的相互关联的过程和活动；

b）程序文件内容包括：目的、适用范围、职责、程序、支持文件、质量记录表格、技术记录表格等。

（3）作业指导书

a）作业指导书是程序文件的支持性文件（第三层文件），是检验医学中心技术人员从事具体工作的指导文件；

b）本检验医学中心的作业指导书包括《标准操作程序》《标本采集手册》《实验室安全手册》《科室管理制度》。

（4）质量记录和技术记录

a）记录是第四层次文件，分为两类：质量记录和技术记录，是证据性文件，用于为可追溯性提供文件，提供验证和预防措施、纠正措施的证据。记录一般不需要控制版本；

b）质量记录包括评估、内部审核、管理评审、纠正措施和预防措施、人员培训教育、采购活动等的记录；

c）技术记录包括原始观察记录等各类填写的表格、导出数据、开展跟踪审核的足够信息、校准记录、人员签字记录、已签发出的每份检测报告（包括外部的和内部的）的副本、合同、工作单、工作手册、核查表、工作笔记、控制图、客户信函、文件和反馈信息等。

2.3 质量管理体系文件的获取

所有文件上传至《实验室质量管理系统》中，检验医学中心所有人员能够随时获取。

编写：张秀明、兰海丽　　审核：王伟佳　　批准：王伟佳

批准日期：　　　年　月　日

| | 文件编号：JYZX-QM-011 |
|---|---|
| 第三节 文件控制 | 版本号：E/1 |
| | 页 码：第 页 共 页 |

**1 总则**

检验医学中心应控制质量管理体系要求的文件并确保防止意外使用废止文件。

**2 文件控制要求**

检验医学中心制订《文件的编写与控制程序》，确保满足以下要求：

2.1 组成质量管理体系的所有文件，包括计算机系统中维护的文件，在发布前经授权人员审核并批准。

2.2 所有文件均可进行识别，包括：标题、每页均有的唯一识别号、当前版本的日期和（或）版本号、页码和总页数（如"第1页共5页"）、授权发布。

2.3 以清单方式识别现行有效版本及其发放情况（例如：文件清单、目录或索引）。

2.4 在使用地点只有适用文件的现行授权版本。

2.5 如果实验室的文件控制制度允许在文件再版前对其手写修改，则规定修改程序和权限。在修改之处清晰标记、签名并注明日期。修订的文件在规定期限内发布。

2.6 文件的修改可识别。

2.7 文件易读。

2.8 定期评审并按期更新文件以确保其仍然适用。

2.9 对受控的废止文件标注日期并标记为废止。

2.10 在规定期限或按照适用的规定要求，至少保留一份受控的废止文件。

**3 支持文件**

JYZX-PF4.3-01《文件的编写与控制程序》

编写：张秀明、兰海丽　　审核：王伟佳　　批准：王伟佳

批准日期：　　　年　月　日

| | 文件编号： JYZX-QM-012 |
|---|---|
| **第四节 服务协议** | 版本号： E／1 |
| | 页 码：第 页 共 页 |

## 1 总则

检验医学中心应建立提供实验室服务的协议并对其进行评审。

## 2 建立服务协议

2.1 检验医学中心制订《服务协议建立与评审程序》，用于建立提供实验室服务的协议并对其进行评审。

2.2 检验医学中心收到的每份检验申请均应视为协议。

2.3 检验医学中心服务协议应考虑申请、检验和报告。协议应规定申请所需的信息以确保适宜的检验和结果解释。

2.4 检验医学中心执行服务协议时应满足以下要求：

（1）应规定、文件化并理解客户和用户、实验室服务提供者的要求，包括使用的检验过程；

（2）实验室应有能力和资源满足要求；

（3）实验室人员应具备实施预期检验所需的技能和专业知识；

（4）选择的检验程序应适宜并能够满足客户需求；

（5）当协议的偏离影响到检验结果时，应通知客户和用户；

（6）应说明实验室委托给其他实验室或顾问的工作。

## 3 服务协议的评审

3.1 实验室服务协议的评审应包括协议的所有内容。评审记录应包括对协议的任何修改和相关讨论。

3.2 实验室服务开始后如需修改协议，应重复同样的协议评审过程，并将所有修改内容通知所有受影响方。

## 4 支持文件

JYZX-PF4.4-01《服务协议建立与评审程序》

编写：张秀明、兰海丽　　审核：王伟佳　　批准：王伟佳

批准日期：　　　年　月　日

| 第五节　受委托实验室的检验 | 文件编号：JYZX-QM-013 |
| --- | --- |
| | 版本号：E / 1 |
| | 页　码：第　页　　共　页 |

## 1 总则

合理选择与评估受委托实验室，确保检验医学中心外送标本检验结果的质量。

## 2 受委托实验室和顾问的选择与评估

2.1 检验医学中心制订《受委托实验室的选择与评估程序》，用于选择与评估受委托实验室和对各个学科的复杂检验提供意见和解释的顾问。

2.2 该程序应确保满足以下要求：

（1）在征求实验室服务用户的意见后（适用时），实验室应负责选择受委托实验室及顾问，监控其工作质量，并确保受委托实验室或顾问有能力开展所申请的检验；

（2）应定期评审并评估与受委托实验室和顾问的协议，以确保满足检验医学中心的相关要求；

（3）应保存定期评审的记录；

（4）应维护一份所有受委托实验室和征求意见的顾问的清单。

## 3 检验结果的提供

制订《委托标本检测程序》，使委托标本检验结果的提供符合以下要求：

（1）检验医学中心（而非受委托实验室）负责确保将受委托实验室的检验结果提供给申请者，除非协议中有其他规定；

（2）如果由检验医学中心出具报告，则报告中应包括受委托实验室或顾问报告结果的所有必需要素，不应做任何可能影响临床解释的改动；报告应注明由受委托实验室或顾问实施的检验；

（3）应明确标识添加评语的人员；

（4）检验医学中心应考虑周转时间、测量准确度、转录过程和解释技巧的要求，采用最适合的方式报告受委托实验室的结果；当需要受委托实验室和检验医学中心双方的临床医生和专家合作才能对检验结果进行正确解释和应用时，应确保这一过程不受商业或财务的干扰；

（5）应按预定时限保留所有委托样品的申请单和检验结果。

## 4 支持文件

4.1 JYZX-PF4.5-01《受委托实验室的选择与评估程序》

4.2 JYZX-PF4.5-02《委托标本检测程序》

编写：张秀明、兰海丽　　审核：王伟佳　　批准：王伟佳

批准日期：　　　年　月　日

| | 文件编号： JYZX-QM-014 |
|---|---|
| **第六节 外部服务和供应** | 版本号：E / 1 |
| | 页　码：第　页　　共　页 |

## 1 总则

检验医学中心应正确选择和购买可能影响其服务质量的外部服务、设备、试剂和耗材。

## 2 具体要求

2.1 检验医学中心制订《服务及供应品的采购管理程序》和《仪器设备采购管理程序》，用于选择和购买可能影响其服务质量的外部服务、设备、试剂和耗材。

2.2 制订的程序应满足以下要求：

（1）实验室应按照自身要求选择和批准有能力稳定供应外部服务、设备、试剂和耗材的供应商，但可能需要与组织中的其他部门合作以满足本要求，应建立选择标准；

（2）应维持选择和批准的设备、试剂和耗材的供应商清单；

（3）购买信息应说明所需购买的产品或服务的要求；

（4）实验室应监控供应商的表现以确保购买的服务或物品持续满足规定标准。

## 3 支持文件

3.1 JYZX-PF4.6-01《服务及供应品的采购管理程序》

3.2 JYZX-PF4.6-02《仪器设备采购管理程序》

编写：张秀明、兰海丽　　审核：王伟佳　　批准：王伟佳

批准日期：　　　年　月　日

| 第七节 咨询服务 | 文件编号：JYZX-QM-015 |
| --- | --- |
| | 版本号：E / 1 |
| | 页 码：第 页 共 页 |

**1 总则**

为检验医学中心客户提供咨询服务，帮助客户更好地利用实验室服务。

**2 具体要求**

2.1 制订《咨询服务程序》，为检验医学中心客户提供咨询服务。

2.2 制订的程序应满足以下要求：

（1）为选择检验和使用服务提供建议，包括所需样品类型、临床指征和检验程序的局限性及申请检验的频率；

（2）为临床病例提供建议；

（3）为检验结果解释提供专业判断；

（4）推动实验室服务的有效利用；

（5）咨询科学和后勤事务，如样品不满足可接受标准的情况。

**3 支持文件**

JYZX-PF4.7-01《咨询服务程序》

编写：张秀明、兰海丽　　审核：王伟佳　　批准：王伟佳

批准日期：　　　年　月　日

| | 文件编号： JYZX-QM-016 |
|---|---|
| 第八节　投诉的解决 | 版本号：E/1 |
| | 页　码：第　页　共　页 |

**1 总则**

及时、合理地处理来自临床医护人员、患者、实验室员工或其他方的投诉或反馈意见。

**2 具体要求**

2.1 制订《投诉解决程序》，用于处理来自临床医护人员、患者、实验室员工或其他方的投诉或反馈意见。

2.2 保存所有投诉、调查及采取措施的记录。

**3 支持文件**

JYZX-PF4.8-01《投诉解决程序》

编写：张秀明、兰海丽　　审核：王伟佳　　批准：王伟佳

批准日期：　　　年　月　日

| 第九节　不符合的识别和控制 | 文件编号：JYZX-QM-017 |
| --- | --- |
| | 版本号：E/1 |
| | 页　码：第　页　　共　页 |

**1 总则**

检验医学中心应识别和管理质量管理体系各方面发生的不符合，包括检验前、检验和检验后过程。

**2 具体要求**

2.1 制订《不符合的识别与控制程序》以识别和管理质量管理体系各方面发生的不符合。

2.2 制订的程序应确保：

（1）指定处理不符合的职责和权限；

（2）规定应采取的应急措施；

（3）确定不符合的程度；

（4）必要时终止检验、停发报告；

（5）考虑不符合检验的临床意义，通知申请检验的临床医师或使用检验结果的授权人员（适用时）；

（6）收回或适当标识已发出的存在不符合或潜在不符合的检验结果（需要时）；

（7）规定授权恢复检验的职责；

（8）记录每一不符合事项并文件化，按规定的周期对记录进行评审，以发现趋势并启动纠正措施；

（9）如果确定检验前、检验和检验后过程的不符合可能会再次发生，或对实验室与其程序的符合性有疑问时，实验室应立即采取措施以识别、文件化和消除原因。应确定需采取的纠正措施并文件化。

**3 支持文件**

3.1 JYZX-PF4.9-01《不符合的识别与控制程序》

3.2 JYZX-PF4.10-01《纠正措施管理程序》

编写：张秀明、兰海丽　　审核：王伟佳　　批准：王伟佳

批准日期：　　　年　月　日

| 第十节　纠正措施 | 文件编号：JYZX-QM-018 |
| --- | --- |
| | 版本号：E / 1 |
| | 页　码：第　页　　共　页 |

## 1 总则

检验医学中心应采取纠正措施以消除产生不符合的原因。纠正措施应与不符合的影响相适应。

## 2 定义

纠正措施是指为消除导致不符合产生的根本原因所采取的措施。

## 3 具体要求

3.1 制订《纠正措施管理程序》，确保纠正措施有效实施。

3.2 制订的程序应满足以下要求：

（1）评审不符合；

（2）确定不符合的根本原因；

（3）评估纠正措施的需求以确保不符合不再发生；

（4）确定并实施所需的纠正措施；

（5）记录纠正措施的结果；

（6）评审采取的纠正措施的有效性。

## 4 支持文件

4.1 JYZX-PF4.9-01《不符合的识别与控制程序》

4.2 JYZX-PF4.10-01《纠正措施管理程序》

编写：张秀明、兰海丽　　审核：王伟佳　　批准：王伟佳

批准日期：　　　年　月　日

| | 文件编号：JYZX-QM-019 |
|---|---|
| **第十一节 预防措施** | 版本号：E/1 |
| | 页 码：第 页 共 页 |

## 1 总则

检验医学中心应采取预防措施以消除潜在不符合的原因以预防其发生。预防措施应与潜在问题的影响相适应。

## 2 定义

预防措施是为消除潜在不符合的原因所采取的措施，是事先主动识别改进可能性而采取的措施，而不是对已发现的问题或投诉（即不符合）的反应。它与纠正措施区别的关键在于问题是否已发生。

## 3 具体要求

3.1 制订《预防措施管理程序》，确保预防措施有效实施。

3.2 制订的程序应满足以下要求：

（1）评审实验室数据和信息以确定潜在不符合存在于何处；

（2）确定潜在不符合的根本原因；

（3）评估预防措施的需求以防止不符合的发生；

（4）确定并实施所需的预防措施；

（5）记录预防措施的结果；

（6）评审采取的预防措施的有效性。

## 4 支持文件

JYZX-PF4.11-01《预防措施管理程序》

编写：张秀明、黄福达 审核：王伟佳 批准：王伟佳

批准日期： 年 月 日

| | 文件编号： JYZX-QM-020 |
|---|---|
| 第十二节　持续改进 | 版本号：E / 1 |
| | 页　码：第　页　共　页 |

**1 总则**

通过持续改进，确保质量管理体系持续的有效性。

**2 定义**

持续改进是指增强满足要求能力的循环活动。在质量管理体系的发展过程中，不可能只进行一次质量改进，要能达到持续改进。

**3 具体要求**

3.1 制订《持续改进管理程序》，确保持续改进活动的有效进行。

3.2 制订的程序应满足以下要求：

（1）实验室通过实施管理评审，将实验室在评估活动、纠正措施和预防措施中显示出的实际表现与其质量方针和质量目标中规定的预期进行比较，以持续改进质量管理体系（包括检验前、检验和检验后过程）的有效性；

（2）改进活动优先针对风险评估中得出的高风险事项；

（3）适用时，制订、文件化并实施改进措施方案；通过针对性评审或审核相关范围的方式确定采取措施的有效性；

（4）实验室管理层确保实验室参加覆盖患者医疗的相关范围及医疗结果的持续改进活动；

（5）如果持续改进方案识别出了持续改进机会，则不管其出现在何处，实验室管理层均应着手解决；

（6）实验室管理层就改进计划和相关目标与员工进行沟通。

**4 支持文件**

JYZX-PF4.12-01《持续改进管理程序》

编写：张秀明、黄福达　　　审核：王伟佳　　　批准：王伟佳

批准日期：　　　年　月　日

| | |
|---|---|
| **第十三节　记录控制** | 文件编号：JYZX-QM-021 |
| | 版本号：E/1 |
| | 页　码：第　页　共　页 |

**1 总则**

检验医学中心应对质量和技术记录进行识别、收集、索引、获取、存放、维护、修改及安全处置。

**2 定义**

2.1 记录　是阐明所取得的结果或提供所完成活动的证据的文件，可供识别和分析，具有可追溯性，是实验室活动结果的表达方式之一，是活动已发生及其效果的证据。记录可存于任何媒体上。

2.2 表格　用于记录管理体系所要求的数据的文件。当表格中填写了数据，表格就成了记录。

2.3 记录分类　分质量记录和技术记录两类。

2.3.1 质量记录　指质量管理运作过程和结果的记录，包括组织和管理责任、文件控制、服务协议、受委托实验室检验、外部服务和供应、咨询服务、投诉的解决、不符合的识别与控制、纠正措施、预防措施、持续改进、记录控制、评估和审核、管理评审等活动中形成的记录。

2.3.2 技术记录　指技术管理运作过程和结果的记录，是进行检验所得数据和信息的累积。

**3 具体要求**

3.1 制订《质量和技术记录管理程序》用于各种记录的控制。

3.2 制订的程序应满足以下要求：

（1）应说明如何对质量和技术记录进行识别、收集、索引、获取、存放、维护、修改及安全处置；

（2）应在对影响检验质量的每一项活动产生结果的同时进行记录；

（3）应能获取记录的修改日期（相关时，包括时间）和修改人员的身份识别；

（4）实验室应规定与质量管理体系（包括检验前、检验和检验后过程）相关的各种记录的保存时间；记录保存期限可以不同，但报告的结果应能在医学相关或法规要求的期限内进行检索；

（5）应提供适宜的记录存放环境，以防损坏、变质、丢失或未经授权的访问；

（6）所有记录应可供实验室管理评审利用。

3.3 记录至少应包括：

（1）供应商的选择和表现，以及获准供应商清单的更改；

（2）员工资格、培训及能力记录；

（3）检验申请；

（4）实验室接收样品记录；

| | 文件编号： JYZX-QM-021 |
|---|---|
| 第十三节　记录控制 | 版本号：E / 1 |
| | 页　码：第　页　共　页 |

（5）检验用试剂和材料信息（如批次文件、供应品证书、包装插页）；

（6）实验室工作薄或工作单；

（7）仪器打印结果及保留的数据和信息；

（8）检验结果和报告；

（9）仪器维护记录，包括内部及外部校准记录；

（10）校准函数和换算因子；

（11）质量控制记录；

（12）事件记录及采取的措施；

（13）事故记录及采取的措施；

（14）风险管理记录；

（15）识别出的不符合及采取的应急或纠正措施；

（16）采取的预防措施；

（17）投诉及采取的措施；

（18）内部及外部审核记录；

（19）实验室间比对结果；

（20）质量改进活动记录；

（21）涉及实验室质量管理体系活动的各类决定的会议纪要；

（22）管理评审记录。

**4 支持文件**

JYZX-PF4.13-01《质量和技术记录管理程序》

编写：张秀明、黄福达　　审核：王伟佳　　批准：王伟佳

批准日期：　　年　月　日

| | 文件编号：JYZX-QM-022 |
|---|---|
| **第十四节　评估和审核** | 版本号：E/1 |
| | 页　码：第　页　共　页 |

## 1 总则

实验室应策划并实施所需的评估和内部审核过程，以：证实检验前、检验、检验后及支持性过程按照满足用户需求和要求的方式实施；确保符合质量管理体系要求；持续改进质量管理体系的有效性。评估和改进活动的结果应输入到管理评审。

## 2 申请、程序和样品要求适宜性的定期评审

制订并实施《申请和样品要求适宜性定期评审程序》和《检验程序评审程序》，确保符合以下要求：

2.1 授权人员定期评审实验室提供的检验，确保其在临床意义上适合于收到的申请。

2.2 适用时，实验室定期评审血液、尿液、其他体液、组织和其他类型样品的采样量、采集器械及保存剂的要求，以确保采样量既不会不足也不会过多，并正确采集以保证被测量。

## 3 用户反馈的评审

制订并实施《用户反馈评审程序》，确保符合以下要求：

3.1 实验室就所提供服务是否满足用户需求和要求征求用户反馈信息。

3.2 反馈信息的获取和使用方式应包括：在实验室确保对其他用户保密的前提下，与用户或其代表合作对实验室的表现进行监督。

3.3 保存收集的信息以及采取措施的记录。

## 4 员工建议

制订并实施《员工建议管理程序》，确保符合以下要求：

4.1 实验室管理层鼓励员工对实验室服务任何方面的改进提出建议。

4.2 评估并合理实施这些建议，并向员工反馈。

4.3 保存员工的建议及实验室管理层采取措施的记录。

## 5 内部审核

制订并实施《内部审核程序》，确保符合要求：

5.1 实验室按计划定期实施内部审核以确定质量管理体系的所有活动（包括检验前、检验和检验后过程）是否：a）符合本准则要求及实验室规定要求；b）已实施、有效并得到保持。

5.2 由经过培训的人员审核实验室质量管理体系中管理和技术过程的表现。审核方案应考虑到过程的状态和重要性、被审核的管理和技术范围及之前的审核结果。

5.3 规定审核的准则、范围、频率和方法并文件化。

5.4 审核员的选择和审核的实施应确保审核过程的客观和公正。只要资源允许，审核员应独立于被审核的活动。

5.5 规定策划、实施审核、报告结果及保存记录的职责和要求。

| 第十四节 评估和审核 | 文件编号： JYZX-QM-022 |
| --- | --- |
| | 版本号：E/1 |
| | 页　码：第　页　共　页 |

5.6 被审核领域的负责人确保识别出不符合时立即采取适当的措施，及时采取纠正措施以消除所发现不符合的原因。

## 6 风险管理

制订并实施《风险管理程序》，确保符合要求：当检验结果影响患者安全时，实验室应评估工作过程和可能存在的问题对检验结果的影响，应修改过程以降低或消除识别出的风险，并将做出的决定和所采取的措施文件化。

## 7 质量指标

制订并实施《质量指标管理程序》，确保符合以下要求：

7.1 实验室建立质量指标以监控和评估检验前、检验和检验后过程中的关键环节。

7.2 策划监控质量指标的过程，包括建立目的、方法、解释、限值、措施计划和监控周期。

7.3 定期评审质量指标以确保其持续适宜。

7.4 实验室在咨询用户后，应为每项检验确定反映临床需求的周转时间。实验室应定期评审是否满足其所确定的周转时间。

## 8 外部机构的评审

制订并实施《外部机构评审管理程序》，确保符合以下要求：

8.1 如果外部机构的评审识别出实验室存在不符合或潜在不符合，适当时，实验室应采取适宜的应急措施、纠正措施或预防措施，以持续符合本准则的要求。

8.2 保存评审及采取的纠正措施和预防措施的记录。

## 9 支持文件

9.1 JYZX-PF4.14-01《内部审核程序》

9.2 JYZX-PF4.14-02《申请和样品要求适宜性定期评审程序》

9.3 JYZX-PF4.14-03《检验程序评审程序》

9.4 JYZX-PF4.14-04《用户反馈评审程序》

9.5 JYZX-PF4.14-05《员工建议管理程序》

9.6 JYZX-PF4.14-06《风险管理程序》

9.7 JYZX-PF4.14-07《质量指标管理程序》

9.8 JYZX-PF4.14-08《外部机构评审管理程序》

编写：张秀明、黄福达　　　审核：王伟佳　　批准：王伟佳

批准日期：　　　年　　月　　日

| | 文件编号：JYZX-QM-023 |
|---|---|
| **第十五节　管理评审** | 版本号：E/1 |
| | 页　码：第　页　共　页 |

## 1 总则

实验室管理层应定期评审质量管理体系，以确保其持续的适宜性、充分性和有效性及对患者医疗的支持。

## 2 管理评审的要求

2.1 制订《管理评审程序》，定期评审质量管理体系。

2.2 制订的程序应满足以下要求：

2.2.1 说明实施管理评审的具体过程。

2.2.2 管理评审的输入至少应包括以下评估结果信息：

（1）对申请、程序和样品要求适宜性的定期评审；

（2）用户反馈的评审；

（3）员工建议；

（4）内部审核；

（5）风险管理；

（6）质量指标；

（7）外部机构的评审；

（8）参加实验室间比对计划（PT/EQA）的结果；

（9）投诉的监控和解决；

（10）供应商的表现；

（11）不符合的识别和控制；

（12）持续改进的结果，包括纠正措施和预防措施现状；

（13）前期管理评审的后续措施；

（14）可能影响质量管理体系的工作量及范围、员工和检验场所的改变；

（15）包括技术要求在内的改进建议。

2.2.3 评审活动

（1）评审应分析不符合的原因、提示过程存在问题的趋势和模式的输入信息；

（2）评审应包括对改进机会和质量管理体系（包括质量方针和质量目标）变更需求的评估；

（3）应尽可能客观地评估实验室对患者医疗贡献的质量和适宜性。

2.2.4 评审输出

（1）应记录管理评审的输出，包括下述相关管理评审决议和措施：

a）质量管理体系及其过程有效性的改进；

b）用户服务的改进；

c）资源需求。

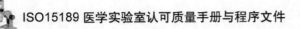

| 第十五节　　管理评审 | 文件编号：JYZX-QM-023 |
| --- | --- |
| | 版本号：E / 1 |
| | 页　码：第　页　　共　页 |

（2）应记录管理评审的发现和措施，并告知实验室员工。

（3）实验室管理层应确保管理评审决定的措施在规定时限内完成。

**3 支持文件**

JYZX-PF4.15-01《管理评审程序》

编写：张秀明、黄福达　　审核：王伟佳　　批准：王伟佳

批准日期：　　　年　月　日

# 第五章
## 技术要求

*Chapter* 5

| | |
|---|---|
| **第一节　人　员** | 文件编号：JYZX-QM-024 |
| | 版本号：E/1 |
| | 页　码：第　页　共　页 |

**1 总则**

对人员进行管理并保持所有人员记录，以证明满足要求。

**2 具体要求**

2.1 制订《人员管理程序》对检验医学中心所有人员进行管理，人员除本实验室职工外，还包括进修人员、实习生等。

2.2 制订的程序应满足的要求

2.2.1 人员资质要求文件化

（1）每个岗位的人员资质要有详细的说明；

（2）资质应反映适当的教育、培训、经历和所需技能证明，并且与所承担的工作相适应；

（3）对检验做专业判断的人员应具备适当的理论和实践背景及经验。

2.2.2 对所有人员的岗位进行描述，包括职责、权限和任务。

2.2.3 说明如何向新员工（包括新来实习生和进修人员）进行入岗前介绍，介绍内容包括组织及其将要工作的部门或区域、聘用的条件和期限、员工设施、健康和安全要求（包括火灾和应急事件）及职业卫生保健服务。

2.2.4 说明如何为所有员工提供培训和培训效果评估

（1）培训内容包括：a）质量管理体系；b）所分派的工作过程和程序；c）适用的实验室信息系统；d）健康与安全，包括防止或控制不良事件的影响；e）伦理；f）患者信息的保密。

（2）如何对在培人员始终进行监督指导。

（3）如何定期评估培训效果。

2.2.5 说明如何进行工作能力评估

（1）如何建立评估标准；

（2）说明采用的评估方法；

（3）定期进行再评估；

（4）必要时，应进行再培训。

2.2.6 说明如何对员工表现进行评估：除技术能力评估外，应确保对员工表现的评估考虑了实验室和个体的需求，以保持和改进对用户的服务质量，激励富有成效的工作关系。

2.2.7 对继续教育和专业发展进行规定，确保对从事管理和技术工作的人员提供继续教育计划，员工应参加继续教育，应定期评估继续教育计划的有效性，员工应参加常规专业发展或其他的专业相关活动。

2.3 人员记录

2.3.1 应保持全体人员相关教育和专业资质、培训、经历和能力评估的记录。

| 第一节 人 员 | 文件编号：JYZX-QM-024 |
| --- | --- |
| | 版本号：E / 1 |
| | 页 码：第 页 共 页 |

2.3.2 保持的记录应随时可供相关人员利用，并应包括（但不限于）以下内容：

（1）教育和专业资质；

（2）证书或执照的复件（适用时）；

（3）以前的工作经历；

（4）岗位描述；

（5）新员工入岗前介绍；

（6）当前岗位的培训；

（7）能力评估；

（8）继续教育和成果记录；

（9）员工表现评估；

（10）事故报告和职业危险暴露记录；

（11）免疫状态（与指派的工作相关时）。

## 3 支持文件

JYZX-PF5.1-01《人员管理程序》

编写：温冬梅、黄福达　　审核：王伟佳　　批准：王伟佳

批准日期：　　　年　月　日

| | 文件编号：JYZX-QM-025 |
| :--- | :--- |
| **第二节 设施和环境条件** | 版本号：E/1 |
| | 页 码：第 页 共 页 |

## 1 总则

1.1 实验室应分配开展工作的空间，评估和确定工作空间的充分性和适宜性。

1.2 实验室的设计应提供必要的设施以确保用户服务的质量、安全和有效，以及实验室员工、患者和来访者的健康和安全。

1.3 在实验室主场所外的地点进行的原始样品采集和检验，也应提供类似的条件（适用时）。

## 2 具体要求

2.1 制订《设施和环境条件管理程序》，对实验室设施和环境条件进行控制。

2.2 制订的《设施和环境条件管理程序》应满足的要求

2.2.1 工作空间评估方面的要求

（1）合理分配开展工作的空间；

（2）正确评估和确定工作空间的充分性和适宜性。

2.2.2 实验室和办公设施方面的要求

（1）对进入影响检验质量的区域进行控制；

（2）保护医疗信息、患者样品、实验室资源，防止未授权访问；

（3）检验设施应保证检验的正确实施,这些设施可包括能源、照明、通风、噪声、供水、废物处理和环境条件；

（4）实验室内的通信系统与机构的规模、复杂性相适应，以确保信息的有效传输；

（5）提供安全设施和设备，并定期验证其功能。

2.2.3 储存设施方面的要求

（1）储存空间和条件应确保样品材料、文件、设备、试剂、耗材、记录、结果和其他影响检验结果质量的物品的持续完整性；

（2）应以防止交叉污染的方式储存检验过程中使用的临床样品和材料；

（3）危险品的储存和处置设施应与物品的危险性相适应，并符合适用要求的规定。

2.2.4 员工设施方面的要求

应有足够的洗手间、饮水处和储存个人防护装备和衣服的设施。

2.2.5 患者样品采集设施方面的要求

（1）患者样品采集设施应有隔开的接待/等候区和采集区；

（2）这些设施应考虑患者的隐私、舒适度及需求（如残疾人通道，盥洗设施），以及在采集期间的适当陪伴人员（如监护人或翻译）；

（3）执行患者样品采集程序（如采血）的设施应保证样品采集方式不会使结果失效或对检验质量有不利影响；

（4）样品采集设施应配备并维护适当的急救物品，以及满足患者和员工需求。

| 第二节 设施和环境条件 | 文件编号：JYZX-QM-025 |
| --- | --- |
| | 版本号：E/1 |
| | 页 码：第 页 共 页 |

2.2.6 设施维护和环境条件方面的要求

（1）实验室应保持设施功能正常、状态可靠；

（2）工作区应洁净并保持良好状态；

（3）制订《温控系统操作管理程序》，正确使用温控系统，对样品、试剂的保存环境和实验室环境进行温度和湿度监控；

（4）相邻实验室部门之间如有不相容的业务活动，应有效分隔；在检验程序可产生危害，或不隔离可能影响工作时，应制订《交叉污染控制程序》防止交叉污染；

（5）必要时，实验室应提供安静和不受干扰的工作环境。

## 3 支持性文件

3.1 JYZX-PF5.2-01《设施和环境条件管理程序》

3.2 JYZX-PF5.2-02《温控系统操作管理程序》

3.3 JYZX-PF5.2-03《交叉污染控制程序》

编写：兰海丽、黄福达　　审核：王伟佳　　批准：王伟佳

批准日期：　　　年　月　日

| | 文件编号：JYZX-QM-026 |
|---|---|
| 第三节 实验室设备、试剂和耗材 | 版本号：E / 1 |
| | 页　码：第　页　　共　页 |

## 1 总则

规范实验室所用设备、试剂和耗材的验收和使用过程，确保检验结果质量。

## 2 定义

2.1 实验室设备包括仪器的硬件和软件、测量系统和实验室信息系统。

2.2 试剂包括参考物质、校准物和质控物。

2.3 耗材包括培养基、移液器吸头、载玻片等。

## 3 具体要求

3.1 实验室设备的要求

3.1.1 实验室应配备其提供服务所需的全部设备（包括样品采集、样品准备、样品处理、检验和储存）。

3.1.2 如实验室需要使用非永久控制的设备，也应确保符合 ISO15189：2012 准则的要求。

3.1.3 必要时，实验室应更换设备，以确保检验结果质量。

3.2 制订《仪器设备管理程序》，确保仪器设备的验收和使用满足要求。

3.2.1 设备验收试验

（1）实验室应在设备安装和使用前验证其能够达到必要的性能，并符合相关检验的要求；

（2）每件设备应有唯一标签、标识或其他识别方式。

3.2.2 设备使用说明

（1）设备应始终由经过培训的授权人员操作；

（2）设备使用、安全和维护的最新说明，包括由设备制造商提供的相关手册和使用指南，应便于获取；

（3）实验室应有设备安全操作、运输、储存和使用的程序，以防止设备污染或损坏。

3.2.3 设备校准和计量学溯源

（1）制订《设备校准管理程序》，对直接或间接影响检验结果的设备进行校准，内容包括：

a）使用条件和制造商的使用说明；

b）记录校准标准的计量学溯源性和设备的可溯源性校准；

c）定期验证要求的测量准确度和测量系统功能；

d）记录校准状态和再校准日期；

e）当校准给出一组修正因子时，应确保之前的校准因子得到正确更新；

f）安全防护以防止因调整和篡改而使检验结果失效。

（2）制订《计量学溯源性管理程序》，确保设备检测结果的可溯源性，满足以下

| 第三节 实验室设备、试剂和耗材 | 文件编号：JYZX-QM-026 |
| --- | --- |
| | 版本号：E / 1 |
| | 页 码：第 页 共 页 |

要求：

a）计量学溯源性应追溯至可获得的较高计量学级别的参考物质或参考程序；

b）当计量学溯源不可能或无关时，应用其他方式提供结果的可信度，包括但不限于以下方法：使用有证标准物质；经另一程序检验或校准；使用明确建立、规定、确定了特性的并由各方协商一致的协议标准或方法。

3.2.4 设备维护与维修

（1）针对不同的仪器，应编写相应的预防性维护程序，该程序至少应遵循制造商说明书的要求。

（2）设备应维护以处于安全的工作条件和工作顺序状态，应包括检查电气安全、紧急停机装置（如有），以及由授权人员安全操作和处理化学品、放射性物质和生物材料；至少应使用制造商的计划和（或）说明书。

（3）当发现设备故障时，应停止使用并清晰标识。实验室应确保故障设备已经修复并验证，表明其满足规定的可接受标准后方可使用。实验室应检查设备故障对之前检验的影响，并采取应急措施或纠正措施。

（4）在设备投入使用、维修或报废之前，实验室应采取适当措施对设备去污染，并提供适于维修的空间和适当的个人防护设备。

（5）当设备脱离实验室的直接控制时，实验室应保证在其返回实验室使用之前验证其性能。

3.2.5 设备不良事件报告

由设备直接引起的不良事件和事故，应按要求进行调查并向制造商和监管部门报告。

3.2.6 设备记录

（1）应保存影响检验性能的每台设备的记录，包括但不限于以下内容：

a）设备标识；

b）制造商名称、型号和序列号或其他唯一标识；

c）供应商或制造商的联系方式；

d）接收日期和投入使用日期；

e）放置地点；

f）接收时的状态（如新设备、旧设备或翻新设备）；

g）制造商说明书；

h）证明设备纳入实验室时最初可接受使用的记录；

i）已完成的保养和预防性保养计划；

j）确认设备可持续使用的性能记录；

k）设备的损坏、故障、改动或修理。

| | |
|---|---|
| 第三节　实验室设备、试剂和耗材 | 文件编号：JYZX-QM-026 |
| | 版本号：E/1 |
| | 页　码：第　页　共　页 |

以上 j) 中提及的性能记录应包括全部校准和（或）验证的报告 / 证书复件，包含日期、时间、结果、调整、接受标准及下次校准和（或）验证日期，以满足本条款的部分或全部要求。

（2）设备记录应在设备使用期或更长时期内保存并易于获取。

3.3 制订《试剂和耗材管理程序》，确保试剂和耗材的验收和使用满足要求。

3.3.1 试剂和耗材的接收和储存

（1）当实验室不是接收单位时，应核实接收地点具备充分的储存和处理能力，以保证购买的物品不会损坏或变质；

（2）实验室应按制造商的说明储存收到的试剂和耗材。

3.3.2 试剂和耗材的验收试验

（1）每当试剂盒的试剂组分或试验过程改变，或使用新批号或新货运号的试剂盒之前，应进行性能验证；

（2）影响检验质量的耗材应在使用前进行性能验证。

3.3.3 试剂和耗材的库存管理

（1）实验室应建立试剂和耗材的库存控制系统；

（2）库存控制系统应能将未经检查和不合格的试剂和耗材与合格的分开。

3.3.4 试剂和耗材的使用说明

试剂和耗材的使用说明包括制造商提供的说明书，应易于获取。

3.3.5 试剂和耗材的不良事件报告

由试剂或耗材直接引起的不良事件和事故，应按要求进行调查并向制造商和相应的监管部门报告。

3.3.6 试剂和耗材的记录

（1）应保存影响检验性能的每一试剂和耗材的记录，包括但不限于以下内容：

a）试剂或耗材的标识；

b）制造商名称、批号或货号；

c）供应商或制造商的联系方式；

d）接收日期、失效期、使用日期、停用日期（适用时）；

e）接收时的状态（例如：合格或损坏）；

f）制造商说明书；

g）试剂或耗材初始准用记录；

h）证实试剂或耗材持续可使用的性能记录。

（2）当实验室使用配制试剂或自制试剂时，记录除上述内容外，还应包括制备人和制备日期。

| 第三节 实验室设备、试剂和耗材 | 文件编号：JYZX-QM-026 |
| | 版本号：E/1 |
| | 页 码：第 页 共 页 |

**4 支持文件**

4.1 JYZX-PF5.3-01《仪器设备管理程序》

4.2 JYZX-PF5.3-02《设备校准管理程序》

4.3 JYZX-PF5.3-03《计量学溯源性管理程序》

4.4 JYZX-PF5.3-04《试剂和耗材管理程序》

编写：温冬梅、兰海丽　　审核：王伟佳　　批准：王伟佳

批准日期：　　年 月 日

| | 文件编号： JYZX-QM-027 |
| --- | --- |
| **第四节 检验前过程** | 版本号： E / 1 |
| | 页 码：第 页 共 页 |

## 1 总则

制订检验前活动的文件化程序和信息，以保证检验结果的有效性。

## 2 提供给患者和用户的信息

### 2.1 信息的内容

2.1.1 检验医学中心基本信息

（1）实验室地址；

（2）实验室开放时间；

（3）实验室保护个人信息的政策；

（4）实验室处理投诉的程序。

2.1.2 检验医学中心提供的服务信息

（1）实验室提供的临床服务种类，包括委托给其他实验室的检验；

（2）实验室提供的检验，适当时，包括样品所需的信息、原始样品的量、特殊注意事项、周转时间（可在总目录或检验组合中提供）、生物参考区间和临床决定值；

（3）已知对检验性能或结果解释有重要影响因素的清单；

（4）检验申请和检验结果解释方面的临床建议。

2.1.3 采集前活动的指导

（1）检验申请单或电子申请单的填写说明，包括急诊检验申请单的填写说明；

（2）患者准备说明（例如：为护理人员、采血者、样品采集者或患者提供的指导）；

（3）原始样品采集的类型和量，原始样品采集所用容器及必需添加物；

（4）特殊采集时机（需要时）；

（5）影响样品采集、检验或结果解释，或与其相关的临床资料（如用药史）；

（6）患者自采样品的说明；

（7）患者知情同意的要求：应向患者和用户提供包括需进行的临床操作的解释等信息，以使其知情并同意（例如：特殊程序，包括大多数侵入性程序或那些有增加并发症风险的程序，需有更详细的解释，在某些情况下，需要书面同意），紧急情况不可能得到患者的同意时，只要对患者最有利，可以执行必需的程序；

（8）需要时，应向患者和用户解释提供患者和家庭信息的重要性（例如：解释基因检验结果）。

2.1.4 采集活动的指导

（1）接受原始样品采集的患者身份的确认；

（2）确认患者符合检验前要求，例如：禁食、用药情况（最后服药时间、停药时间）、在预先规定的时间或时间间隔采集样品等；

## 第四节　检验前过程

（3）血液和非血液原始样品的采集说明、原始样品容器及必需添加物的说明；

（4）当原始样品采集作为临床操作的一部分时，应确认与原始样品容器、必需添加物、必需的处理、样品运输条件等相关的信息和说明，并告知适当的临床工作人员；

（5）可明确追溯到被采集患者的原始样品标记方式的说明，包括急诊样品的标记说明；

（6）原始样品采集者身份及采集日期的记录，以及采集时间的记录（必要时）；

（7）采集的样品运送到实验室之前的正确储存条件的说明；

（8）采样物品使用后的安全处置。

2.1.5 采集后活动相关信息

（1）样品运送说明，包括运送样品的包装和特殊处理要求；

（2）实验室接收和拒收样品的标准；

（3）对同一原始样品申请附加检验或进一步检验的时限。

2.2 信息提供途径

2.2.1 以上"2.1"中所有的信息通过编写的《临床检验标本采集手册》提供给负责原始样品采集者使用。

2.2.2《临床检验标本采集手册》的管理按"4 原始样品采集"中的要求实施。

### 3 申请单信息

3.1 申请单或电子申请单应留有空间以填入下述（但不限于）内容：

（1）患者身份识别，包括性别、出生日期、患者地点/详细联系信息、唯一标识 [ 可包括字母和（或）数字的识别号，例如住院号或个人保健号 ]；

（2）医师、医疗服务提供者或其他依法授权的可申请检验或可使用医学资料者的姓名或其他唯一识别号，以及报告的目的地和详细联系信息；

（3）原始样品的类型，以及原始解剖部位（相关时）；

（4）申请的检验项目；

（5）与患者和申请项目相关的临床资料，用于检验操作和解释检验结果目的；

（6）原始样品采集日期，采集时间（相关时）；

（7）样品接收日期和时间。

3.2 申请单的格式与临床科室讨论后决定。

3.3 执行《口头申请检验管理程序》，对口头申请检验进行控制，内容应包括在规定时限内提供申请单（或电子申请单）进行确认。

3.4 当申请单的内容需澄清时，实验室人员应及时与临床医生进行沟通。

### 4 原始样品采集

4.1 制订《样品采集管理程序》，确保样品的正确采集。

| | |
|---|---|
| **第四节　检验前过程** | 文件编号：JYZX-QM-027 |
| | 版本号：E/1 |
| | 页　码：第　页　共　页 |

4.2 制订的程序应满足以下要求：

（1）制订样品正确采集的文件化程序供原始样品采集者使用；

（2）当按照用户要求，文件化采集程序的内容发生偏离、省略和增加时，应记录并纳入含检验结果的所有文件中，并通知适当的人员；

（3）对采集前活动进行指导；

（4）对采集活动进行指导。

**5 样品的运送、接收和处理**

5.1 制订《样品运送、接收和处理程序》，规范样品从开始运送到被检测前过程中实验室所执行的活动，确保样品的质量。

5.2 制订的程序应满足的要求

5.2.1 样品运送

对样品运送进行监控，确保符合以下要求：

（1）运送时间适合于申请检验的性质和实验室专业特点；

（2）保证收集、处理样品所需的特定温度范围，使用指定的保存剂，以保证样品的完整性；

（3）确保样品完整性，确保运送者、公众及接收实验室安全，并符合规定要求。

5.2.2 样品接收

（1）样品可通过申请单和标识明确追溯到确定的患者或地点。

（2）应用实验室制订并文件化的样品接收或拒收的标准。

（3）如果患者识别或样品识别有问题，运送延迟或容器不适当导致样品不稳定，样品量不足，样品对临床很重要或样品不可替代，而实验室仍选择处理这些样品，应在最终报告中说明问题的性质，并在结果的解释中给出警示（适用时）。

（4）应在登记本、工作单、计算机或其他类似系统中记录接收的所有样品；应记录样品接收和（或）登记的日期和时间；如可能，也应记录样品接收者的身份。

（5）授权人员应评估已接收的样品，确保其满足与申请检验相关的接受标准。

（6）应制订《急诊样品处理程序》，对急诊样品接收、标记、处理和报告进行说明，这些说明应包括对申请单和样品上所有特殊标记的详细说明、样品转送到实验室检验区的机制、应用的所有快速处理模式和所有应遵循的特殊报告标准。

（7）所有取自原始样品的部分样品应可明确追溯至最初的原始样品。

5.2.3 检验前处理、准备和储存

（1）应有保护患者样品的程序和适当的设施，避免样品在检验前活动中及处理、准备、储存期间发生变质、遗失或损坏；

（2）应规定对同一原始样品申请附加检验或进一步检验的时限。

| 第四节 检验前过程 | 文件编号：JYZX-QM-027 |
| | 版本号：E/1 |
| | 页 码：第 页 共 页 |

**6 支持文件**

6.1 JYZX-PF5.4-01《口头申请检验管理程序》

6.2 JYZX-PF5.4-02《样品采集管理程序》

6.3 JYZX-PF5.4-03《标品运送、接收和处理程序》

6.4 JYZX-PF5.4-04《急诊样品处理程序》

编写：温冬梅、黄福达　　审核：王伟佳　　批准：王伟佳

批准日期：　　年　月　日

| 文件编号：JYZX-QM-028 |
| --- |

**第五节　检验过程**

版本号：E/1

页　码：第　页　共　页

## 1 总则

为实验室每一个检验项目制订合适的检验程序，使检验过程标准化，确保检验结果质量。

## 2 检验程序的选择、验证和确认

2.1 制订《检验程序的选择、验证和确认管理程序》，规范检验程序的建立方法。

2.2 制订的程序应满足的要求

2.2.1 检验程序的选择

（1）应选择预期用途经过确认的检验程序；

（2）每一检验程序的规定要求（性能特征）应与该检验的预期用途相关。

2.2.2 检验程序的验证

（1）在常规应用前，应由实验室对未加修改而使用的已确认的检验程序进行独立验证。

（2）实验室应从制造商或方法开发者获得相关信息，以确定检验程序的性能特征。

（3）实验室进行的独立验证，应通过获取客观证据（以性能特征形式）证实检验程序的性能与其声明相符。

（4）验证过程证实的检验程序的性能指标，应与检验结果的预期用途相关。

（5）说明如何实施检验程序的验证，并记录验证结果和相关的从事操作活动的人员身份；验证结果应由适当的授权人员审核并记录审核过程。

2.2.3 检验程序的确认

（1）应对以下来源的检验程序进行确认：非标准方法、实验室设计或制订的方法、超出预定范围使用的标准方法、修改过的确认方法。

（2）方法确认应尽可能全面，并通过客观证据（以性能特征形式）证实满足检验预期用途的特定要求。

（3）说明如何实施检验程序的确认，并记录确认结果和相关的从事操作活动的人员身份；确认结果应由授权人员审核并记录审核过程。

（4）当对确认过的检验程序进行变更时，应将改变所引起的影响文件化，适当时，应重新进行确认；而导致检验结果或其解释可能明显不同时，在对程序进行确认后，应向实验室服务的用户解释改变所产生的影响。

## 3 被测量值的测量不确定度

3.1 制订《测量不确定度评定程序》，确保每个测量程序的测量不确定度性能满足要求。

3.2 制订的程序应满足的要求

（1）应为检验过程中用于报告患者样品被测量值的每个测量程序确定测量不确定度；

# 第五节　检验过程

（2）应规定每个测量程序的测量不确定度性能要求，并定期评审测量不确定度的评估结果；

（3）实验室在解释测量结果量值时应考虑测量不确定度；需要时，实验室应向用户提供测量不确定度评估结果；

（4）当检验过程包括测量步骤但不报告被测量值时，实验室宜计算有助于评估检验程序可靠性或对报告结果有影响的测量步骤的测量不确定度。

## 4 生物参考区间或临床决定值

4.1 制订《生物参考区间建立与评审程序》和《临床决定值建立与评审程序》，确保各检测项目生物参考区间或临床决定值适用于服务人群。

4.2 制订的程序应满足的要求

（1）实验室应规定生物参考区间或临床决定值，将此规定的依据文件化，并通知用户；

（2）当特定的生物参考区间或临床决定值不再适用服务的人群时，应进行适宜的改变并通知用户；

（3）如果改变检验程序或检验前程序，实验室应评审相关的生物参考区间和临床决定值（适用时）。

## 5 检验程序文件化

5.1 制订《标准操作程序编写程序》，规范检验项目的检验程序、设备的操作程序及其他与检验操作相关文件的控制要求。

5.2 制订的程序应满足的要求

5.2.1 检验项目的检验程序和设备的操作程序应文件化，并应用实验室员工易于理解的语言书写，且在适当的地点可以获取。

5.2.2 任何简要形式文件（如卡片文件或类似应用的系统）的内容应与文件化程序对应。

5.2.3 所有与检验操作相关的文件，包括程序文件、纪要文件、简要形式文件和产品使用说明书，均应遵守文件控制要求。

5.2.4 除文件控制标识外，检验项目的检验程序文件应包括：

（1）检验目的；

（2）检验程序的原理和方法；

（3）性能特征；

（4）样品类型（如血浆、血清、尿液）；

（5）患者准备；

（6）容器和添加剂类型；

（7）所需的仪器和试剂；

| 第五节　检验过程 | 文件编号：JYZX-QM-028 |
| --- | --- |
| | 版本号：E / 1 |
| | 页　码：第　页　　共　页 |

（8）环境和安全控制；

（9）校准程序（计量学溯源）；

（10）程序性步骤；

（11）质量控制程序；

（12）干扰（如脂血、溶血、黄疸、药物）和交叉反应；

（13）结果计算程序的原理，包括被测量值的测量不确定度（相关时）；

（14）生物参考区间或临床决定值；

（15）检验结果的可报告区间；

（16）当结果超出测量区间时，对如何确定定量结果的说明；

（17）警示或危急值（适当时）；

（18）实验室临床解释；

（19）变异的潜在来源；

（20）参考文献。

## 6 支持文件

6.1 JYZX-PF5.5-01《检验程序的选择、验证和确认管理程序》

6.2 JYZX-PF5.5-02《测量不确定度评定程序》

6.3 JYZX-PF5.5-03《生物参考区间建立与评审程序》

6.4 JYZX-PF5.5-04《临床决定值建立与评审程序》

6.5 JYZX-PF5.5-05《标准操作程序编写程序》

编写：温冬梅、黄福达　　审核：王伟佳　　批准：王伟佳

批准日期：　　　年　月　日

| 第六节 检验结果质量的保证 | 文件编号： JYZX-QM-029 |
| | 版本号： E／1 |
| | 页 码： 第 页 共 页 |

## 1 总则

1.1 实验室应在规定条件下进行检验以保证检验质量。

1.2 应实施适当的检验前和检验后过程。

1.3 实验室不应编造结果。

## 2 质量控制

2.1 制订《实验室内部质量控制程序》，以验证达到预期的结果质量。

2.2 制订的程序应满足的要求

2.2.1 质控物

（1）应使用检验系统响应方式尽可能接近患者样品的质控物；

（2）应定期检验质控物，检验频率应基于检验程序的稳定性和错误结果对患者危害的风险而确定。

2.2.2 质控数据

（1）应制订程序以防止在质控失控时发出检验结果。

（2）当违反质控规则并提示检验结果可能有明显临床错误时，应拒绝接受结果，并在纠正错误情况并验证性能合格后重新检验患者样品。实验室还应评估最后一次成功质控活动之后患者样品的检验结果。

（3）应定期评审质控数据，以发现可能提示检验系统问题的检验性能变化趋势。发现此类趋势时应采取预防措施并记录。

## 3 实验室间比对

3.1 制订《实验室间比对程序》，确保检验结果的可接受性。

3.2 制订的程序应满足的要求

3.2.1 该程序包括职责规定、参加说明及任何不同于实验室间比对计划的评价标准。

3.2.2 参加实验室间比对

（1）实验室应参加适于相关检验和检验结果解释的实验室间比对计划（如外部质量评价计划或能力验证计划）；

（2）实验室应监控实验室间比对计划的结果，当不符合预定的评价标准时，应实施纠正措施；

（3）实验室选择的实验室间比对计划应尽量提供接近临床实际的、模拟患者样品的比对试验，具有检查包括检验前和检验后程序的全部检验过程的功用（可能时）。

3.2.3 替代方案

（1）当无实验室间比对计划可利用时，实验室应采取其他方案并提供客观证据确定检验结果的可接受性；

（2）这些方案应尽可能使用适宜的物质。

| 第六节　检验结果质量的保证 | 文件编号：JYZX-QM-029 |
| | 版本号：E/1 |
| | 页　码：第　页　　共　页 |

3.2.4 实验室间比对样品的分析

（1）实验室应尽量按日常处理患者样品的方式处理实验室间比对样品；

（2）实验室间比对样品应由常规检验患者样品的人员用检验患者样品的相同程序进行检验；

（3）实验室在提交实验室间比对数据日期之前，不应与其他参加者互通数据；

（4）实验室在提交实验室间比对数据之前，不应将比对样品转至其他实验室进行确认检验，尽管此活动经常用于患者样品检验。

3.2.5 实验室表现的评价

（1）应评价实验室在参加实验室间比对中的表现，并与相关人员讨论；

（2）当实验室表现未达到预定标准（即存在不符合）时，员工应参与实施并记录纠正措施，应监控纠正措施的有效性；

（3）应评价参加实验室间比对的结果，如显示出存在潜在不符合的趋势，应采取预防措施。

**4 检验结果的可比性**

4.1 制订《实验室内部比对程序》，确保临床适宜区间内患者样品结果的可比性。

4.2 制订的程序应满足的要求

4.2.1 应规定比较程序和所用设备、方法，以及建立临床适宜区间内患者样品结果可比性的方法。此要求适用于相同或不同的程序、设备、不同地点或所有这些情况。

4.2.2 当不同测量系统对同一被测量物（如葡萄糖）给出不同测量区间及变更检验方法时，实验室应告知结果使用者在结果可比性方面的任何变化并讨论其对临床活动的影响。

4.2.3 实验室应对比较的结果进行整理、记录，适当时，迅速采取措施。应对发现的问题或不足采取措施并保存实施措施的记录。

**5 支持文件**

5.1 JYZX-PF5.6-01《实验室内部质量控制程序》

5.2 JYZX-PF5.6-02《实验室间比对程序》

5.3 JYZX-PF5.6-03《实验室内部比对程序》

编写：温冬梅、黄福达　　审核：王伟佳　　批准：王伟佳

批准日期：　　　年　月　日

| 第七节 检验后过程 | 文件编号：JYZX-QM-030 |
| --- | --- |
| | 版本号：E/1 |
| | 页 码：第 页 共 页 |

**1 总则**

1.1 检验结果发布前应得到复核。

1.2 检验后样品应合理保存和处置。

**2 结果复核**

2.1 制订《结果复核程序》，确保检验结果在被授权者发布前得到复核。

2.2 制订的程序应满足的要求

（1）说明对检验结果进行复核的方法，适当时，应对照室内质控、可利用的临床信息及以前的检验结果进行评估；

（2）如结果复核方法包括自动选择和报告，应制订复核标准、批准权限并文件化。

**3 检验后临床样品的储存、保留和处置**

3.1 制订《检验后样品处理程序》，确保正确储存、保留检验后样品，安全处置废弃样品。

3.2 制订的程序应满足的要求

（1）说明如何对检验后临床样品进行识别、收集、保留、检索、访问、储存、维护和安全处置；

（2）规定临床样品保留的时限，应根据样品的性状、检验类型和任何适用的要求确定保留时间；

（3）废弃临床样品的安全处置应符合地方法规或有关废物管理的建议。

**4 支持文件**

4.1 JYZX-PF5.7-01《结果复核程序》

4.2 JYZX-PF5.7-02《检验后样品处理程序》

编写：温冬梅、黄福达　　审核：王伟佳　　批准：王伟佳

批准日期：　　　年　月　日

| | 文件编号：JYZX-QM-031 |
|---|---|
| 第八节　结果报告 | 版本号：E / 1 |
| | 页　码：第　页　　共　页 |

## 1 总则

每一项检验结果均应准确、清晰、明确并依据检验程序的特定说明进行报告。

## 2 结果报告方法

2.1 制订《结果报告程序》，规范检验结果报告单的相关要求。

2.2 制订的程序应满足的要求

2.2.1 应规定报告的格式和介质（即电子或纸质）及其从实验室发出的方式；

2.2.2 应制订程序以保证检验结果正确转录；

2.2.3 当检验延误可能影响患者医疗时，实验室应有通知检验申请者的方法；

2.2.4 应确保下述报告特性能够有效表述检验结果并满足用户要求

（1）对可能影响检验结果的样品质量的评估；

（2）按样品接收 / 拒收标准得出的样品适宜性的评估；

（3）危急值（适用时）；

（4）结果解释，适用时可包括最终报告中对自动选择和报告结果的解释的验证。

## 3 报告内容

报告中应包括但不限于以下内容：

（1）清晰明确的检验项目识别，适当时，还包括检验程序；

（2）发布报告的实验室的识别；

（3）所有由受委托实验室完成的检验的识别；

（4）每页都有患者的识别和地点；

（5）检验申请者姓名或其他唯一识别号和申请者的详细联系信息；

（6）原始样品采集的日期，当可获得并与患者有关时，还应有采集时间；

（7）原始样品类型；

（8）测量程序（适当时）；

（9）以 SI 单位或可溯源至 SI 单位，或其他适用单位报告的检验结果；

（10）生物参考区间、临床决定值，或支持临床决定值的直方图 / 列线图（诺漠图，适用时）；在某些情况下，将生物参考区间清单或表格在取报告处发给所有实验室服务用户可能是适当的；

（11）结果解释（适当时）；

（12）其他警示性或解释性注释（例如：可能影响检验结果的原始样品的品质或量、受委托实验室的结果 / 解释、使用研发中的程序）；

（13）作为研发计划的一部分而开展的，尚无明确的测量性能声明的检验项目识别；

（14）复核结果和授权发布报告者的识别（如未包含在报告中，则在需要时随时可用）；

| 第八节 结果报告 | 文件编号：JYZX-QM-031 |
| | 版本号：E / 1 |
| | 页　码：第　页　　共　页 |

（15）报告及发布的日期和时间（如未包含在报告中，在需要时应可提供）；

（16）页数和总页数（例如：第 1 页共 5 页、第 2 页共 5 页等）。

**4 支持文件**

JYZX-PF5.8-01《结果报告程序》

编写：温冬梅、黄福达　　审核：王伟佳　　批准：王伟佳

批准日期：　　　年　月　日

| | |
|---|---|
| **第九节　结果发布** | 文件编号：JYZX-QM-032 |
| | 版本号：E/1 |
| | 页　码：第　页　共　页 |

## 1 总则

规范检验结果发布方法，并确保结果能准确及时地发送给授权接收者。

## 2 结果发布要求

2.1 制订《结果发布程序》，确保检验结果能准确及时地发送给授权接收者。

2.2 制订的程序应满足的要求

2.2.1 说明如何进行检验结果的发布，包括结果发布者及接收者的详细规定。

2.2.2 当接收到的原始样品质量不适于检验或可能影响检验结果时，应在报告中说明。

2.2.3 制订《危急值报告程序》，确保当检验结果处于规定的"警示"或"危急"区间内时：

（1）立即通知医师（或其他授权医务人员），包括送至受委托实验室检验的样品的结果；

（2）保存采取措施的记录，包括日期、时间、负责的实验室员工、通知的人员及在通知时遇到的任何困难。

2.2.4 结果清晰、转录无误，并报告给授权接收和使用信息的人。

2.2.5 如结果以临时报告形式发送，则最终报告总是发送给检验申请者。

2.2.6 应有过程确保经电话或电子方式发布的检验结果只送达至授权的接收者。口头提供的结果应跟随一份书面报告。应有所有口头提供结果的记录。

2.2.7 如结果复核方法包括自动选择和报告，应确保：

（1）规定自动选择和报告的标准，该标准应经批准、易于获取并可被员工理解；

（2）在使用前应确认该标准可以正确应用，并对可能影响功能的系统变化进行验证；

（3）有过程提示存在可能改变检验结果的样品干扰（如溶血、黄疸、脂血）；

（4）有过程将分析警示信息从仪器导入自动选择和报告的标准中（适当时）；

（5）在发报告前复核时，应可识别选择出的可自动报告的结果，并包括选择的日期和时间；

（6）有过程可快速暂停自动选择和报告功能。

2.2.8 修改报告

（1）当原始报告被修改后，应有关于修改的书面说明，以便：

a）将修改后的报告清晰地标记为修订版，并包括参照原报告的日期和患者识别；

b）使用者知晓报告的修改；

c）修改记录可显示修改时间和日期，以及修改人的姓名；

d）修改后，记录中仍保留原始报告的条目。

（2）已用于临床决策且被修改过的结果应保留在后续的累积报告中，并清晰标记为

| 第九节　结果发布 | 文件编号：JYZX-QM-032 |
| --- | --- |
| | 版本号：E / 1 |
| | 页　码：第　页　　共　页 |

已修改。

（3）如报告系统不能显示修改、变更或更正，应保存修改记录。

## 3 支持文件

3.1 JYZX-PF5.9-01《结果发布程序》

3.2 JYZX-PF5.9-02《危急值报告程序》

编写：温冬梅、黄福达　　审核：王伟佳　　批准：王伟佳

批准日期：　　　年　月　日

| | 文件编号： JYZX-QM-033 |
|---|---|
| **第十节 实验室信息管理** | 版本号：E/1 |
| | 页 码：第 页 共 页 |

### 1 总则

1.1 实验室应能访问满足用户需要和要求的服务所需的数据和信息。实验室信息系统应能满足临床医生检验医嘱和报告单查询，以及实验室检验前和检验中与检验后的信息化、质量监测指标分析等需求。

1.2 实验室应有文件化程序以确保始终能保持患者信息的保密性。

### 2 定义

2.1 信息系统：包括以计算机及非计算机系统保存的数据和信息的管理。

2.2 计算机系统：包括作为实验室设备功能组成的计算机系统和使用通用软件（如生成、核对、报告及存档患者信息和报告的软件、文字处理、电子制表和数据库应用）的独立计算机系统。

### 3 信息系统管理

3.1 制订《实验室信息系统管理程序》，确保信息系统能被正确使用，确保信息系统中数据和信息的完整性和保密性。

3.2 制订的程序应满足的要求

3.2.1 人员要求

（1）实验室应制订信息系统的使用人员、新上岗员工及信息系统应急预案的培训与考核计划，对相关人员进行培训，使其掌握如何使用新系统及修改过的旧系统；

（2）应对员工的操作能力，至少对信息系统新增功能、信息安全防护和执行信息系统应急预案的能力进行每年 1 次的评估。

3.2.2 职责和权限

（1）应确保规定信息系统管理的职责和权限，包括可能对患者医疗产生影响的信息系统的维护和修改；

（2）应规定所有使用系统人员的职责和权限，特别是从事以下活动的人员：

a）访问患者的数据和信息；

b）输入患者数据和检验结果；

c）修改患者数据或检验结果；

d）授权发布检验结果和报告。

3.2.3 设施和环境条件要求

（1）为保证计算机系统正常运作，应提供必要的环境和操作条件；计算机及附加设备应保持清洁，放置地点和环境应符合厂商的规定（如通风、静电、温度、湿度）。

（2）计算机的放置应符合消防要求。

（3）应对通行区内的电线和计算机缆线设定保护措施。

（4）应为实验室信息系统（LIS）服务器和数据处理有关的计算机配备不间断电源

# 第十节　实验室信息管理

（UPS），以防止 LIS 中数据的损坏或丢失。

3.2.4 使用要求

（1）提供信息系统的操作手册供使用人员查阅。

（2）在引入前，经过供应商确认及实验室的运行验证；在使用前，系统的任何变化均获得授权、文件化并经验证。

（3）文件化，包括系统每天运行情况的文档可被授权用户方便获取。

（4）防止非授权者访问。

（5）安全保护以防止篡改或丢失数据。

（6）在符合供应商规定的环境下操作，或对于非计算机系统，提供保护人工记录和转录准确性的条件。

（7）进行维护以保证数据和信息完整，并包括系统失效的记录和适当的应急和纠正措施。

（8）符合国家或国际有关数据保护的要求。

（9）实验室应验证外部信息系统从实验室直接接收的电子及相关硬拷贝（如计算机系统、传真机、电子邮件、网站和个人网络设备）的检验结果、相关信息和注释的正确性。

（10）当开展新的检验项目或应用新的自动化注释时，实验室应验证从实验室直接接收信息的外部信息系统再现这些变化的正确性。

（11）实验室应有文件化的应急计划，以便发生影响实验室提供服务能力的信息系统失效或停机时维持服务。

（12）当信息系统在异地或分包给其他供应商进行管理和维护时，实验室管理层应负责确保系统供应商或操作员符合本准则的全部适用要求。

## 4 支持文件

JYZX-PF5.10-01《实验室信息系统管理程序》

编写：温冬梅、黄福达　　审核：王伟佳　　批准：王伟佳

批准日期：　　　年　月　日

第六章

附　录

*Chapter* **6**

| 附录一 实验室组织结构图（以广东省中山市人民医院检验医学中心为例） | 文件编号：JYZX-QM-034 |
| --- | --- |
| | 版本号：E/1 |
| | 页 码：第 页 共 页 |

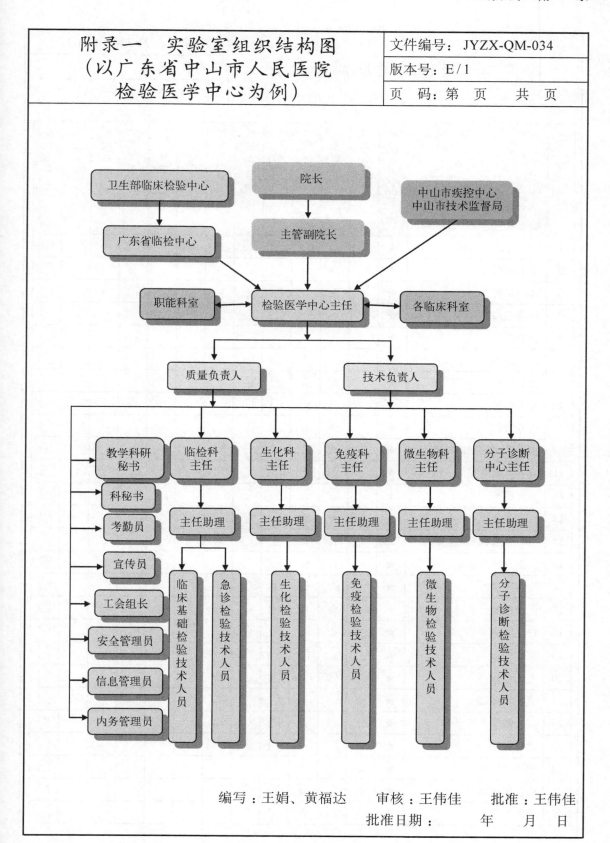

编写：王娟、黄福达　　审核：王伟佳　　批准：王伟佳

批准日期：　　　　年　　　月　　　日

| | | 文件编号：JYZX-QM-035 |
|---|---|---|
| **附录二　岗位质量职能分配表** | | 版本号：E/1 |
| | | 页　码：第　页　共　页 |

| 序号 | 职能项目 \ 职能岗位 | 检验医学中心主任 | 技术管理层 | 质量负责人 | 专业科主任 | 主任助理 | 质量监督员 | 教学科研秘书 | 试剂管理员 | 信息系统管理员 | 文档管理员 | 安全员 | 内务管理员 | 检验人员 |
|---|---|---|---|---|---|---|---|---|---|---|---|---|---|---|
| 1 | 质量方针和目标 | ★ | | ☆ | ☆ | □ | ○ | | | | | | | □ |
| 2 | 公正性保证 | ★ | | ☆ | ☆ | □ | ○ | | | | | | | □ |
| 3 | 客户保密 | ★ | | ☆ | ☆ | □ | ○ | | | ☆ | | | | □ |
| 4 | 实验室沟通 | ★ | | ☆ | ☆ | □ | ○ | | | | | | | □ |
| 5 | 质量监督 | ★ | | ☆ | | | ○ | | | | | | | |
| 6 | 组织结构 | ★ | | ☆ | ☆ | □ | ○ | | | | | | | □ |
| 7 | 质量体系 | ★ | | ☆ | ☆ | □ | ○ | | | | | | | □ |
| 8 | 文件控制 | ★ | | ☆ | ☆ | □ | ○ | | | | ☆ | | | □ |
| 9 | 服务协议 | ★ | | ☆ | ☆ | □ | ○ | | | | | | | □ |
| 10 | 受委托实验室的检验 | ★ | | ☆ | ☆ | □ | ○ | | | | | | | □ |
| 11 | 服务及供应品 | ★ | | ☆ | ☆ | □ | ○ | | | | | | | □ |
| 12 | 咨询服务 | ★ | | ☆ | ☆ | | ○ | | | | | | | □ |
| 13 | 投诉的解决 | ★ | ★ | ★ | ★ | □ | ○ | | | | | | | □ |
| 14 | 不符合的识别和控制 | ★ | | ☆ | ☆ | □ | ○ | | | | | | | □ |
| 15 | 纠正及预防措施 | ★ | | ☆ | ☆ | □ | ○ | | | | | | | □ |
| 16 | 持续改进 | ★ | | ☆ | ☆ | □ | ○ | | | | | | | □ |
| 17 | 记录控制 | ★ | | ☆ | ☆ | □ | ○ | | | | ☆ | | | □ |
| 18 | 评估和评审 | ★ | □ | ☆ | □ | | ○ | | | | | | | □ |
| 19 | 管理评审 | ★ | | | | | ○ | | | | | | | □ |
| 20 | 人员管理 | ★ | ☆ | ○ | ☆ | □ | ○ | ☆ | | | | | | □ |
| 21 | 设施和环境 | ★ | ☆ | ○ | ☆ | □ | ○ | | | | | | ☆ | □ |
| 22 | 实验室安全管理 | ★ | ☆ | ○ | ☆ | □ | ○ | | | | | ☆ | | □ |
| 23 | 设备管理 | ★ | ☆ | ○ | ☆ | □ | ○ | | | | | | | □ |
| 24 | 试剂和耗材管理 | ★ | ☆ | ○ | ☆ | □ | ○ | | ☆ | | | | | □ |
| 25 | 检验前过程 | ★ | ☆ | ○ | ☆ | □ | ○ | | | | | | | □ |
| 26 | 检验过程 | ★ | ☆ | ○ | ☆ | □ | ○ | | | | | | | □ |

| 文件编号：JYZX-QM-035 |
| --- |

# 附录二　岗位质量职能分配表

| 版本号：E/1 |
| --- |
| 页　码：第　页　共　页 |

续表

| 序号 | 职能岗位／职能项目 | 检验医学中心主任 | 技术管理层 | 质量负责人 | 专业科主任 | 主任助理 | 质理监督员 | 教学科研秘书 | 试剂管理员 | 信息系统管理员 | 文档管理员 | 安全员 | 内务管理员 | 检验人员 |
|---|---|---|---|---|---|---|---|---|---|---|---|---|---|---|
| 27 | 检验结果质量的保证 | ★ | ☆ | ○ | ☆ | □ | ○ | | | | | | | □ |
| 28 | 检验后过程 | ★ | ☆ | ○ | ☆ | □ | ○ | | | | | | | □ |
| 29 | 结果报告 | ★ | ☆ | ○ | ☆ | □ | ○ | | | | | | | □ |
| 30 | 结果发布 | ★ | ☆ | ○ | ☆ | □ | ○ | | | | | | | □ |
| 31 | 实验室信息管理 | ★ | ☆ | ○ | ☆ | □ | ○ | | | ☆ | | | | □ |

注：★表示决策职能　☆表示管理职能　○监督和核查职能　□表示执行职能

编写：王娟、黄福达　　审核：王伟佳　　批准：王伟佳

批准日期：　　年　月　日

<table>
<tr><td colspan="2" rowspan="3">附录三 实验室参考测量标准一览表</td><td colspan="4">文件编号： JYZX-QM-036</td></tr>
</table>

| | | | | | | |
|---|---|---|---|---|---|---|
| | 附录三 实验室参考测量标准一览表 | | | 文件编号： JYZX-QM-036 | | |
| | | | | 版本号： E / 1 | | |
| | | | | 页　码：第　页　共　页 | | |

| 编号 | 项目 | 检测系统/仪器 | 试剂生产厂家 | 校准物 | 参考物质 | 参考方法 |
|---|---|---|---|---|---|---|
| 1 | AST | ADVIA2400 | 西门子 | 配套校准物 | Nil | IFCC |
| | | Cobas8000 | 罗氏 | C.f.a.s | | IFCC[5] |
| 2 | ALP | ADVIA2400 | 西门子 | 配套校准物 | Nil | IFCC |
| | | Cobas8000 | 罗氏 | C.f.a.s | | IFCC[5] |
| 3 | ALT | ADVIA2400 | 西门子 | 配套校准物 | IFCC-454 | 溯源到参考物 |
| | | Cobas8000 | 罗氏 | C.f.a.s | | IFCC[5] |
| 4 | GGT | ADVIA2400 | 西门子 | 配套校准物 | IFCC-452 | 溯源到参考物 |
| | | Cobas8000 | 罗氏 | C.f.a.s | | IFCC[5] |
| 5 | CL | ADVIA2400 | 西门子 | 配套校准物 | 溯源到参考方法 | NIST coulometric reference method |
| | | Cobas8000 | 罗氏 | ISE Standard High.Low | | Coulometry |
| 6 | Na | ADVIA2400 | 西门子 | 配套校准物 | 溯源到参考方法 | CDC flame photometry |
| | | Cobas8000 | 罗氏 | ISE Standard High.Low | | Flame photometry |
| 7 | K | ADVIA2400 | 西门子 | 配套校准物 | 溯源到参考方法 | CDC flame photometry |
| | | Cobas8000 | 罗氏 | ISE Standard High.Low | | Flame photometry |
| 8 | LDL-C | ADVIA2400 | 西门子 | 配套校准物 | 溯源到参考方法 | The cholesterol reference method laboratory network |
| | | Cobas8000 | 罗氏 | C.f.a.s Lipids | | Beta quantification method |
| 9 | TG | ADVIA2400 | 西门子 | 配套校准物 | 溯源到参考方法 | Reference method |
| | | Cobas8000 | 罗氏 | C.f.a.s | | ID-MS[4] |
| 10 | CHOL | ADVIA2400 | 西门子 | 配套校准物 | 溯源到参考方法 | CDC reference method |
| | | Cobas8000 | 罗氏 | C.f.a.s | | ID-MS[4] |
| 11 | GLU | ADVIA2400 | 西门子 | 配套校准物 | NIST Reference Serum | CDC reference method |
| | | Cobas8000 | 罗氏 | C.f.a.s | | ID-MS[4] |

附录三 实验室参考测量标准一览表

文件编号：JYZX-QM-036

版本号：E/1

页 码：第 页 共 页

续表

| 编号 | 项目 | 检测系统/仪器 | 试剂生产厂家 | 校准物 | 参考物质 | 参考方法 |
|---|---|---|---|---|---|---|
| 12 | Urea | ADVIA2400 | 西门子 | 配套校准物 | NIST Reference Serum | CDC reference method |
| | | Cobas8000 | 罗氏 | C.f.a.s | SRM 909b | |
| 13 | UA | ADVIA2400 | 西门子 | 配套校准物 | NIST Reference Serum | CDC reference method |
| | | Cobas8000 | 罗氏 | C.f.a.s | | ID-MS[4] |
| 14 | Ca | ADVIA2400 | 西门子 | 配套校准物 | 溯源到参考方法 | Atomic absorption |
| | | Cobas8000 | 罗氏 | C.f.a.s | SRM 909b | |
| 15 | P | ADVIA2400 | 西门子 | 配套校准物 | 溯源到参考方法 | Ammonium molybdate |
| | | Cobas8000 | 罗氏 | C.f.a.s | NERL primary reference material | |
| 16 | ALB | ADVIA2400 | 西门子 | 配套校准物 | 溯源到参考方法 | BGC |
| | | Cobas8000 | 罗氏 | C.f.a.s | CRM 470[2] | |
| 17 | AMY | ADVIA2400 | 西门子 | 配套校准物 | Nil | IFCC |
| | | Cobas8000 | 罗氏 | C.f.a.s | | IFCC[5] |
| 18 | MG | ADVIA2400 | 西门子 | 配套校准物 | NIST | Atomic absorption |
| | | Cobas8000 | 罗氏 | C.f.a.s | | Atomic absorption spectrometry |
| 19 | TBIL | ADVIA2400 | 西门子 | 配套校准物 | NIST | AACC |
| | | Cobas8000 | 罗氏 | C.f.a.s | Doumas | |
| 20 | DBIL | ADVIA2400 | 西门子 | 配套校准物 | NIST | AACC |
| | | Cobas8000 | 罗氏 | C.f.a.s | Doumas | |
| 21 | ChE | ADVIA2400 | 西门子 | 配套校准物 | 溯源到参考方法 | Molar extinction coefficient |
| 22 | Albumin | BNII特定蛋白分析仪 | 西门子 | N Protein Standard SL | ERM-DA470 | Nephelometry |
| 23 | C3 | Modular PPI | 罗氏 | N Protein Standard SL | CRM470 | Nephelometry |
| 24 | C4 | Modular PPI | 罗氏 | N Protein Standard SL | CRM470 | Nephelometry |

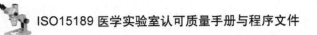

| | 文件编号： JYZX-QM-036 |
|---|---|
| 附录三　实验室参考测量标准一览表 | 版本号： E / 1 |
| | 页　码：第　页　共　页 |

续表

| 编号 | 项目 | 检测系统/仪器 | 试剂生产厂家 | 校准物 | 参考物质 | 参考方法 |
|---|---|---|---|---|---|---|
| 25 | IgM | Modular PPI | 罗氏 | N Protein Standard SL | CRM470 | Nephelometry |
| 26 | IgA | Modular PPI | 罗氏 | N Protein Standard SL | CRM470 | Nephelometry |
| 27 | IgG | Modular PPI | 罗氏 | N Protein Standard SL | CRM470 | Nephelometry |
| 28 | CRP | Modular PPI | 罗氏 | N Rheumatology Standard SL | CRM470 | Nephelometry |
| | | Cobas8000 | 罗氏 | C.f.a.s Proteins | CRM 470[2] | |
| 29 | RF | Modular PPI | 罗氏 | N Rheumatology Standard SL | WHO IRP for RF | Nephelometry |
| 30 | ASO | Modular PPI | 罗氏 | N Rheumatology Standard SL | 1st international Standard for ASLO | Nephelometry |
| 31 | HbA1c | Variant II Turbor | Bio-Rad | 配套定标液 | 溯源到参考方法 | Diabetes Control and Complications Trial |
| 32 | LDH | Cobas8000 | 罗氏 | C.f.a.s | | IFCC[5] |
| 33 | Cr | Cobas8000 | 罗氏 | C.f.a.s | | ID-MS[4] |
| 34 | CK | Cobas8000 | 罗氏 | C.f.a.s | | IFCC[5] |
| 35 | α-HBD | Cobas8000 | 罗氏 | C.f.a.s | | Roche system reagent |
| 36 | TP | Cobas8000 | 罗氏 | C.f.a.s | SRM 927c[3] | |
| 37 | APOA | Cobas8000 | 罗氏 | C.f.a.s Lipids | IFCC SP1-01 reference standard （WHO-IRP October 1992) | |
| 38 | APOB | Cobas8000 | 罗氏 | C.f.a.s Lipids | IFCC SP3-07 reference standard （WHO-IRP October 1992) | |
| 39 | HDL-C | Cobas8000 | 罗氏 | C.f.a.s Lipids | | CDC[3] |

附录三 实验室参考测量标准一览表

| 文件编号：JYZX-QM-036 |
| 版本号：E/1 |
| 页 码：第 页 共 页 |

续表

| 编号 | 项目 | 检测系统/仪器 | 试剂生产厂家 | 校准物 | 参考物质 | 参考方法 |
|------|------|--------------|--------------|--------|----------|----------|
| 40 | PH | Rapidlab 1265 | SIEMENS | 配套定标液 | NIST SRM 186 | IFCC blood reference method |
| 41 | WBC | XN | Sysmex | Sysmex XN-CAL | | ICSH reference method for the enumeration of leucocytes |
| | | BC5380 | 深圳迈瑞 | SC-CAL PLUS 校准物 | | 参照 ICSH-1994 推荐的参考方法 |
| 42 | RBC | XN | Sysmex | Sysmex XN-CAL | | ICSH reference method for the enumeration of erythrocytes |
| | | BC5380 | 深圳迈瑞 | SC-CAL PLUS 校准物 | | 参照 ICSH-1994 推荐的参考方法 |
| 43 | HGB | XN | Sysmex | Sysmex XN-CAL | | ICSH reference method on haemoglobinometry |
| | | BC5380 | 深圳迈瑞 | SC-CAL PLUS 校准物 | | 参照 CLSI 的标准 H15-A3 |
| 44 | HCT | XN | Sysmex | Sysmex XN-CAL | | ICSH reference method for the packed cell volume |
| | | BC5380 | 深圳迈瑞 | SC-CAL PLUS 校准物 | | 参考 CLSI 的标准 H7-A3 |
| 45 | PLT | XN | Sysmex | Sysmex XN-CAL | | ICSH reference method for the platelet counting |
| | | BC5380 | 深圳迈瑞 | SC-CAL PLUS 校准物 | | 用 1% 的草酸铵稀释血样，使用相差显微镜计数血细胞计数板上的 PLT |
| 46 | PT | CS-5100 | Siemens | Dade Ci-Trol | | Photometry |
| 47 | INR | CS-5100 | Siemens | PT-Multi Calibrator | rTF95,fresh normal plasma | Turbidimetry |
| 48 | APTT | CS-5100 | Siemens | Dade Ci-Trol | | Photometry |
| 49 | Fibrinogen | CS-5100 | Siemens | Standard Human Plasma | WHO 98/612 | Turbidimetry, photometry, protein determination |

| | | 文件编号：JYZX-QM-036 |
|---|---|---|
| 附录三　实验室参考测量标准一览表 | | 版本号：E/1 |
| | | 页　码：第　页　共　页 |

续表

| 编号 | 项目 | 检测系统/仪器 | 试剂生产厂家 | 校准物 | 参考物质 | 参考方法 |
|---|---|---|---|---|---|---|
| 50 | 尿 WBC 计数 | UF1000i | Sysmex | UFII Calibrator | | ICSH-recommended Reference Measurement Procedure |
| 51 | 尿 RBC 计数 | UF1000i | Sysmex | UFII Calibrator | | ICSH-recommended Reference Measurement Procedure |
| 52 | HBsAg | I2000 | 雅培 | 配套校准物 | 溯源到参考方法 | W.H.O International Standard 80/549 |
| 53 | HBsAb | I2000 | 雅培 | 配套校准物 | 溯源到参考方法 | W.H.O 1st International Standard W1042 |
| 54 | 培养＋鉴定（普通细菌） | 梅里埃VITEK 2 COMPACT 全自动微生物分析系统 | 中国微生物菌种保藏中心，上海汉尼贸易有限公司，卫生部临床检验中心 | 标准菌株 | ATCC700323 ATCC29213 | |
| 55 | 培养＋鉴定（真菌） | 梅里埃 VITEK 2 COMPACT 全自动微生物分析系统 | 中国微生物菌种保藏中心，上海汉尼贸易有限公司，卫生部临床检验中心 | 标准菌株 | ATCC28576 | |

| | | | | 文件编号：JYZX-QM-036 | | |
|---|---|---|---|---|---|---|
| 附录三 实验室参考测量标准一览表 | | | | 版本号：E／1 | | |
| | | | | 页 码：第 页 共 页 | | |

续表

| 编号 | 项目 | 检测系统／仪器 | 试剂生产厂家 | 校准物 | 参考物质 | 参考方法 |
|---|---|---|---|---|---|---|
| 56 | 显微镜检查（普通细菌） | OLYMPUS CH20 光学显微镜 | 中国微生物菌种保藏中心，上海汉尼贸易有限公司，卫生部临床检验中心 | 标准菌株 | ATCC25922 ATCC29213 | |
| 57 | 显微镜检查（分枝杆菌） | OLYMPUS CH20 光学显微镜 | 中国微生物菌种保藏中心，上海汉尼贸易有限公司，卫生部临床检验中心 | 标准菌株 | ATCC25922 | |
| 58 | 显微镜检查（真菌） | OLYMPUS CH20 光学显微镜 | 中国微生物菌种保藏中心，上海汉尼贸易有限公司，卫生部临床检验中心 | 标准菌株 | ATCC25922 ATCC29213 | |

| | | | 文件编号：JYZX-QM-036 |
|---|---|---|---|

### 附录三　实验室参考测量标准一览表

版本号：E/1

页　码：第　页　　共　页

续表

| 编号 | 项目 | 检测系统／仪器 | 试剂生产厂家 | 校准物 | 参考物质 | 参考方法 |
|---|---|---|---|---|---|---|
| 59 | 药敏试验(普通细菌) | 梅里埃 VITEK 2 COMPACT 全自动微生物分析系统 | 中国微生物菌种保藏中心，上海汉尼贸易有限公司，卫生部临床检验中心 | 标准菌株 | ATCC25922 ATCC29213 ATCC27853 | |
| 60 | A 组链球菌(链球菌革兰阳性) | 梅里埃 VITEK 2 COMPACT 全自动微生物分析系统 | 中国微生物菌种保藏中心 | 标准菌株 | ATCC29213 | |
| 61 | 肺炎链球菌 | 梅里埃 VITEK 2 COMPACT 全自动微生物分析系统 | 中国微生物菌种保藏中心 | 标准菌株 | ATCC29213 | |
| 62 | 流感嗜血杆菌 | 梅里埃 VITEK 2 COMPACT 全自动微生物分析系统 | 卫生部临床检验中心 | 标准菌株 | ATCC49247 | |
| 63 | 耐甲氧西林金黄色葡萄状球菌的鉴别 | 梅里埃 VITEK 2 COMPACT 全自动微生物分析系统 | 中国微生物菌种保藏中心，卫生部临床检验中心 | 标准菌株 | ATCC43300 ATCC29213 | |

| 文件编号：JYZX-QM-036 |
| --- |

# 附录三　实验室参考测量标准一览表

版本号：E/1

页　码：第　页　　共　页

续表

| 编号 | 项目 | 检测系统/仪器 | 试剂生产厂家 | 校准物 | 参考物质 | 参考方法 |
| --- | --- | --- | --- | --- | --- | --- |
| 64 | B 组链球菌 | 梅里埃 VITEK 2 COMPACT 全自动微生物分析系统 | 中国微生物菌种保藏中心 | 标准菌株 | ATCC29213 | |
| 65 | 沙门菌的鉴定 | 梅里埃 VITEK 2 COMPACT 全自动微生物分析系统 | 中国微生物菌种保藏中心 | 标准菌株 | ATCC14028 | |
| 66 | 沙门菌的血清型分类 | | 中国微生物菌种保藏中心 | 标准菌株 | ATCC14028 | |
| 67 | HBV DNA | ABI7500 | 达安基因 | GBW（E）标准物质 | 国家一级标准物质 | 实时荧光定量 PCR 法 |
| 68 | HCV RNA | ABI7300 | 达安基因 | GBW（E）标准物质 | 国家一级标准物质 | 实时荧光定量 PCR 法 |

编写：王娟、黄福达　　审核：王伟佳　　批准：王伟佳

批准日期：　　　年　月　日

| | 文件编号： JYZX-QM-037 |
|---|---|
| 附录四　实验室主要仪器设备一览表 | 版本号：E／1 |
| | 页　码：第　页　共　页 |

| 专业科 | 序号 | 名称／制造商 | 型号 | 仪器编号 |
|---|---|---|---|---|
| 临检科 | 1 | 全自动模块式血液体液分析仪／希森美康 | XN-20（A1） | 12824 |
| | 2 | 全自动模块式血液体液分析仪／希森美康 | XN-10（B1） | 24214 |
| | 3 | 全自动模块式血液体液分析仪／希森美康 | XN-10（B3） | 22149 |
| | 4 | 全自动模块式血液体液分析仪／希森美康 | XN-10（B4） | 23746 |
| | 5 | 全自动模块式血液体液分析仪／希森美康 | XN-10（B4） | 23744 |
| | 6 | 全自动血涂片制备仪／希森美康 | SP-10 | 23408 |
| | 7 | 全自动血涂片制备仪／希森美康 | SP-10 | 23410 |
| | 8 | 全自动细胞形态分析仪／希森美康 | DI-60 | 60550 |
| | 9 | 全自动细胞形态分析仪／希森美康 | DI-60 | 60551 |
| | 10 | 全自动试管管理系统／希森美康 | TS-10 | 11132 |
| | 11 | 全自动血库系统／艾德康生物科技有限公司 | AISEN 170 | 4503715004 |
| | 12 | 血液分析仪／迈瑞 | BC5380 | 10011085 |
| | 13 | 血型仪／强生 | AutoVue Innova | 10014851 |
| | 14 | 尿液分析仪／Arkray | AX-4280 | 10011874 |
| | 15 | 尿液分析仪／Arkray | AX-4280 | 10011875 |
| | 16 | 尿液分析仪／罗氏 | Cobas u 411 | 5407 |
| | 17 | 尿有形成分分析仪／希森美康 | UF-1000i | 10009356 |
| | 18 | 尿有形成分分析仪／希森美康 | UF-1000i | 10009360 |
| | 19 | 尿有形成分分析仪／长沙爱威 | AVE-766 | 10014850（373） |
| | 20 | 尿液分析仪／长沙爱威 | AVE-752 | 10014850（273） |
| | 21 | 全自动血凝分析仪／希森美康 | CS-5100 | 10008663 |
| | 22 | 全自动血凝分析仪／希森美康 | CS-5100 | 10014858 |
| | 23 | 全自动血凝分析仪／法国 Stago | STA-R Evolution | 10014857 |
| | 24 | 全自动血沉仪／ALI | Test 1 | 10010359 |
| | 25 | 自动血流变测试仪／赛科希德 | SA-6600 | 10014424 |
| | 26 | 血小板聚集仪／CHRONO-LOG | AGGRO/LINK | 10010358 |
| | 27 | 全自动冰点参透压计／上海医大仪器厂 | FM-8P | 10010302 |
| | 28 | 全自动模块生化分析仪／罗氏 | Cobas8000 | 10014855 |
| | 29 | 血气分析仪／西门子 | Rapidlabl 1265 | 10008494 |
| | 30 | 血气分析仪／西门子 | Rapidlabl 1265 | 10014854 |
| | 31 | 全自动化学发光仪／罗氏 | ROCHE E601 | 10014853 |
| | 32 | 全自动化学发光仪／雅培 | Architect I2000(SR) | 10014856 |
| | 33 | 纯水机／天创 | ICHS-10ROE/300 | 10012446 |
| | 34 | 离心机／上海安亭 | DL-5000B-Ⅱ | 10011307 |
| | 35 | 离心机／白洋 | 160C | 10012126 |

| | 文件编号： | JYZX-QM-037 |
|---|---|---|

**附录四 实验室主要仪器设备一览表**

版本号：E / 1

页 码：第 页 共 页

续表

| 专业科 | 序号 | 名称 / 制造商 | 型号 | 仪器编号 |
|---|---|---|---|---|
| | 36 | 全自动生化免疫分析流水线 / 西门子 | Aptio Automation | 10015211 |
| | 37 | 全自动生化分析仪 / 西门子 | ADVIA2400 | 10010932 |
| | 38 | 全自动生化分析仪 / 西门子 | ADVIA2400 | 10015211-24002 |
| | 39 | 全自动生化分析仪 / 西门子 | ADVIA2400 | 10015211-24003 |
| | 40 | 化学发光免疫分析仪 / 西门子 | CENTAUR XP | 10015211-XP1 |
| | 41 | 化学发光免疫分析仪 / 西门子 | CENTAUR XP | 10014861 |
| | 42 | 化学发光免疫分析仪 / 西门子 | CENTAUR XP | 10015211-XP3 |
| | 43 | 特定蛋白分析仪 / 西门子 | BNII | 10010193 |
| | 44 | 亲和层析高效液相糖化血红蛋白检测仪 / Trinity Biotech | Ultra 2 | 10014859 |
| | 45 | 糖化血红蛋白分析仪 /Bio-Rad | Variant Ⅱ | 10010116 |
| | 46 | 糖化血红蛋白分析仪 /Bio-Rad | Variant Ⅱ turbo | 10014862 |
| | 47 | 全自动电泳仪 /Sebia | HYDFASY.PH | 10000407 |
| 生化科 | 48 | 全自动毛细管电泳仪 /Sebia | CAPILLARYS 2 FLEX | 10014863 |
| | 49 | 全自动毛细管电泳仪 /Sebia | Capilarys | 10010262 |
| | 50 | 全自动微量元素分析仪 / 齐力 | QL8000 | 10012072 |
| | 51 | 检测分析用纯水设备 / 天创 | TCHS-10ROE/ 900KC | 10015220 |
| | 52 | 低温保存箱 /SANYO | MDF-U32V | 10012833 |
| | 53 | 医用冷藏箱 /Haier | HYC-940 | 10014641 |
| | 54 | 低温保存箱 /Haier | DW-40L348 | 10014640 |
| | 55 | 冰箱 /Haier | BCD-242BBFB 海尔 | 20009318 |
| | 56 | 离心机 / 白洋 | B160A | 10008730 |
| | 57 | 变频离心机 / 飞鸽 | LXJ- Ⅱ型 | 10006512 |
| | 58 | 全自动模块式血清检验分析系统 /Roche | Modular PPI E601 | 10008720 |
| | 59 | UPS 不间断电源 /BAYKEE | CHP3000-80K | 10015221 |

| | 文件编号： | JYZX-QM-037 |
| :-- | :-- | :-- |
| 附录四　实验室主要仪器设备一览表 | 版本号：E／1 | |
| | 页　码：第　页　共　页 | |

续表

| 专业科 | 序号 | 名称／制造商 | 型号 | 仪器编号 |
| :-- | :-- | :-- | :-- | :-- |
| 免疫科 | 60 | Wallac 荧光免疫分析仪／芬兰 Perkin Elmer | Victor2D 1420-020 | 10008430 |
| | 61 | 全自动化学发光仪／罗氏 | Roche Cobas 6000 | 10125912 |
| | 62 | 全自动化学发光仪／雅培 | Architect I2000(SR) | 10050945 |
| | 63 | 全自动化学发光仪／雅培 | Architect I2000(SR) | 10009690 |
| | 64 | 全自动酶免系统／瑞士 DADE BEHRING | XIRIL150-1-8+BEP Ⅲ | 10006415 |
| | 65 | 全自动酶标洗板机／深圳汇松 | PW-960 | 10014074 |
| | 66 | 全自动酶标洗板机／深圳汇松 | PW-960 | 10014075 |
| | 67 | 雷博酶标仪／Thermo scientific | MK3 | 10000487 |
| | 68 | 雷博酶标仪／Thermo scientific | MK3 | 10008592 |
| | 69 | 全自动蛋白印迹仪／深圳亚辉龙 | Tenfly Blot-C | 10014872 |
| | 70 | 全自动蛋白印迹仪／深圳亚辉龙 | Tenfly Blot-C | 10014873 |
| | 71 | 化学发光免疫分析仪／深圳亚辉龙 | UNION-C | 10014870 |
| | 72 | 化学发光免疫分析仪／深圳亚辉龙 | UNION-C | 10014871 |
| | 73 | 全自动化学发光免疫分析仪／西门子 | IMMULITE 2000 | 10014866 |
| | 74 | 全自动荧光免疫分析仪／意大利 Sorin | LIAISON XL | 10014869 |
| | 75 | 化学发光免疫分析仪／Thermo scientific | Phadia 250 | 10014868 |
| | 76 | 全自动化学发光免疫分析仪／郑州安图 | AutoLumo A2000 | 10014874 |
| | 77 | 化学发光数字成像分析仪／深圳华瑞同康 | CIS-1 | 10010266 |
| | 78 | 变频震荡仪／Kylin-Bell Lab | TS-2 | 10010273 |
| | 79 | 变频振荡器／上海新波 | SIM-BI02510 | 1006297 |
| | 80 | 高性能通用台式离心机／Thermo scientific | ST40 | 10014279 |
| | 81 | 离心机／河北白洋 | B160A | 10008731 |
| | 82 | 小型冷冻离心机／Thermo scientific | Heraeus FRESCO21 | 10010972 |
| | 83 | 电子恒温水温箱／汕头达佳 | HH.W21.CR600 Ⅱ | 10008732 |
| | 84 | 低温保存冰箱／Haier | DW40L262 | 10011894 |
| | 85 | 低温保存箱／SANYO | MDF-U32V | 10012956 |
| | 86 | 低温保存冰箱／Haier | HYC-610 | 10011895 |
| | 87 | 冷柜／广州穗凌 | LG4-882M2F | 20023264 |
| | 88 | 全自动脱盖机／阳普 | DC-1 | 10015076 |
| | 89 | 全自动酶免工作站／瑞典 TECAN | Freedom EVDlyzer | 10015077 |
| | 90 | 纯水机／天创 | TCH-RO150A | 10005765 |

附录四 实验室主要仪器设备一览表

| | | 文件编号：JYZX-QM-037 |
| --- | --- | --- |
| | | 版本号：E / 1 |
| | | 页 码：第 页 共 页 |

续表

| 专业科 | 序号 | 名称 / 制造商 | 型号 | 仪器编号 |
| --- | --- | --- | --- | --- |
| 微生物科 | 91 | 全自动微生物鉴定及药敏分析仪 / 梅里埃 | VIKET 2 Compact60 | 10009731 |
| | 92 | 全自动微生物鉴定及药敏分析仪 / 梅里埃 | VIKET 2 Compact60 | 10014875 |
| | 93 | BACT/ALERT 3D 全自动血培养系统 / 梅里埃 | BACT/ALERT 3D | 10014876 |
| | 94 | 全自动血培养系统 / 美国 BD-FX | BD BACTE FX | 10014877 |
| | 95 | PREVi-VIDS-Gram 染色仪 / 梅里埃 | PREVi-VIDS-Gram | 10010274 |
| | 96 | 全自动快速微生物检测质谱检测系统 / 梅里埃 | VITEK MS | 10016678 |
| | 97 | 二氧化碳培养箱 / 赛默飞 | 3111 | 10000776 |
| | 98 | 二氧化碳培养箱 / 日本 - 三洋 | MCO-175 | 10011914 |
| | 99 | 比浊仪 / 梅里埃 | DENSICHEK | 10008760 |
| | 100 | 双门恒温培养箱 / 美国 -SHELL/JB | SL | 10008759 |
| | 101 | 生物安全柜 / 上海上净 | SW- Ⅱ -A/B3 | 10005951 |
| | 102 | 生物安全柜 / 上海上净 | SW- Ⅱ -A/B3 | 10005952 |
| | 103 | BX53 光学显微镜 /OLYMPUS | BX53 | 10016845 |
| | 104 | LMK 动态试管检测仪 / 湛江安度斯 | LMK-02-64 | 10015219 |
| | 105 | 循环微生物培养箱 / 上海空气 | UB7000 | 10004138 |
| | 106 | 培养箱 / 美国 Thermo | Heratherm-IGS180 | 10014979 |
| | 107 | 培养箱 / 美国 Thermo | Heratherm-IGS180 | 10014980 |
| | 108 | 美国紧凑型微生物培养箱 / 美国 Thermo | HERATHERM-IMC18 | 13312747 |
| | 109 | 台式低速离心机 / 北京白洋 | 320C | 10013748 |
| | 110 | 台式低速离心机 / 北京白洋 | 320C | 10014849 |
| | 111 | 青岛冷藏冷冻箱 / 海尔 | HYCD-282 | 10013920 |
| | 112 | － 70℃超低温冰箱 / 日本 - 三洋 | MOF-U32V | 1008213 |
| | 113 | － 30℃低温冰箱 / 日本 - 三洋 | SANYO | 10000065 |
| | 114 | 生物显微镜 / 日本 - 欧林巴斯 | CH20 | 10001220 |
| | 115 | 生物显微镜 / 日本 - 欧林巴斯 | CX-21 | 10013364 |
| | 116 | 立式自动压力蒸汽灭菌器 / 美国 ZEALWAY | GR110DR | 10015073 |

| | 文件编号：JYZX-QM-037 |
|---|---|
| **附录四　实验室主要仪器设备一览表** | 版本号：E／1 |
| | 页　码：第　页　共　页 |

续表

| 专业科 | 序号 | 名称／制造商 | 型号 | 仪器编号 |
|---|---|---|---|---|
| 分子诊断中心 | 117 | 生物安全柜／苏净安泰 | BSC-100011A2 | 10014886 |
| | 118 | 生物安全柜／苏净安泰 | BSC-160011A2 | 10014887 |
| | 119 | 生物安全柜／苏净安泰 | BSC-160011A2 | 10014888 |
| | 120 | 黑马 1524R 高速冷冻离心机／珠海黑马 | 1524R | MD-34 |
| | 121 | 黑马 TGL-18R 高速冷冻离心机／珠海黑马 | TGL-18R | MD-35 |
| | 122 | ABI 7300 荧光定量 PCR 扩增仪／ABI 公司 | ABI7300 | MD-47 |
| | 123 | ABI 7500 荧光定量 PCR 扩增仪／ABI 公司 | ABI7500 | MD-48 |
| | 124 | BIO RAD C1000 PCR 扩增仪／BIO RAD 公司 | BIO RAD C1000 | MD-49 |
| | 125 | ABI 9700 PCR 扩增仪／ABI 公司 | ABI9700 | MD-50 |
| | 126 | Baio BR-526-24 全自动杂交仪／上海百傲 | BR-526-24 | MD-51 |
| | 127 | Baio BE-2.0 生物芯片识读仪／上海百傲 | BE-20 | MD-52 |
| | 128 | BIO RAD XR 凝胶成像系统／BIO RAD 公司 | BIO-RAD XR | MD-54 |
| | 129 | 奥盛 Nano-100 微量分光光度计／杭州奥盛 | Nano-100 | 10012277 |
| | 130 | 凯普 HB-2012A 医用核酸分子快速杂交仪／广东凯普 | HB-2012A | MD-30 |
| | 131 | 凯普 HHM-2 医用核酸分子快速杂交仪／广东凯普 | HHM-2 | MD-58 |

编写：王娟、黄福达　　审核：王伟佳　　批准：王伟佳

批准日期：　　　年　月　日

# 第二篇

# 程序文件

# 第七章
# 绪　言

Chapter *7*

| 第一节　批准书 | 文件编号：JYZX-PF1.0-01 |
| --- | --- |
| | 版本号：E/1 |
| | 页　码：第　页　共　页 |

## 批 准 书

　　本《程序文件》依据 ISO 15189：2012《医学实验室——质量和能力的要求》质量标准和本检验医学中心《质量手册》的质量要求编写而成。它对广东省×××医院检验医学中心在质量和技术活动中的工作程序、技术操作、各种质量和技术记录等作了详细的阐述和规定。《程序文件》适用于×××医院检验医学中心的全面质量管理，全体员工必须严格遵守和认真执行。

　　本《程序文件》第五版经过一年多的运行，管理体系日趋完善，为符合新版认可准则要求和保证质量管理的持续改进，第五版第一次修改内容已经检验医学中心管理层审定，现予批准，并自批准之日起生效。

　　　　　　　　　　　　　批准人签字：王××

　　　　　　　　　　　　　批准人职务：×××医院检验医学中心主任

　　　　　　　　　　　　　批 准 日 期：　　　年　月　日

| | 文件编号：JYZX-PF1.0-02 |
|---|---|
| **第二节　修改记录** | 版本号：E／1 |
| | 页　码：第　页　　共　页 |

程序文件如有内容更改，需要在表 7-2-1 中填写修改信息。

表 7-2-1　程序文件文件修改记录

| 文件编号 | 文件名称 | 原内容 | 现内容 | 批准人 | 批准日期 |
|---|---|---|---|---|---|
| | | | | | |
| | | | | | |
| | | | | | |
| | | | | | |
| | | | | | |
| | | | | | |
| | | | | | |
| | | | | | |
| | | | | | |
| | | | | | |
| | | | | | |
| | | | | | |
| | | | | | |
| | | | | | |
| | | | | | |
| | | | | | |
| | | | | | |
| | | | | | |
| | | | | | |
| | | | | | |
| | | | | | |
| | | | | | |
| | | | | | |

# 第八章
# 管 理 要 求

*Chapter* $8$

| 第一节　公正性保证程序 | 文件编号：JYZX-PF4.1-01 |
| | 版本号：E/1 |
| | 页　码：第　页　共　页 |

**1 目的**

采取相应措施，确保检验医学中心检验工作的公正性。

**2 范围**

适用于检验医学中心所有工作人员和所有活动。

**3 职责**

3.1 检验医学中心所有人员需严格执行本程序的规定。

3.2 检验医学中心主任负责实验室公正性声明的发布和违反本程序规定的人员的处理。

**4 程序**

4.1 采取以下措施使实验室人员能抵制来自各方面的干扰，确保检验工作质量。

4.1.1 由检验医学中心主任制订发布本实验室的公正性声明，所在人员须严格遵守声明的要求。

4.1.2 遵守以下行为准则：

（1）不能收受仪器或试剂生产商的商业贿赂而选用对检验结果无质量保证的检测仪器或试剂；

（2）不受医院行政部门的干预而对检验结果进行修改，工作人员在遇到该方面的干预时，应及时向检验医学中心主任反映，由其进行处理；

（3）不能因为人情而为与自己关系密切的人修改检验数据或伪造检验报告；

（4）不能收受患者的财物而为其修改检验数据或伪造检验报告；

（5）以严谨的工作态度，严格按照操作程序进行检验工作，确保所有标本检验结果的准确性；

（6）对患者的检验结果和相关的资料保密。

4.2 规范检验医学中心参与的各项活动，规范员工的自身行为，避免卷入任何可能降低检验医学中心在能力、公正性、判断力或运作诚实性方面可信度的活动。

4.2.1 不具备能力的员工不去做不恰当的涉及检测项目的知识及与疾病诊断、治疗和预后的信息相关的咨询服务。

4.2.2 检验和（或）管理人员不去从事与所检样品相关的试剂盒、校准品或标准品（包括测量设备在内的）的营销、推荐、监制等活动。

4.2.3 秉公进行检验和管理，以数据说话，如实、客观地报告检测结果，独立、公正地做出判断，不出具虚假报告，确保所进行的检验工作客观公正、诚实可信。

4.3 检验医学中心工作人员必须严格执行上述规定，确保检验工作的公正性。存在违规情况时，检验医学中心主任负责组织对相关人员进行情况调查和做出处罚决定。

编写：傅强、黄福达　　　审核：王伟佳　　　批准：王伟佳

批准日期：　　　年　月　日

| | 文件编号： JYZX-PF4.1-02 |
|---|---|
| **第二节 客户保密管理程序** | 版本号：E/1 |
| | 页　码：第　页　　共　页 |

## 1 目的

保护委托方的合法权益，维护本单位的公正形象。

## 2 范围

适用于检验医学中心所有工作人员接触委托方机密信息时所进行的活动。

## 3 职责

3.1 全体员工有保护委托方的机密信息的职责。

3.2 各专业科主任监督执行本规定。

3.3 各专业科质量监督员负责违反本规定行为的调查。

3.4 质量负责人负责违规处理。

## 4 程序

4.1 检验申请单除提供适合采集的原始样本类型和所要求的信息，包括患者标识、科别、病床号、姓名、年龄、性别、临床用药史、临床诊断等，其他信息不要求患者提供。

4.2 针对每一特定患者的实验室检验结果应保密，未经授权不应公开。

4.3 结果报告可提供给提出申请的医师和患者本人，当患者同意或法律有要求时，可报告给其他方。

4.4 当实验室检验结果用于诸如流行病学、人口统计学或其他统计学分析之用时，应将检验结果与患者所有识别信息分离。

4.5 严格执行《实验室信息系统管理程序》，确保患者检验结果得到保护，防止丢失、未授权访问、篡改或其他形式的不正当使用。

4.6 检验申请者、履行其职责所需的实验室工作人员及其他经授权者可访问实验室记录。

4.7 除实验室为阐明以前结果而对某标本进行后续检验外，未经患者事先同意，出于检验申请之外的目的使用样品仅限于使用以匿名方式提供的剩余样品或混合样品。

4.8 日常工作中应尊重患者的民族习惯和宗教信仰。

4.9 各专业科主任负责日常检查，各专业科质量监督员负责违规调查，质量负责人负责违规处理。

## 5 支持文件

JYZX-PF5.10-01《实验室信息系统管理程序》

编写：傅强、黄福达　　审核：王伟佳　　批准：王伟佳

批准日期：　　　年　月　日

| 第三节　实验室沟通程序 | 文件编号：JYZX-PF4.1-03 |
| --- | --- |
| | 版本号：E/1 |
| | 页　码：第　页　共　页 |

## 1 目的

确保检验医学中心内各职能和层次间，检验医学中心与其利益方之间的有效沟通，维持质量管理体系的有效性。

## 2 范围

2.1 检验医学中心内各部门之间、工作人员之间的沟通。

2.2 检验人员与临床医生、护理人员和患者的沟通。

2.3 检验医学中心与相关职能部门的沟通。

## 3 职责

3.1 质量负责人负责实验室沟通程序执行情况的监督。

3.2 检验医学中心工作人员负责实验室沟通程序的执行。

## 4 程序

4.1 沟通的内容

4.1.1 质量管理体系文件的发布、添加、更改。

4.1.2 新方法、新项目、新组合的介绍。

4.1.3 质量体系，包括方针、政策、过程、程序运行中存在的问题。

4.1.4 员工的建议。

4.1.5 部门间人力资源分配、工作衔接等问题。

4.1.6 与护理人员间对标本采集问题的沟通。

4.1.7 与临床医师间对检验质量问题的沟通。

4.1.8 与患者就标本采集、检验结果解释和患者咨询问题的沟通。

4.1.9 与相关职能部门间就质量管理体系中组织结构和资源配置等问题的沟通。

4.2 沟通的方式

4.2.1 质量方针、政策、程序等，确保能传达到所有相关人员，应先以口头方式在检验医学中心交班会传达后再以书面形式下发到各相关部门，放置于相关人员随手可得到之处。

4.2.2 新方法、新项目、新组合的介绍在检验医学中心交班会传达，在院内网公告"医技新知"栏目中上传相关资料。

4.2.3 质量体系，包括方针、政策、过程、程序中存在的问题，发现者向本专业科室质量监督员反映，由质量监督员填写《检验医学中心不符合工作报告和纠正记录》，提交质量负责人处理，具体要求按《不符合的识别与控制程序》中内容执行。

4.2.4 员工的建议，按《员工建议管理程序》中要求进行沟通。

4.2.5 各专业科间若有工作的衔接环节出现不顺畅，应及时向本专业科主任反映，由两个相关专业科主任对该问题进行协商，共同寻求解决办法。夜班与白天班工作交接要填写《交班记录表》。

| 第三节　实验室沟通程序 | 文件编号：JYZX-PF4.1-03 |
| --- | --- |
| | 版本号：E/1 |
| | 页　码：第　页　共　页 |

4.2.6 与护理人员间对标本采集问题的沟通

（1）《标本采集手册》受控后通过发放纸质版或上传检验信息系统或上传院内网以供相关人员随时阅览，同时注意根据实际工作及时更新，更新内容均在院内网上作公告或在 LIS 系统上作说明；

（2）检验医学中心工作人员工作中发现的标本采集问题随时与相关科室护理人员沟通，确保标本符合检测要求。

4.2.7 与临床医师间对检验质量问题的沟通

（1）每年至少组织一次与临床科室的座谈会，共同改进检验工作质量和服务质量，并填写《检验医学中心与临床科室座谈会记录表》；

（2）服务合同工作开始后如需修改合同，应进行合同评审过程，并将所有修改内容通知受影响方；

（3）当检验结果不能按时发布时，应通知申请者；

（4）拟更改检验程序并可能导致结果及解释出现明显差异，应在更改被采用之前以书面方式向服务用户解释其含义；

（5）临床、护理等与检验质量有关的部门的投诉、意见或建议，按《投诉解决程序》中相关要求执行，负责接待的检验人员应及时向相关专业科主任反映，由其进行处理及向全体员工通报。

4.2.8 与患者进行沟通时，应掌握沟通的技巧，采用患者易懂的方式进行沟通，注意说话语气和态度。

4.2.9 与相关职能部门间就质量管理体系中组织结构和资源配置等问题的沟通，由各专业科主任和检验医学中心主任负责与相关职能部门通过院内邮箱进行。

4.3 记录及归档

所有沟通活动都应形成记录，记录交给文档管理员进行归档。

4.4 沟通信息的分析

质量负责人每 3 个月对沟通信息进行分析一次，以识别需改进的问题，进行改进措施的培训。

## 5 支持文件

5.1 JYZX-PF4.14-05《员工建议管理程序》

5.2 JYZX-PF4.8-01《投诉解决程序》

5.3 JYZX-PF4.9-01《不符合的识别与控制程序》

## 6 质量记录表格

6.1 PF4.1-03-TAB-001《交班记录表》（表 8-3-1）

6.2 PF4.1-03-TAB-002《检验医学中心与临床科室座谈会记录表》（表 8-3-2）

| 第三节 实验室沟通程序 | 文件编号：JYZX-PF4.1-03 |
| --- | --- |
| | 版本号：E/1 |
| | 页 码：第 页 共 页 |

表 8-3-1 交班记录表

表格编号：PF4.1-03-TAB-001

| 年 月 日 下夜与前台交班表 |
| --- |
| 1. 仪器情况： |
| 2. 标本情况： |
| 3. 其他情况： |
| 下夜交班者：_____ 前台接班者：_____ 时间：__时__分 |
| 前台与上夜交班表 |
| 1. 仪器情况： |
| 2. 标本情况： |
| 3. 其他情况： |
| 前台交班者：_____ 上夜接班者（C1 岗）：_____ 时间：__时__分 |
| 上夜与下夜交班表 |
| 1. 仪器情况： |
| 2. 标本情况： |
| 3. 其他情况： |
| 上夜交班者（C1 岗）：_____ 下夜接班者：_____ 时间：__时__分 |
| 早班签到 上夜签到 |
| C1 岗：_____ 时间：__时__分 C2 岗：_____ 时间：__时__分 |
| C2 岗：_____ 时间：__时__分 |

表 8-3-2 检验医学中心与临床科室座谈会记录表

表格编号：PF4.1-03-TAB-002

| 会议主题 | | | |
| --- | --- | --- | --- |
| 时间 | | 地点 | |
| 主持： | | | |
| 会议内容记录： | | | |
| 参加会议人员名单 | | | |
| 签 名 | 部 门 | 签 名 | 部 门 |
| | | | |
| | | | |

编写：陈康、黄福达 审核：王伟佳 批准：王伟佳

批准日期： 年 月 日

| 第四节　质量监督管理程序 | 文件编号：JYZX-PF4.1-04 |
| --- | --- |
| | 版本号：E／1 |
| | 页　码：第　页　共　页 |

### 1 目的

为了确保检验人员承担所从事的检验工作的初始能力和持续承担该项工作的能力得到保证和维持，不随时间的迁移而变异，始终保证检验程序得到准确的实施，解决技术运作过程的弊端，寻求即时改进。

### 2 范围

检验医学中心所有检验人员。

### 3 职责

3.1 质量负责人负责编写年度质量监督计划，组织实施质量监督，负责对质量监督员的培训指导、业务管理和考核。

3.2 质量监督员负责实施质量监督，负责发现和识别原始样本检验过程中可能对检验程序的偏离，这些偏离不仅包括与检验过程相关的质量管理体系的不符合，还包括不符合的检验工作，及时地纠正、记录并分析所发现的偏离，适时汇报，监督改进。

### 4 程序

4.1 质量监督员的条件

4.1.1 由熟悉各项检验程序和方法、了解检验目的、懂得检验结果评价的有能力的人担任。由检验医学中心主任书面授权确定，临床检验科、生化科、免疫科、微生物科、分子诊断中心各设 1 名。

4.1.2 质量监督员应当参加必要的知识培训，获得及时充分的指导，掌握本单位管理体系文件与检测工作相关的规章制度，明确其职责范围。培训方式可以多样化，包括由实验室的管理层集中宣贯质量管理体系文件和检测方法、测量不确定度评定等专业知识；对检测工作发现的典型不符合提出专项讨论，使质量监督员把握质量监督工作的切入点，不断提高其监督工作的能力；同时对质量监督员在监督工作中遇到的问题，包括可能与科室或检测人员之间的矛盾，实验室管理层应给予关注和协调。

4.2 监督对象

所有检验人员（重点是在培员工）。质量监督员发现不符合事实后，应在监督记录中明确指出被监督人姓名，使发现的问题责任到人。

4.3 监督方式

可以采用动态监督与静态监督相结合的方式进行。所谓动态监督就是指随时随地地、预先不通知地、对人员现场的检测过程进行监督；静态监督就是指有计划地对人员的检测过程实施监督。采用观察、监视、核查、分析、验证和复测等方法。

4.4 监督的时机

每月由质量负责人组织质量监督员进行一次定期的监督检查，在以下情况时可增加监督频次：有新人员上岗或离岗后又返岗的人员时；新的检验项目开展时；新的设备启

| 第四节 质量监督管理程序 | 文件编号：JYZX-PF4.1-04 |
| --- | --- |
| | 版本号：E/1 |
| | 页　码：第　页　共　页 |

用时；仪器故障修复后重新投入使用时；外部质量评价结果失控时；患者和（或）临床医生投诉须复查时；检验周期变更及临床医师对该周期的反馈意见监控时。

4.5 监督的内容（受监督对象所需监督的内容）

4.5.1 人员能力：上岗资格的符合性，是否熟悉岗位职责，是否按计划和按实际情况（新仪器、新项目）进行培训和能力评估、岗位是否授权（培训效果需要填写《技术人员培训效果监督检查表》），平时的表现情况（如服务态度、团结协助精神等）。

4.5.2 文件使用：现场所使用的文件是否现行有效，对 SOP 的内容是否熟悉，检验操作是否按文件要求进行。

4.5.3 记录控制：记录是否及时，记录是否完整正确，记录是否具有原始真实性。

4.5.4 设施和环境条件：是否按要求监测、控制并记录影响质量的环境因素，每日安全设施检查情况。

4.5.5 仪器设备的使用（针对仪器使用人）：是否按计划对仪器进行维护保养，操作仪器是否经授权，仪器故障是否按相关程序执行并进行完整的记录，设备不良事件是否及时上报。

4.5.6 仪器设备的性能保证（针对仪器管理负责人）：新仪器投入使用前是否进行性能验证，是否按计划实施校准，仪器的状态卡是否及时更新。

4.5.7 试剂使用：是否按试剂的使用说明进行使用，是否按要求进行试剂的出库操作，是否使用过期试剂，是否使用无证试剂，需要时新批号试剂是否进行相应的性能验证，是否有试剂和耗材的不良事件发生。

4.5.8 检验前过程：是否执行文件化的标本拒收标准，拒收标本是否有记录，是否确保标本有接收时间，口头申请是否进行记录，急复标本处理是否按相关程序进行。

4.5.9 检验结果质量的保证：室内质控操作是否按文件要求执行，参加外部质量评价活动未达控制标准时是否有相应的纠正措施，是否分析潜在不符合趋势和采取预防措施，无实验室间比对项目是否执行了替代评估程序，相同项目在不同检测系统上检测是否按计划执行了定期比对。

4.5.10 检验后程序：结果审核是否按程序完成，检验后标本保存和处理是否符合要求。

4.5.11 结果报告与发布：检验报告内容是否完整、格式是否规范、项目名称是否符合要求、是否有双签字，检验结果是否准确，接受不合格标本检测后结果是否有相关的说明，检验报告周期是否按要求执行，检验报告更改是否符合要求。

4.5.12 新检验项目实施：审批记录是否齐全，实施后跟踪记录是否完整。

4.6 监督的策划

4.6.1 每年年底由质量负责人制订下一年度的质量监督计划，计划应包括监督的目

| | 文件编号：JYZX-PF4.1-04 |
|---|---|
| **第四节　质量监督管理程序** | 版本号：E/1 |
| | 页　码：第　页　共　页 |

的、范围、方式、监督频次、相关要求及时间安排等，填写《质量监督计划表》并经检验医学中心主任审批后实施。

4.6.2 各质量监督员可根据自身监督的领域特点对实验室年度的质量监督工作计划进行细化，确保可操作性。

4.7 监督的实施

4.7.1 质量监督员按计划实施监督，并详细记录活动的内容，填写《质量监督记录表》。

4.7.2 对发现的不符合和潜在不符合按照《不符合的识别与控制程序》和《预防措施管理程序》文件要求，及时处理和反馈。

4.8 监督结果的报告

4.8.1 质量监督员每月上交监督记录表，并完成与检查发现问题相关的质量记录表格的填写。

4.8.2 编写年度质量监督报告上交质量负责人，由质量负责人在管理评审报告中汇报每年质量监督情况。

4.8.3 在监督过程中发现的异常情况，必要时可直接向质量负责人或检验医学中心主任汇报。

4.9 监督效果的评价

4.9.1 由质量负责人完成监督效果的评价。

4.9.2 评价的内容：体系文件规定的监督员职责是否充分；监督员数量是否足够；监督员是否称职；监督频率是否适当；是否做到了"足够"监督；是否做到有效监督；是否通过对科室每位成员的监督覆盖评审准则的全部要素，是否有监督死角，监督死角是否造成不良后果；监督记录是否充分；监督后提出的纠正/纠正措施及预防措施是否得当；纠正/纠正措施及预防措施是否得到落实；不符合项分布情况；质量监督后检测工作质量是否得到明显提升；存在的问题和建议等。

4.9.3 监督结果输入年度管理评审。

**5 支持文件**

5.1 JYZX-PF4.9-01《不符合的识别与控制程序》

5.2 JYZX-PF4.11-01《预防措施管理程序》

**6 质量记录表格**

6.1 PF4.1-04-TAB-001《质量监督计划表》（表8-4-1）

6.2 PF4.1-04-TAB-002《质量监督记录表》（表8-4-2）

6.3 PF5.1-01-TAB-014《技术人员培训效果监督检查表》（表9-1-14）

| | |
|---|---|
| **第四节　质量监督管理程序** | 文件编号：JYZX-PF4.1-04 |
| | 版本号：E／1 |
| | 页　码：第　页　　共　页 |

**表 8-4-1　质量监督计划表**

年度：　　　年　　　　　　部门：　　　　　　　　　　　　　　表格编号：PF4.1-04-TAB-001

| 监督目的 | |
|---|---|
| 监督范围 | |
| 监督方式 | |
| 监督频次 | |
| 相关要求 | |
| 时间安排 | |

| 制表人： | | 日期： | | 批准人： | | 日期： | |
|---|---|---|---|---|---|---|---|

**表 8-4-2　质量监督记录表**

部门：　　　　　　监督对象：　　　　　　监督日期：　　年　月　日　　表格编号：PF4.1-04-TAB-002

| 监督内容 | 具体要求 | 监督情况说明 | 监督结果 |
|---|---|---|---|
| 人员能力 | 上岗资格的符合性 | | |
| | 是否熟悉岗位职责 | | |
| | 是否按计划和按实际情况（新仪器、新项目）进行培训和能力评估、岗位是否授权 | | |
| | 平时的表现情况（如服务态度、团结协助精神等） | | |
| 文件使用 | 现场所使用的文件是否现行有效 | | |
| | 对 SOP 的内容是否熟悉 | | |
| | 检验操作是否按文件要求进行 | | |
| 记录控制 | 记录是否及时 | | |
| | 记录是否完整正确 | | |
| | 记录是否具有原始真实性 | | |
| 设施和环境条件 | 是否按要求监测、控制并记录影响质量的环境因素 | | |
| | 每日安全设施检查情况 | | |
| 仪器设备的使用 | 是否按计划对仪器进行维护保养 | | |
| | 操作仪器是否经授权 | | |
| | 仪器故障是否按相关程序执行并进行完整的记录 | | |
| | 设备不良事件是否及时上报 | | |

| | 文件编号： JYZX-PF4.1-04 |
|:---:|:---|
| **第四节　质量监督管理程序** | 版本号：E／1 |
| | 页　码：第　页　共　页 |

续表

| 监督内容 | 具体要求 | 监督情况说明 | 监督结果 |
|:---:|:---|:---:|:---:|
| 仪器设备的性能保证 | 新仪器投入使用前是否进行性能验证 | | |
| | 是否按计划实施校准 | | |
| | 仪器的状态卡是否及时更新 | | |
| 试剂使用 | 是否按试剂的使用说明进行使用 | | |
| | 是否按要求进行试剂的出库操作 | | |
| | 是否使用过期试剂 | | |
| | 是否使用无证试剂 | | |
| | 需要时新批号试剂是否进行相应的性能验证 | | |
| | 是否有试剂和耗材的不良事件发生 | | |
| 检验前过程 | 是否执行文件化的标本拒收标准 | | |
| | 拒收标本是否有记录 | | |
| | 是否确保标本有接收时间 | | |
| | 口头申请是否进行记录 | | |
| | 急复标本处理是否按相关程序进行 | | |
| 检验结果质量的保证 | 室内质控操作是否按文件要求执行 | | |
| | 参加外部质量评价活动未达控制标准时是否有相应的纠正措施，是否分析潜在不符合趋势和采取预防措施 | | |
| | 无实验室间比对项目是否执行了替代评估程序 | | |
| | 相同项目在不同检测系统上检测是否按计划执行了定期比对 | | |
| 检验后程序 | 结果审核是否按程序完成 | | |
| | 检验后标本保存和处理是否符合要求 | | |
| 结果报告与发布 | 检验报告内容是否完整、格式是否规范、项目名称是否符合要求、是否有双签字 | | |
| | 检验结果是否准确 | | |
| | 接收不合格标本检测后结果是否有相关的说明 | | |
| | 检验报告周期是否按要求执行 | | |
| | 检验报告更改是否合要求 | | |
| 新检验项目实施 | 审批记录是否齐全 | | |
| | 实施后跟踪记录是否完整 | | |

| | 文件编号：JYZX-PF4.1-04 |
|---|---|
| **第四节 质量监督管理程序** | 版本号：E/1 |
| | 页 码：第 页 共 页 |

续表

| 监督内容 | 具体要求 | 监督情况说明 | 监督结果 |
|---|---|---|---|
| 监督时机 | □定期的监督检查；□有新人员上岗或离岗后又返岗的人员；□新的检验项目开展；□新的设备启用；□仪器故障修复后重新投入使用；□外部质量评价结果失控；□患者和（或）临床医生投诉须复查；□检验周期变更及临床医师对该周期的反馈意见监控；□其他说明： | | |
| 填表说明 | 1. 监督情况说明监督的方法和发现的具体情况（包括符合与不符合的情况），当某项不适用于目标监督对象时，填写"不适用"；2. 监督结果符合时用"Y"表示，结果不符合时用"N"表示，不适用时用"N/A"表示；3. 监督时机在备选项中不能说明的，选择"其他说明"项详细填写。 | | |

质量监督员签名：　　　　签名日期：　　　　质量负责人签名：　　　　签名日期：

编写：陈康、黄福达　　审核：王伟佳　　批准：王伟佳

批准日期：　　　年　月　日

| | 文件编号： JYZX-PF4.3-01 |
|---|---|
| **第五节　文件的编写与控制程序** | 版本号：E / 1 |
| | 页　码：第　页　共　页 |

## 1 目的

确定和规范检验医学中心各种内部文件的编写要求，对内部编写的文件和外来文件进行控制，保证实验室现场和各部门使用现行有效的文件，防止误用失效或作废的文件。

## 2 范围

检验医学中心质量管理体系要求的文件。

## 3 职责

3.1 质量负责人负责组织质量手册、程序文件、标本采集手册、生物安全手册、科室管理制度的编制。

3.2 检验医学中心主任负责质量手册、程序文件、标本采集手册、生物安全手册、科室管理制度的审核和所有文件的批准。

3.3 各专业科主任负责组织本科标准操作程序的编写和审核。

3.4 文档管理员负责相关文件的收发、归档管理。

## 4 程序

4.1 内部文件的编写

4.1.1 质量手册、程序文件、标本采集手册、生物安全手册、科室管理制度的编写：由质量负责人组织，相关人员依据 ISO15189：2012 的有关要素及内部运作的情况进行编写。

4.1.2 各专业标准操作程序编写：由技术负责人组织制订统一的格式，由专业科主任组织实际操作的技术骨干编写。标准操作程序的内容按照《标准操作程序编写程序》中的规定编写。

4.1.3 文件编写的表达要求：所有文件应以通俗易懂的语言表述。

4.1.4 文件编写格式要求：所有内部编写文件均应有统一格式，确保所有文件都能唯一识别。文件每页都有页眉，内容包括：单位名称、文件类别、文件名称、文件编号、页码和总页数、版本号；每个文件的页脚有批准栏，包括编写者、审核者、批准者及批准日期（可手写签名或电脑输入）。

4.1.5 文件编号方法：所有构成质量管理体系的文件编制唯一标识码，具体编制要求如下：

（1）质量手册、标本采集手册、实验室安全手册、科室管理制度和外来文件的编号：采用"JYZX－XX－YYY"方式编号。JYZX 为检验中心的拼音缩写；XX 为文件类别，质量手册用 QM 表示、标本采集手册用 CJ 表示、实验室安全手册用 SW 表示、科室管理制度用 GL 表示、外来受控文件用 EP 表示；YYY 为文件序号，用 3 位阿拉伯数字表示，编号从 001 开始。

（2）程序文件的编号：采用"JYZX-PFA.B-C"方式编号。JYZX 为检验中心的拼音缩写；

| 第五节 文件的编写与控制程序 | 文件编号：JYZX-PF4.3-01 |
| --- | --- |
| | 版本号：E/1 |
| | 页　码：第　页　共　页 |

PF 为程序文件的英文缩写；A.B 表示程序文件对应 ISO15189 准则的要素，如 4.1 表示 ISO15189 准则中的"组织和管理责任"；C 表示各要素中多个程序文件的顺序号，从 01 开始。

（3）标准操作程序的编号：采用"JYZX-SOP-DDEYYY"方式编号。JYZX 为检验中心的拼音缩写；SOP 表示标准化操作程序；DD 为专业科的拼音缩写（LJ—临床检验科、SH—临床生化科、MY—临床免疫科、XJ—临床微生物科、FZ—分子诊断中心）；E 表示第几部分，9 部分以内用 1 位整数表示，10 部分以上用 2 位整数表示；YYY 为文件序号，用 3 位阿拉伯数字表示，编号从 001 开始。如 JYZX-SOP-SH1001 表示检验医学中心临床生化科第 1 部分第 1 个标准化操作程序。

（4）记录表格的编号：程序文件中的表格采用"PFA.B-C-TAB-YYY"即"程序文件编号-TAB-表格序号"方式编号，表格序号为 3 位阿拉伯数字。生物安全手册程序中的表格采用"JYZX-SW-TAB-XXYY"方式编号，其中 JYZX 为检验中心的拼音缩写；SW 表示实验室安全手册；XXYY 形式的表格序号中 XX 表示生物安全手册中程序的序号，YY 为该部分表格序号，从 01 开始。专业科专用表格采用"JYZX-DD-TAB-YYY"或"JYZX-DD-TAB-XXYY"方式编号，其中 JYZX 为检验中心的拼音缩写；DD 为专业科的拼音缩写（LJ—临床检验科、SH—临床生化科、MY—临床免疫科、XJ—临床微生物科、FZ—分子诊断中心）；YYY 为表格序号，用 3 位阿拉伯数字表示，编号从 001 开始；XXYY 形式的表格序号中 XX 表示标准操作程序的第几部分，YY 为该部分表格序号，从 01 开始。

4.1.6 文件版本号编写方法：采用"X/Y"格式，其中 X 表示第几版，用大写英文字母表示，按顺序编排；Y 表示修订次数，用阿位伯数字表示，从 0 开始。举例：A/0 表示第 1 版，A/1 表示第 1 版第 1 次修订。

4.2 文件的审批

4.2.1 组成质量管理体系的所有文件，包括计算机系统中维护的文件，在发布前经授权人员审核并批准，文件自批准之日起开始生效。

4.2.2 质量手册、程序文件、标本采集手册、生物安全手册、科室管理制度初稿完成后，提交检验医学中心管理层讨论、修改，检验医学中心主任审核、批准。

4.2.3 标准操作程序由各专业科主任负责审核，检验医学中心主任批准。

4.2.4 外来文件由检验医学中心主任审批。

4.2.5 所有文件自批准之日起开始生效实施。

4.3 文件的发布

4.3.1 经批准的内部文件采用由检验医学中心主任授权人在"临床实验室质量管理系统"中导入相关文件的方法，并保证导入的文件只能被阅读，经授权人员才能修改，导入后的文件视为受控文件。

| | 文件编号： JYZX-PF4.3-01 |
|---|---|
| **第五节 文件的编写与控制程序** | 版本号：E/1 |
| | 页 码：第 页 共 页 |

4.3.2 外来受控文件由文档管理员加盖受控标识，及时下发各专业科室，并在《文件分发管理登记表》记录。

4.3.3 文档管理员编写外来受控文件的控制清单（即受控文件一览表），以识别文件版本的现行有效性及其发放情况，内部编写的文件可以通过"临床实验室质量管理系统"中文件的目录进行索引，非构成质量管理体系的文件不纳入受控范围。

4.4 文件的使用

4.4.1 内部编制受控文件（质量手册、程序文件、标准操作程序、实验室安全手册、标本采集手册、科室管理制度等）直接通过"临床实验室质量管理系统"查阅。外来文件根据工作需要存放于不同场所供工作人员查阅。

4.4.2 只有经授权的现行文件才能在相关场所使用。

4.4.3 存档文件和现场文件应安全保管，保证不变质、不涂抹，不破损、不丢失。

4.4.4 保密性文件未经检验医学中心主任批准不得复制、外传。受控文件需经检验医学中心主任批准方能借阅和复印，并由文档管理员在《文件借阅登记表》上登记，并定期归还。

4.4.5 受控文件可以任何适当的媒介保存，不限定为纸张。文件的保存期限一般为24个月，某些法规性文件根据国家、区域和地方有关规定，另外特殊情况由检验医学中心主任决定。

4.4.6 所有受控文件至少每年评审1次，确保文件的适用性和有效性。

（1）目的：定期评审文件，必要时进行修改，确保岗位所使用的文件能持续地适宜其岗位使用的需求，具有符合性、适用性。

（2）评审的时机：每年至少1次，根据实际需要可附加评审。

（3）评审人员的职责

a）质量负责人负责文件评审计划的制订与批准后计划的执行，检验医学中心主任负责文件评审计划的审批；

b）外来法律、法规、规章制度、质量手册、程序文件、标本采集手册、实验室安全手册、科室管理制度等由质量负责人负责组织相关人员进行评审；

c）技术性的作业指导书，包括外来的技术文件由技术负责人组织技术管理层及相关人员进行评审。

（4）文件评审计划的制订：质量负责人在每年年底制订下一年度的文件评审计划，计划中应注明评审目的、方法及事项、人员安排、文件评审讨论会安排、评审发现的整改、评审报告的书写和计划的下达等内容。文件评审计划报检验医学中心主任批准后执行。

（5）文件评审方法

a）各相关人员根据批准的《文件评审计划》，在规定的时间内对所负责的文件进行

| 第五节　文件的编写与控制程序 | 文件编号：JYZX-PF4.3-01 |
| --- | --- |
| | 版本号：E／1 |
| | 页　码：第　页　共　页 |

认真的评审，评审过程中可结合实验室工作人员的意见和建议，在评审中发现文件的任何不适宜之处，填写《文件评审记录表》；

b）质量负责人组织文件评审讨论会议，所有文件评审人员参加，汇总文件评审发现，对发现的不适宜或不满足使用要求的文件制订修订方案，明确修订完成时间和责任人；

c）最后由质量负责人验证修订是否有效。

（6）文件评审的事项

a）外来文件的评审事项：对外来文件（特别是技术标准规范和相关法规），要建立跟踪查新渠道，审查文件的现行有效性、适用性。

b）内部文件的评审事项：检查文件是否齐全，是否所有实验活动均有文件规定；检查文件的编写是否符合《文件的编写与控制程序》《标准操作程序编写程序》中相关规定；检查文件内容是否与实际操作相符合，是否适用；检查文件内容是否一致，包括与《最新版应用说明》要求是否一致，与最新版《质量手册》《程序文件》《标本采集手册》《生物安全手册》中相关的内容是否一致。

（7）文件评审报告的书写：质量负责人负责完成文件评审报告，上报检验医学中心主任批准后存档。评审报告应包括评审目的、时间、地点、人员、方法、记录汇总、评审结论等内容。

4.5 文件的修改

4.5.1 内部编写的文件的使用人员发现文件的不适用之处，可提出对文件修改的建议，通过"临床实验室质量管理系统"中的"文件管理"程序完成申请、更改和审批过程，系统自动记录修改的内容、修改人、修改日期等信息，具体操作详见该系统"帮助"菜单中保存的"用户操作手册"，该手册为受控文件。

4.5.2 质量手册和程序文件通常在依据标准更新、实验室最高管理者改变或其他原因需要时改版；作业指导书通常在检验项目依据标准更改、试剂更换或其他原因需要时改版。

4.5.3 所有文件在修改后，应将修改的内容传达到相关人员，通过集中宣贯的方式进行传达，填写《会议记录表》进行记录。

4.6 文件的作废

4.6.1 无效或已废止的文件立即撤离使用现场，以防误用，需要存档的作废文件，由文档管理员注上"作废文件"标记，归档保存，至少保留一份受控的废止的文件。

4.6.2 各专业科质量监督员应随时监督所使用的文件是否有效，如发现有作废的文件，应通知文档管理员作处理。

4.6.3 文档管理员负责收回旧版本文件或已停止执行的文件，并在《文件回收及销

| | |
|---|---|
| **第五节 文件的编写与控制程序** | 文件编号： JYZX-PF4.3-01 |
| | 版本号： E／1 |
| | 页 码： 第 页 共 页 |

毁登记表》上登记。及时更新《受控文件一览表》内容。

4.6.4 超过保存期限或无保留价值的废止的文件，由文档管理员填写《文件销毁审批表》，经检验医学中心主任批准后，由文档管理员组织 2 人以上负责销毁并在《文件回收及销毁登记表》上登记。

4.6.5 对于"临床实验室质量管理系统"中的文件，该系统只会显示最新的受控文件内容，废止的内容亦存在于该系统中，相应被授权人员可查阅。

## 5 支持文件

JYZX-PF5.5-05《标准操作程序编写程序》

## 6 质量记录表格

6.1 PF4.3-01-TAB-001《受控文件一览表》（表 8-5-1）

6.2 PF4.3-01-TAB-002《受控文件分发管理登记表》（表 8-5-2）

6.3 PF4.3-01-TAB-003《文件借阅登记表》（表 8-5-3）

6.4 PF4.3-01-TAB-004《外来文件受控审批表》（表 8-5-4）

6.5 PF4.3-01-TAB-005《文件回收及销毁登记表》（表 8-5-5）

6.6 PF4.3-01-TAB-006《文件销毁审批表》（表 8-5-6）

6.7 PF4.3-01-TAB-007《文件评审记录表》（表 8-5-7）

6.8 PF5.1-01-TAB-003《会议记录表》（表 9-1-3）

### 表 8-5-1 受控文件一览表

表格编号：PF4.3-01-TAB-001

| 部门 | 文件名称 | 文件编号 | 版本 | 生效日期 | 备注 |
|---|---|---|---|---|---|
| | | | | | |
| | | | | | |
| | | | | | |

注：备注栏用于说明受控文件更改日期或不再受控的原因等情况

### 表 8-5-2 受控文件分发管理登记表

表格编号：PF4.3-01-TAB-002

| 分发号 | 文件名称 | 文件号 | 批准日期 | 发放日期 | 发放数量 | 接收部门 | 发放人 | 接收人 |
|---|---|---|---|---|---|---|---|---|
| | | | | | | | | |
| | | | | | | | | |
| | | | | | | | | |
| | | | | | | | | |

| 第五节　文件的编写与控制程序 | 文件编号：JYZX-PF4.3-01 |
| | 版本号：E/1 |
| | 页　码：第　页　共　页 |

### 表 8-5-3　文件借阅登记表

表格编号：PF4.3-01-TAB-003

| 日期 | 文件名称 | 文件号 | 借阅原因 | 借文件人 | 批准人 | 归还日期 | 接收人 | 备注 |
|---|---|---|---|---|---|---|---|---|
| | | | | | | | | |
| | | | | | | | | |
| | | | | | | | | |
| | | | | | | | | |

### 表 8-5-4　外来文件受控审批表

表格编号：PF4.3-01-TAB-004

| 文件名称 | 发布部门/出版社 | 发布/出版日期 | 文件号/版本号 | 受控文件编号 | 批准人 | 批准日期 | 备注 |
|---|---|---|---|---|---|---|---|
| | | | | | | | |
| | | | | | | | |
| | | | | | | | |
| | | | | | | | |
| | | | | | | | |

### 表 8-5-5　文件回收及销毁登记表

表格编号：PF4.3-01-TAB-005

| 回收日期 | 文件名称 | 文件号 | 回收数量 | 回收人 | 移交人 | 销毁批准人 | 销毁人 | 销毁数量 | 销毁日期 |
|---|---|---|---|---|---|---|---|---|---|
| | | | | | | | | | |
| | | | | | | | | | |
| | | | | | | | | | |

### 表 8-5-6　文件销毁审批表

表格编号：PF4.3-01-TAB-006

| 文件名称 | | 文件号 | | 发放量 | |
|---|---|---|---|---|---|
| 回收量 | | 回收时间 | | 回收人 | |
| 销毁量 | | 销毁时间 | | 销毁人 | |
| 销毁理由： 申请人： 申请日期：　　年　　月　　日 | | | | | |
| 检验医学中心主任意见： 批准人签名： 签名日期：　　年　　月　　日 | | | | | |

| | 文件编号：JYZX-PF4.3-01 |
| --- | --- |
| 第五节　文件的编写与控制程序 | 版本号：E / 1 |
| | 页　码：第　页　共　页 |

表 8-5-7　文件评审记录表

表格编号：PF4.3-01-TAB-007

| 文件名称 | 文件编号 | 批准日期 | 评审发现的不适宜 | 评审人 | 修订方案 | 责任人 | 完成日期 | 验证人 |
| --- | --- | --- | --- | --- | --- | --- | --- | --- |
| | | | | | | | | |
| | | | | | | | | |
| | | | | | | | | |
| | | | | | | | | |

编写：温冬梅、黄福达　　审核：王伟佳　　批准：王伟佳

批准日期：　　年　月　日

| 第六节　服务协议建立与评审程序 | 文件编号：JYZX-PF4.4-01 |
| | 版本号：E/1 |
| | 页　码：第　页　　共　页 |

## 1 目的

检验医学中心以服务协议的形式提供各种服务，通过服务协议评审，充分理解客户的要求，满足客户的要求，并争取超过客户的期望。同时，通过评审保证客户提出的质量要求或其他要求合理、明确，实验室确有能力和资源履行服务协议。

## 2 范围

本程序适用于检验医学中心与服务对象（临床、患者）所有的工作范围。

## 3 职责

3.1 检验医学中心主任负责组织服务协议评审、服务协议签署及服务协议修改。

3.2 检验医学中心各专业科主任负责签订后服务协议的实施。

3.3 质量负责人负责服务协议的编写和服务协议实施情况的监督。

## 4 工作程序

### 4.1 服务协议草案编制

4.1.1 检验医学中心根据服务的范围、内容、对象情况，拟订需要签订的服务协议有：检验项目及报告周期协议、验单报告内容及方式协议、生物参考区间协议、危急值项目及判断标准协议、急诊项目协议、标本拒收及处理协议、标本运送协议、报告延发通知协议、标本保存时间协议、检验医学中心服务流程协议、检验项目检验前标本周转时间协议、检验项目临床决定值协议，可根据发展情况再签订其他服务协议。

4.1.2 质量负责人通过与客户（临床、患者）进行沟通，按照客户的要求，考虑实验室的能力及资源要能满足服务协议要求，检验程序的选择要满足服务协议要求和临床需要，书写服务协议内容，形成草案。

### 4.2 服务协议评审

4.2.1 评审时机：新建立服务协议时，服务协议定期评审（至少每年1次）时。

4.2.2 评审人员：检验医学中心管理层、检验医学中心各专业科主任助理、具有代表性的临床科室代表、医务科负责人。

4.2.3 评审内容

（1）服务协议的所有具体内容；

（2）检验医学中心在执行服务协议时是否满足以下要求：

a）规定、文件化并理解客户和用户、实验室服务提供者的要求，包括使用的检验过程；

b）实验室有能力和资源满足要求，能力是指实验室实现客户所要求的数据、结果或报告的本领；能力评审主要从人员、外部服务和供应、设备、信息资源、实验室内部比对、室内质控、实验室间比对、检验程序（包括测量不确定度、检出限、置信限等）、委托检验等方面进行评估；

| 第六节 服务协议建立与评审程序 | 文件编号： JYZX-PF4.4-01 |
| --- | --- |
| | 版本号： E / 1 |
| | 页　码：第　页　共　页 |

c）实验室人员具备实施预期检验所需的技能和专业知识；

d）选择的检验程序适宜并能够满足客户需求；

e）当协议的偏离影响到检验结果时，通知客户和用户；

f）说明实验室委托给其他实验室或顾问的工作。

4.2.4 评审记录

（1）参加服务协议评审的人员应在《服务协议评审会议签到表》上签字；

（2）评审会相关讨论内容由质量负责人或其指定人员记录在《服务协议评审单》上，内容包括参与服务协议评审的各方的意见与建议；服务协议修改的内容；

（3）上述记录，由质量负责人归档交文档管理员保存。

4.3 服务协议签订

服务协议草案形成后，由检验医学中心主任主持召开服务协议评审会，相关参会人员对服务协议草案内容进行讨论，形成双方认同的服务协议内容，由双方代表签字并加盖公章后生效。检验医学中心为乙方，由检验医学中心主任代表；服务对象为甲方，由医院医务科负责人代表。

4.4 服务协议的执行

4.4.1 服务协议签订后由检验医学中心各专业科主任组织实施，质量负责人组织服务协议实施情况的监督，确保实验室的工作能符合协议的要求。

4.4.2 当实施过程中出现了服务协议偏离（如某检测项目生物参考区间改变）并影响到检验结果时，各专业科负责人或其指定人员应及时与客户（临床患者）取得联系，向其说明偏离的原因和内容。

4.5 服务协议的修改

工作开始后如需修改服务协议，应再次进行同样的服务协议评审过程，并将所有修改内容通知所有受影响方，可以通过院内网发布公告的形式通知。

**5 质量记录表格**

5.1 PF4.4-01-TAB-001《服务协议评审单》（表8-6-1）

5.2 PF4.4-01-TAB-002《服务协议评审会议签到表》（表8-6-2）

| 第六节 服务协议建立与评审程序 | 文件编号：JYZX-PF4.4-01 |
| | 版本号：E/1 |
| | 页 码：第 页 共 页 |

表 8-6-1 服务协议评审单

表格编号：PF4.4-01-TAB-001

| 服务协议评审时间： | |
| --- | --- |
| 服务协议评审内容： | |
| 服务协议评审单位／人员： | |
| 服务协议评审内容记录： | |
| 记录人： | 时间： |
| 评审结论： | |
| 负责人： | 时间： |
| 评审验证结果： | |
| 验证人： | 时间： |

表 8-6-2 服务协议评审会议签到表

表格编号：PF4.4-01-TAB-002

| 会议主题 | | | |
| --- | --- | --- | --- |
| 时间 | | 地点 | |
| 主持： | | | |
| 会议议程： | | | |
| 参加会议人员名单 | | | |
| 签 名 | 部门 | 签 名 | 部门 |
| | | | |
| | | | |

编写：王娟、黄福达　　审核：王伟佳　　批准：王伟佳

批准日期：　　年　月　日

| 第七节 受委托实验室的选择与评估程序 | 文件编号：JYZX-PF4.5-01 |
| --- | --- |
| | 版本号：E/1 |
| | 页　码：第　页　共　页 |

**1 目的**

合理选择与评估受委托实验室，确保检验医学中心外送标本检验结果的质量。

**2 范围**

有能力进行检验医学中心委托标本检测的实验室。

**3 职责**

3.1 检验医学中心负责委托检测要求的提出及受委托实验室能力的评估。

3.2 医务科负责受委托实验室能力的进一步审核确认。

3.3 财务科负责对受委托实验室收费价格的核查。

3.4 分管副院长负责与受委托实验室签订委托检验协议。

**4 程序**

4.1 委托检验项目的审批

各专业科主任对将采取委托检验的项目征求服务对象的意见，提出需委托的工作及受委托实验室，填写《委托检验项目申请审批表》，并报检验医学中心主任审批。

4.2 受委托实验室能力调查和委托协议的签订

4.2.1 技术负责人组织委托项目责任科室负责对受委托实验室能力调查。调查内容包括：受委托实验室的仪器设备状况；环境条件及人员素质；是否通过了实验室认可；其质量管理体系和受委托项目的质量保证情况；是否有能力在规定时间内完成受委托检测任务。如果受委托方是对各个学科的复杂检验提供意见和解释的顾问，要求其至少是本地区在本专业领域里具有权威地位的专家。技术负责人将受委托实验室能力调查情况报检验医学中心主任。

4.2.2 医务科根据确认的受委托实验室能力调查情况进一步审核确认被委托方的能力。

4.2.3 必要时，经财务科确认受委托实验室收费标准符合国家收费标准。

4.2.4 分管副院长根据确认后的受委托实验室能力及收费标准，与受委托实验室代表共同签订《委托协议书》，协议内容包括：项目名称、内容、整个委托检验过程（包括检验前和检验后）中双方的要求及检测依据（执行的检测标准）、协议有效期、收费规定及对检验结果的责任等。协议由双方代表签字生效，协议书一式两份，双方各执一份。

4.2.5 紧急情况下，需要其他单位的顾问提供意见或其他实验室进行补充检验或确认检验程序和报告时，可直接进入委托检验项目的实施程序后再补充以上程序。

4.2.6 受委托实验室能力调查报告、委托检验协议（复印件）等资料检验医学中心应归档保存。

4.3 受委托实验室的登记

检验医学中心对受委托的实验室或顾问进行登记，保存受委托实验室的名录。登记

| 第七节 受委托实验室的选择与评估程序 | 文件编号： JYZX-PF4.5-01 |
| --- | --- |
| | 版本号： E/1 |
| | 页 码：第 页 共 页 |

的内容包括：实验室的名称、地址、所属机构、所委托的检验项目及责任人。

4.4 受委托实验室的定期评审

4.4.1 检验医学中心每年对受委托实验室进行一次评审，由技术负责人组织，评审内容包括委托实验室的检验能力和委托协议。

4.4.2 检验能力的评审资料来源于平时本院临床科室的意见反馈，通过向临床了解报告的及时性和准确性等方面的意见对受委托实验室的服务能力进行定期评审。对于顾问，可通过其提供意见对患者诊断、治疗及预后的贡献进行监控。保留相关材料作为定期评审依据。

4.4.3 评审与受委托实验室的协议：由技术负责人组织各管理人员进行，主要对检验前及检验后过程在内的各项要求是否明确、受委托实验室是否能符合各项要求且没有利益冲突、选择的检验程序是否适用于其预期用途、各自对解释检验结果的责任是否规定明确等方面进行评审，由质量负责人或其指定人员在服务协议评审单上记录，并归档保存。

**5 质量记录表格**

5.1 PF4.5-01-TAB-001《委托检验项目申请审批表》（表 8-7-1）

5.2 PF4.4-01-TAB-001《服务协议评审单》（表 8-6-1）

**表 8-7-1 委托检验项目申请审批表**

部门：　　　　　　　　　　　　　　　　　　表格编号：PF4.5-01-TAB-001

| 委托实验室： |
| --- |
| 委托检验项目： |
| 申请委托检验理由：<br><br><br><br> |
| 申请人：　　　　　　　　　日期： |
| 检验医学中心主任审批意见：<br><br>签名：　　　　　　　　　日期：<br><br> |

编写：卢建强、黄福达　　审核：王伟佳　　批准：王伟佳

批准日期：　　　年　月　日

| | 文件编号：JYZX-PF4.5-02 |
|---|---|
| **第八节 委托标本检测程序** | 版本号：E／1 |
| | 页　码：第　页　共　页 |

## 1 目的

规定外送受委托实验室检测的标本检测事项，确保检验结果的准确性。

## 2 范围

适用于检验医学中心需外送受委托实验室检测的标本。

## 3 职责

3.1 受委托实验室负责委托标本的登记。

3.2 检验医学中心前台人员负责委托标本检验报告的签收和向临床科室发放。

## 4 程序

### 4.1 委托标本的签收

需外送受委托实验室的检验项目，在 LIS 中设置检验项目时会增加"送××"的标识（××表示受委托实验室），临床科室需外送检委托实验室检测的标本，按照我院的检验申请、标本采集与送检流程，送达检验医学中心后通过 LIS 进行签收。

### 4.2 委托标本的交接

检验医学中心签收的标本，由受委托实验室工作人员在"受委托实验室对接系统"中通过扫描标本条码的方式收取后送受委托实验室检测，所有申请单信息会储存在该系统中可以随时查询。

### 4.3 委托标本检验报告的提供

4.3.1 报告出具

（1）委托标本的检验报告通常由受委托实验室出具。

（2）遇特殊情况需检验医学中心出具时，在报告中应包括受委托实验室或顾问报告结果的所有必需要素，不应做任何可能影响临床解释的改动，报告应注明由受委托实验室或顾问实施的检验，应明确标识添加评语的人员。

4.3.2 报告的签收：受委托实验室将检验报告打印后送回检验医学中心，前台人员负责签收。签收流程为每天通过"受委托实验室对接系统"自动生成并打印已送检标本清单，有报告回送时在该清单上标记确认。

4.3.3 检验报告的发放：检验医学中心前台人员将签收后的检验报告交由负责本院检验标本运送的爱玛客公司人员，由其送到相关临床科室。

4.3.4 报告的保存：所有外送受委托实验室的检验报告会自动保存在"受委托实验室对接系统"中，可随时查询。

编写：卢建强、黄福达　　审核：王伟佳　　批准：王伟佳

批准日期：　　年　月　日

| 第九节　服务及供应品的采购管理程序 | 文件编号：JYZX-PF4.6-01 |
| --- | --- |
| | 版本号：E/1 |
| | 页　码：第　页　共　页 |

## 1 目的

规范外部服务与供应采购活动，确保采购的服务和供应品的质量。

## 2 范围

检验医学中心所有的外部服务和供应品的采购活动。

## 3 职责

3.1 各专业科主任负责组织本科所需服务及供应品的采购申请和供应商的评价。

3.2 检验医学中心主任负责各专业科服务及供应品采购申请的审批及向本院设备科提交其审批后的采购申请，负责合格供应商名录的审批。

3.3 医院设备科负责服务及供应品的统一采购。

## 4 程序

4.1 外部服务和供应的范围

4.1.1 外部服务主要指针对仪器的校准/检定、维护、维修及人员培训。

4.1.2 供应品包括仪器设备、试剂和耗材。

4.2 外部服务和供应的要求

外部服务和供应品的采购应满足质量管理体系的要求。

4.3 外部服务的采购与实施

对设备校准/检定、维护、维修、人员培训等外部服务需求由该设备负责人提出要求，检验医学中心主任审核后向医院设备科提出申请，设备科审批后由其或检验医学中心联系相关服务机构实施，检验医学中心负责人负责该设备服务的验收。

4.4 仪器设备的采购

按《仪器设备采购管理程序》中相关要求执行。

4.5 试剂和耗材的采购

4.5.1 采购原则

（1）对于中山市卫生系统已进行招标的试剂，检验医学中心要从中标产品中选择；

（2）对于中山市卫生系统没有进行招标的试剂，但又必须使用的，由专业科主任提出申请，交技术负责人，技术负责人召开会议讨论决定，并报医院设备科审批。选择原则：符合质量、价格、服务优化要求原则，必须具备"三证"资料（生产商生产许可证、生产商营业执照、产品注册证）。

4.5.2 采购频率：通常情况下各专业科主任根据本科试剂和耗材的使用情况及库存情况每2周采购一次，逢周二进行，特殊情况可增加采购次数。

4.5.3 填写采购申请：申购前检查试剂和耗材库存量，填写《试剂和耗材库存量清单》，根据库存量填写《试剂和耗材申购、接收记录表》上交检验医学中心主任审批（采用"试剂管理系统"进行管理的试剂和耗材，可采用该系统的"实时库存统计"统计结果填写），

| | 文件编号： JYZX-PF4.6-01 |
|---|---|
| **第九节　服务及供应品的采购管理程序** | 版本号：E / 1 |
| | 页　　码：第　页　共　页 |

试剂和耗材申购时要写清申购日期、注明名称、规格、数量、品牌等购买信息。

4.5.4 采购申请的审批：检验医学中心主任对上交的《试剂和耗材申购、接收记录表》进行审核后，通过院内邮件方式发送至设备科由其统一网上采购。

4.6 供应商的选择

4.6.1 检验医学中心应根据自身要求选择和批准有能力稳定供应外部服务、设备、试剂和耗材的供应商。

4.6.2 供应商选择标准

（1）外部服务和供应的供应商或机构应当是注册合法、证件齐全；

（2）服务和供应品的价格合理；

（3）服务和供应品的质量好且供应及时。

4.7 供应商的评价

4.7.1 检验医学中心应定期对供应商进行评价，监控其表现以确保购买的服务或物品持续满足规定的标准。

4.7.2 评价的频率：常规每年进行 1 次，根据实际工作需要，可增加评价的次数，以达到动态的与实际不脱节的效果。

4.7.3 评价的内容：供应商"三证"资料是否齐全；供应品注册证是否有效；服务或供应品的质量如何；供应品的价格是否合理；供应品批号变更频率和有效期是否满足要求；是否具备按计划供应的能力；技术支持和售后服务如何；室内质控结果；PT/EQA 结果等。

4.7.4 评价的实施：各专业科主任负责组织本科室供应商的评价工作。对供应商进行评价后，如有变化及时反馈给质量负责人，由其修改《合格供应商名录》，并报检验医学中心主任审批，维持一份最新的《合格供应商名录》，以作为实验室采购申请选择的依据。

4.7.5 评价的记录：评价时在《供应商评价表》上详细注明具体情况，并交检验医学中心主任签字确认。同时应保存供应商的"三证"资料[企业法人营业执照、医疗器械生产（或经营）许可证、税务登记证]、各供应品注册证的复印件，并及时更新以免过期无效（设备注册证不用更新）。

**5 支持文件**

JYZX-PF4.6-02《仪器设备采购管理程序》

**6 质量记录表格**

6.1 PF4.6-01-TAB-001《试剂和耗材库存量清单》（表 8-9-1）

6.2 PF4.6-01-TAB-002《试剂和耗材申购、接收记录表》（表 8-9-2）

6.3 PF4.6-01-TAB-003《供应商评价表》（表 8-9-3）

6.4 PF4.6-01-TAB-004《合格供应商名录》（表 8-9-4）

| | 文件编号：JYZX-PF4.6-01 |
|---|---|
| **第九节　服务及供应品的采购管理程序** | 版本号：E/1 |
| | 页　码：第　页　共　页 |

### 表8-9-1　试剂和耗材库存量清单

部门：　　　　　　　年度：　　　年　　　　　　　　　　　　表格编号：PF4.6-01-TAB-001

| 试剂和耗材名称 | 生产厂家 | 批号 | 有效期 | 库存量 | 备注 |
|---|---|---|---|---|---|
| | | | | | |
| | | | | | |

清点人：　　　　　　　　　　　　　　　　　　　　　　　　　　清点日期

### 表8-9-2　试剂和耗材申购、接收记录表

部门：　　　　　　　年度：　　　年　　　　　　　　　　　　表格编号：PF4.6-01-TAB-002

| 申购日期 | 试剂和耗材名称 | 规格 | 订购数量 | 品牌 | 申请人 | 验收数量 | 批号 | 有效期 | 初步质量评价 | 签收者 | 签收日期 |
|---|---|---|---|---|---|---|---|---|---|---|---|
| | | | | | | | | | | | |
| | | | | | | | | | | | |

### 表8-9-3　供应商评价表

部门：　　　　　　　评价日期：　　　　　　　　　　　　　　表格编号：PF4.6-01-TAB-003

| 供应商名称 | 供应类型 | 供应商三证资料 | 供应品注册证 | 服务/供应品质量 | 供应品价格 | 供应品批号变更和效期情况 | 按计划供应能力 | 技术支持和售后服务 | 室内质控结果 | PT/EQA结果 |
|---|---|---|---|---|---|---|---|---|---|---|
| | | | | | | | | | | |
| | | | | | | | | | | |

评价人：　　　　　　　　　　　　　　　　　　　　　检验医学中心主任签名：

（填表说明：①"供应类别"栏填写服务或供应品；②总体评价分为"优""良""一般""差"四个等级。）

### 表8-9-4　合格供应商名录

部门：　　　　　　　　　　　　　　　　　　　　　　　　　　表格编号：PF4.6-01-TAB-004

| 序号 | 供应商名称 | 供应具体内容 | 联系人 | 联系电话 | 电子邮箱 | 地址 |
|---|---|---|---|---|---|---|
| | | | | | | |
| | | | | | | |
| | | | | | | |
| | | | | | | |
| | | | | | | |

编写：王娟、黄福达　　　审核：王伟佳　　　批准：王伟佳

批准日期：　　　年　月　日

| 第十节　仪器设备采购管理程序 | 文件编号： JYZX-PF4.6-02 |
| --- | --- |
| | 版本号： E / 1 |
| | 页　码：第　页　共　页 |

### 1 目的

规范检验仪器设备的采购、验收等管理工作，确保采购质量。

### 2 范围

检验医学中心所有仪器设备的申购、验收。

### 3 职责

3.1 各专业科主任负责本科拟购设备的计划、可行性报告填写及本科新仪器设备的验收。

3.2 技术负责人负责组织拟购仪器设备的可行性论证。

3.3 检验医学中心负责人负责向设备科提出仪器设备购置的申请。

3.4 设备科负责申请购置仪器设备的初步审核、3 万元以下设备的审批及批准购买设备的采购。

3.5 主管副院长负责 3 万～ 10 万元仪器设备的购置批准。

3.6 院务会负责 10 万元以上仪器设备的购置批准。

### 4 程序

4.1 检验仪器设备购置的计划

各专业科主任根据本科室的需要，对本科拟购置的仪器设备向检验医学中心管理层提出申请，并填写可行性报告。可行性报告主要包含以下内容：

4.1.1 购置理由

（1）为开展新项目需购置科室没有的仪器设备；

（2）因科室业务的增长，原有设备的速度已无法满足需要，在原有的基础上增添仪器设备；

（3）原有的仪器设备使用时间长、故障多，需进行仪器设备的更新。

4.1.2 科室是否具备相应的设施，包括水、电及场地等。

4.1.3 科室的人员是否具备操作能力。

4.2 设备的可行性论证

专业科提出仪器设备的购置申请后，由技术负责人组织技术管理层对仪器设备的可行性和仪器设备技术参数进行讨论，并向检验医学中心主任递交论证结果，由其决定是否同意购置。

4.3 对检验医学中心主任同意购置的仪器设备，3 万元以下的仪器设备，相关专业科填写《小型器械申购计划表》；超过 3 万元的仪器设备，则填写《大型医用仪器设备配置论证表》；相关表格经检验医学中心主任签字批准后，上交设备科实施审批。

4.4 仪器设备的审批

4.4.1 对于 3 万元以下仪器设备，由设备科审批。

| 第十节 仪器设备采购管理程序 | 文件编号：JYZX-PF4.6-02 |
| | 版本号：E／1 |
| | 页　码：第　页　共　页 |

4.4.2 对于价格在 3 万～10 万元的仪器设备，由设备科初步审核后递交主管副院长批准。

4.4.3 对于 10 万元以上的仪器设备，由设备科初步审核后递交院务会进行论证和批准。

4.5 仪器设备的购买

4.5.1 批准购买的 10 万元以下的仪器设备，由设备科根据检验医学中心提供的参数直接购买。

4.5.2 批准购买的 10 万元以上的仪器设备，由院外具有资格的招标公司以招标的方式进行购买。

4.6 仪器设备的验收

执行《仪器设备管理程序》中的相关要求。

4.7 建立仪器设备档案

通过验收的仪器设备由设备科建立档案，档案应对设备进行编号，每台设备的编号应具有唯一性。检验医学中心也应建立一份设备档案，由该仪器设备所在科室负责，按《仪器设备管理程序》的要求执行。

**5 支持文件**

JYZX-PF5.3-01《仪器设备管理程序》

**6 质量记录表格**

6.1 PF4.6-02-TAB-001《小型器械申购计划表》（表 8-10-1）

6.2 PF4.6-02-TAB-002《大型医用仪器设备配置论证表》（表 8-10-2）

表 8-10-1　小型器械申购计划表

申请日期：　　　年　月　日　　　　　　　　　　　表格编号：PF4.6-02-TAB-001

| 器械名称 | 规　格 | 数　量 | 备　注 |
|---|---|---|---|
| | | | |
| | | | |
| 主要用途： | | | |
| 检验医学中心负责人签名： | | | |
| 设备科意见： | | | |
| 购入完成情况： | | | |
| | | 入库日期：　　　年　月　日 | |

| 第十节　仪器设备采购管理程序 | 文件编号：JYZX-PF4.6-02 |
| | 版本号：E／1 |
| | 页　码：第　页　共　页 |

### 表 8-10-2　大型医用仪器设备配置论证表

表格编号：PF4.6-02-TAB-002

| 申请科室 | 检验医学中心 | 仪器设备名称 | |
| --- | --- | --- | --- |
| 设备评估 | | 新技术项目 | □是　□否 |
| 申请项目 | | 科室负责人 | |

| 一、可行性分析（包括社会、经济效益）： |
| --- |
| 工作人员情况：<br>1. 现有技术人员是否掌握使用（　　　）。<br>2. 需进一步培训及拟送单位、培训时间。 |
| 安装仪器设备场地情况：<br>1. 现有工作间是否满足需要（　　）。<br>2. 是否需要调整工作间结构（　　）。<br>3. 是否需要新建工作间（　　）。 |
| 仪器设备配套设施及水电要求： |
| 科教科评估、审查意见：<br><div align="right">签名：</div> |
| 设备科评估意见：<br><div align="right">签名：</div> |
| 仪器设备管理委员会专家评估意见（单价 20 万以上）：<br><div align="right">签名：</div> |
| 院务会或主管院领导审批意见：<br><div align="right">签名：</div> |

编写：温冬梅、黄福达　　审核：王伟佳　　批准：王伟佳

批准日期：　　年　月　日

| 第十一节 咨询服务程序 | 文件编号：JYZX-PF4.7-01 |
| --- | --- |
| | 版本号：E / 1 |
| | 页　码：第　页　共　页 |

**1 目的**

通过向临床医护人员和患者提供检验全过程的咨询服务，帮助客户更好地利用检验医学中心的服务。

**2 范围**

适用于检验医学中心员工提供的所有涉及检验咨询和解释的服务。

**3 职责**

3.1 检验医学中心主任负责咨询服务的指导、规范。

3.2 各专业科负责相应专业技术和服务的咨询，各专业科主任为相应专业技术和服务咨询的负责人。

3.3 文档管理员负责将形成的咨询服务活动记录及时归档。

**4 程序**

4.1 咨询服务对象

包括本院临床科室、门诊患者、住院患者、在院体检人群、外出大型单位体检人群、院外医疗机构。

4.2 咨询人员

4.2.1 咨询小组的组成：检验医学中心主任任组长，组员包括质量负责人、技术负责人、专业科主任和主任助理、博士、各专业科取得副主任技师及以上职称的人员。

4.2.2 咨询服务应由适当的专业人员来完成，如生化检验方面的技术问题应由在生化方面有资格和能力的专业人员承担相关的咨询服务，参加临床会诊人员必须是咨询小组成员。

4.2.3 主动咨询人员要求他们真正对检验医学的相关理论知识和应用技术有较系统和全面的了解，或者已经是检验医学某一专业或某一检测方面的专家，另外，还需对临床医学知识有一定的了解和熟悉，同时具备较强的分析和解决问题的能力，善于沟通和协调，能清楚、流利地表达自己思想，并有主动服务、尊重别人、思维敏捷、勤学善学、冷静坚强的精神。检验医学中心的主动咨询人员为咨询小组成员。

4.2.4 检验医学中心全体工作人员都是被动咨询人员。

4.3 咨询内容

4.3.1 为选择检验和使用服务提供建议，包括检验项目选择的临床指征、所需样品类型、标本采集要求、申请检验的频率、检验程序的局限性等。

4.3.2 为临床病例提供建议。

4.3.3 为检验结果解释提供专业判断，例如同一项目不同检测方法所得结果的判断解释。

4.3.4 咨询科学和后勤事务，如样品不满足可接受标准的情况。

| 第十一节 咨询服务程序 | 文件编号： JYZX-PF4.7-01 |
| --- | --- |
| | 版本号： E／1 |
| | 页　码：第　页　　共　页 |

4.4 咨询服务途径

4.4.1 主动咨询

（1）主动咨询是检验医学中心定期或不定期的联系临床的咨询活动，可以是电话、院内网络、现场、参与交班、参与查房、病例讨论、座谈会等形式，通过填写《与临床医护代表进行咨询服务讨论记录表》进行记录；

（2）开展新项目时，有关的信息通过院内网络的"医技新知"专栏向临床科室发布；

（3）推动实验室服务的有效利用，如通过满意度调查和收集各种反馈意见等方式定期了解服务要求，并予以改进。

4.4.2 被动咨询

（1）被动咨询是服务对象通过电话、现场、书面信函等形式的咨询。

（2）检验医学中心接受被动咨询时，实行首问负责制。无论谁接到咨询事件都要热情接待和解答，解答超出业务范围或技术水平，转请相关专业人员或专业科室主任解答，都不能解决的由检验医学中心主任解答。

（3）当客户需要获取与检验结果有关的信息时，实验室操作者或指定的技术人员为客户提供解释。患者可以通过门诊咨询台、护士站、临床医生进行咨询，或直接咨询检验医学中心。临床医生直接咨询检验医学中心。具体咨询途径如下：

a）门诊咨询台：适合于门诊患者，可以对检验医学中心的服务作初步咨询，简单的临床解析；

b）病区护士站：适合于住院患者，可以对检验医学中心的服务作初步咨询，简单的临床解析；

c）临床医生：对患者提供更深的与临床联系的咨询；

d）检验医学中心：对临床医生和患者进行检验结果的咨询。

4.4.3 咨询服务注意事项

对于检测后咨询，因为检验人员和临床医师对同一检测结果的理解可因角度不同而不同，导致检验人员对结果的解释与临床医师的解释不相符的情况时有发生，容易出现医疗纠纷。所以，在进行该类咨询时，需要注意咨询工作的原则性、科学性、正确性、一致性、及时性、适应性、保密性。

**5 质量记录表格**

PF4.7-01-TAB-001《与临床医护代表进行咨询服务讨论记录表》（表 8-11-1）

| 第十一节 咨询服务程序 | 文件编号：JYZX-PF4.7-01 |
| --- | --- |
| | 版本号：E / 1 |
| | 页 码：第 页 共 页 |

**表 8-11-1 与临床医护代表进行咨询服务讨论记录表**

表格编号：PF4.7-01-TAB-001

| 讨论内容： |
| --- |
| 参加人员： |
| 内容记录：<br><br> 记录人： 时间： |

编写：王娟、黄福达　　审核：王伟佳　　批准：王伟佳

批准日期： 年 月 日

| 第十二节　投诉解决程序 | 文件编号：JYZX-PF4.8-01 |
| --- | --- |
| | 版本号：E/1 |
| | 页　码：第　页　共　页 |

## 1 目的

通过及时合理解决客户投诉或反馈意见，持续改进，不断提高服务质量。

## 2 范围

客户（临床医师、患者或其他方）和实验室员工就检验医学中心在检测或服务方面的投诉或反馈意见。

## 3 职责

3.1 检验医学中心全体人员均有接受并转达投诉或反馈意见的责任。

3.2 相关责任专业科主任协助投诉或反馈意见的调查，负责投诉或反馈意见的处理。

3.3 检验医学中心主任负责投诉或反馈意见的总受理。

3.4 检验医学中心管理层负责对投诉或反馈意见处理结果的鉴定。

## 4 程序

4.1 投诉信息的来源

4.1.1 客户和实验室员工向医院办公室、医务科、纪检监察室、门诊办等管理部门表达的投诉或反馈意见。

4.1.2 客户和实验室员工向检验医学中心主任表达的投诉或反馈意见。

4.1.3 客户和实验室员工在实验室服务场地表达的不满和（或）意见。

4.1.4 问卷和调查中收集的负面信息。

4.1.5 极个别情况，如重大质量事故时媒体的报道等。

4.2 投诉的接受

4.2.1 无论何时何地，检验医学中心所有员工均有责任接受客户和实验室人员以任何方式（电话、传真、电子邮件、书信或直接面谈）向本部门提出的投诉或反馈意见，都应热情接待，虚心听取意见，即时填写《客户投诉报告单》，并立即转达相关专业科主任和检验医学中心主任。

4.2.2 通过满意度调查，从服务的用户处获取正面和负面的反馈信息，改进服务质量，提高服务水平，按《用户反馈评审程序》中相关要求执行。

4.3 投诉的调查

检验医学中心主任在接受投诉或反馈意见后，为确保公正性，应及时成立调查小组进行调查，相关专业科主任协助投诉的调查，确定是否受理投诉。调查小组一般由检验医学中心管理层成员组成，必要时可增加其他人员。

4.4 投诉的处理

4.4.1 有效投诉的处理：投诉或反馈意见经调查后确认实验室确实存在检验质量或服务态度等方面的差错时，投诉成立，应跟进"纠正"。经评估，需要时，分析产生的根本原因，采取纠正措施，书面通知客户，向客户赔礼道歉，必要时承担赔偿损失的责任。

| 第十二节　投诉解决程序 | 文件编号：JYZX-PF4.8-01 |
| --- | --- |
| | 版本号：E/1 |
| | 页　码：第　页　　共　页 |

4.4.2 无效投诉的处理：投诉或反馈意见经调查后确认事实与投诉人陈述的内容不符，且不属于实验室检验质量或服务态度等内容引起的，投诉不成立，应向客户做耐心细致的解释，并答复客户，欢迎以后仍多提宝贵意见。

4.4.3 投诉处理的责任：责任专业科主任负责有效投诉的处理，在其能力范围内不能处理者，则上报检验医学中心主任，由检验医学中心主任解决或上报医院相关部门处理。检验医学中心管理层负责对投诉处理结果的鉴定。

4.5 投诉的记录

所有投诉的接受和处理过程，由相关人员填写记录《客户投诉报告单》，记录相关内容，由责任专业科室负责归档，交文档管理员保管。

4.6 投诉的情况应提交管理评审。

**5 支持文件**

JYZX-PF4.14-04《用户反馈评审程序》

**6 质量记录表格**

PF4.8-01-TAB-001《客户投诉报告单》（表 8-12-1）

表 8-12-1　客户投诉报告单

表格编号：PF4.8-01-TAB-001

| 被投诉对象： | 事件发生地点： | |
| --- | --- | --- |
| 投诉者： | 联系电话： | 投诉日期： |
| 常用通信地址： | | |
| 投诉内容： | | |
| 投诉接受人： | | 日期： |
| 投诉的调查详情： | | |
| 调查人： | | 日期： |
| 调查结果及投诉成立时的处理： | | |
| 受理人： | | 日期： |
| 处理结果鉴定意见：<br>实验室管理层签名： | | 日期： |

编写：陈康、黄福达　　审核：王伟佳　　批准：王伟佳

批准日期：　　年　月　日

| 第十三节　不符合的识别与控制程序 | 文件编号：　JYZX-PF4.9-01 |
| --- | --- |
| | 版本号：E / 1 |
| | 页　码：第　页　共　页 |

## 1 目的

通过识别和管理质量管理体系各方面发生的不符合，保证质量体系有效运行。

## 2 范围

质量管理体系各方面发生的不符合，包括检验前、检验和检验后过程。

## 3 职责

3.1 质量监督员进行日常工作质量监督，调查、分析、报告不符合检测工作。

3.2 不符合工作发生部门负责人负责不符合工作的处理。

3.3 质量负责人负责不符合工作的整改措施的审批。

3.4 全科人员有责任在日常工作中发现不符合。

## 4 程序

4.1 不符合的识别

4.1.1 不符合识别的来源：不符合的检验或活动可发生在不同方面，可用不同方式识别，包括医师的投诉、内部质量控制指标、设备校准、耗材检查、实验室间比对、员工的意见、报告和证书的核查、实验室管理层评审、内部和外部审核。

4.1.2 不符合的分类：按性质可分为体系性不符合、实施性不符合和效果性不符合。

（1）体系不符合主要是指实验室建立的体系文件不符合规定标准；

（2）实施不符合是指实验室建立的文件化管理体系没有执行，规定的要求没有遵循，实际工作与规定不符合的现象；

（3）效果性不符合是指最终的效果不佳，实验室建立的管理体系虽然执行了，但未实现目标。

4.1.3 检验医学中心任何工作人员都应能识别质量管理体系各方面发生的不符合。

4.2 不符合的处理

4.2.1 工作人员在识别出不符合工作后，应立即记录并汇报相关部门负责人，由其进行分析并提出整改措施报质量负责人审批后实施整改，相关质量监督员负责整改措施的跟踪验证，质量负责人最后决定不符合项是否能关闭。

4.2.2 当不符合工作发生时，不一定必须采取纠正措施，而应先采取"应急"措施进行纠正。为减轻影响而在发现不符合的当时所采取的措施为"应急"措施。

4.2.3 不符合工作在被纠正的同时或纠正后，对不符合工作进行调查，确定不符合的程度，作出严重性评价。判断不符合工作严重与否，关键看两点，其一是这个问题发展下去会产生什么后果，其二就是出现这种结果的可能性有多大。若经过评价认为不符合项工作仅是偶然过错，不会再次发生或不符合工作对实验室的运作与其政策和程序的符合性没有多大影响，则无须采取纠正措施，仅需纠正即可；经评价表明不符合工作可能会再度发生时或对实验室的运作与其政策和程序的符合性产生怀疑时，应进行原因分

| 第十三节　不符合的识别与控制程序 | 文件编号：JYZX-PF4.9-01 |
| --- | --- |
| | 版本号：E／1 |
| | 页　码：第　页　　共　页 |

析，制订纠正措施，并实施《纠正措施管理程序》中的相关要求。

4.2.4 当发现的不符合工作对检验结果有影响时，应终止检验，停发报告；对已经发出的不符合检测报告进行评审，当检验结果会影响临床诊疗时收回或适当标识已发出的不符合检验结果，在不符合工作被纠正后重发报告。同时记录这些事件，填写《不符合检测报告评审记录表》。

4.2.5 如果不符合工作有可能误导患者的诊治并会导致一定临床后果，不良影响较轻时由专业科主任通知申请检验的临床医生，若申请医生不在时请该科其他医生或护士转达，并在《检验结果的临床联系登记表》上记录通知情况；影响严重时，由检验医学中心主任决定如何处理，可以通过发布通知、邮件等方式通知。

4.2.6 当检验过程出现不符合工作并采取纠正后，要恢复所停的检验时，应经技术负责人批准。

4.2.7 不符合工作无论严重与否都必须记录，及时填写《不符合工作报告和纠正记录》。质量负责人负责每年组织一次不符合项评审，以便发现某一不符合项发展的趋势。当发现不符合项存在趋势时，应针对其可能的趋势发展的潜在原因采取预防措施，并实施《预防措施管理程序》中的相关要求。

4.3 记录归档

所有与不符合工作相关的记录由质量负责人定期归档。

**5 支持文件**

5.1 JYZX-PF4.10-01《纠正措施管理程序》

5.2 JYZX-PF4.11-01《预防措施管理程序》

**6 质量记录表格**

6.1 PF4.9-01-TAB-001《不符合工作报告和纠正记录》（表8-13-1）

6.2 PF5.9-01-TAB-001《检验结果的临床联系登记表》（表9-24-1）

6.3 PF4.9-01-TAB-002《不符合检测报告评审记录表》（表8-13-2）

| 第十三节　不符合的识别与控制程序 | 文件编号：JYZX-PF4.9-01 |
| --- | --- |
| | 版本号：E/1 |
| | 页　码：第　页　共　页 |

**表 8-13-1　不符合工作报告和纠正记录**

表格编号：PF4.9-01-TAB-001

| |
| --- |
| 责任部门： |
| 不符合项事实描述：<br><br><br><br>不符合标准、手册、程序：＿＿＿＿＿＿＿＿＿＿＿＿＿＿<br>　　　　　　条款号：＿＿＿＿＿＿＿＿＿＿＿＿＿＿<br>不符合类型：体系性不符合项 □　实施性不符合项 □　效果性不符合项 □<br>不符合项识别者：＿＿＿＿＿＿＿　部门负责人：＿＿＿＿＿＿＿＿<br>　　　日　期：＿＿＿＿＿＿＿　日　期：＿＿＿＿＿＿＿＿ |
| 原因分析及采取的纠正/纠正措施：<br><br><br>质量负责人审批意见：＿＿＿＿＿＿＿＿＿＿＿＿＿＿＿＿＿<br>规定完成日期：＿＿＿＿＿＿＿＿＿　跟踪验证期限：＿＿＿＿＿＿＿＿＿<br>部门负责人：＿＿＿＿＿＿＿＿＿　质量负责人：＿＿＿＿＿＿＿＿＿<br>日　期：＿＿＿＿＿＿＿＿＿　日　期：＿＿＿＿＿＿＿＿＿ |
| 纠正/纠正措施完成情况：<br><br><br><br>　　　　　　　　　　部门负责人：　　　　　　日期： |
| 纠正/纠正措施跟踪验证报告：<br><br><br>　　　　　　　　内审员或质量监督员：　　　　　　日期： |
| 质量负责人结论：<br><br><br>　　　　　　　　　　签名：　　　　　　日期： |

| 第十三节 不符合的识别与控制程序 | 文件编号：JYZX-PF4.9-01 |
| | 版本号：E / 1 |
| | 页 码：第 页 共 页 |

### 表 8-13-2 不符合检测报告评审记录表

表格编号：PF4.9-01-TAB-002

责任部门：

不符合项描述：

检验报告评审方法和结果：

检验结果受影响时报告处理情况：

评审人：

日期：

部门负责人：

日期：

编写：陈康、黄福达　　审核：王伟佳　　批准：王伟佳

批准日期：　　年　月　日

| | 文件编号：JYZX-PF4.10-01 |
|---|---|
| 第十四节　纠正措施管理程序 | 版本号：E/1 |
| | 页　码：第　页　　共　页 |

## 1 目的
确保纠正措施能被有效实施，以消除产生不符合的根本原因。

## 2 范围
适用于检验医学中心所有针对不符合而采取的纠正措施。

## 3 职责
3.1 责任部门负责人负责调查问题的根本原因，制订、组织实施纠正措施。

3.2 质量监督员负责对纠正措施实施情况进行监督，对纠正效果进行跟踪评价。

3.3 质量负责人批准纠正措施、确定跟踪验证期限及裁定纠正效果是否有效。

## 4 程序
4.1 纠正措施的启动

需要消除已发现的不符合的原因时，需采取纠正措施。

4.2 原因分析

　　问题的责任部门负责人负责调查问题的根本原因，如问题比较复杂，应上报质量负责人，成立专门小组来研究、调查、分析问题产生的根本原因。

4.3 纠正措施的批准

4.3.1 责任部门负责人向质量负责人书面提交纠正措施及其完成期限。

4.3.2 质量负责人以纠正措施能消除问题根本原因并防止问题再发生为判断标准，负责纠正措施的批准。

4.3.3 纠正措施的方案只要符合可以是多样的，但制订的纠正措施要与问题的严重性及其带来的风险的大小相适应，采用的纠正措施应切实有效，又经济合理，程序最简单，环节最少，效果最显著，防止不必要的行动而造成资源浪费。

4.3.4 采取纠正措施的同时，通常有机会识别并提出预防措施，只要适用，应制订预防措施并按《预防措施管理程序》执行。

4.4 纠正措施的实施

4.4.1 纠正措施批准后，责任部门执行纠正措施，在规定的时间内完成，并将纠正措施完成情况记录在《不符合工作报告和纠正记录》中。

4.4.2 当纠正措施的实施涉及文件的制订或修改，由责任部门负责人按《文件的编写与控制程序》组织文件的制订或修改，形成文件批准后发布执行。

4.4.3 当不符合项的识别或纠正措施对政策、程序或质量管理体系的符合性产生疑问时，质量负责人负责按《内部审核程序》的规定对相关活动区域进行附加审核。

4.5 纠正措施的监控

4.5.1 质量负责人应评价不符合工作的严重程度，以此规定纠正措施的跟踪验证期限。

| 第十四节　纠正措施管理程序 | 文件编号：JYZX-PF4.10-01 |
| --- | --- |
| | 版本号：E/1 |
| | 页　码：第　页　　共　页 |

4.5.2 质量监督员对纠正措施的执行情况及其有效性进行具体跟踪验证和监控，以保证纠正措施对纠正已发现的不符合是有效的，能够解决识别出的问题，没有类似的问题再度发生。在规定的跟踪验证期限到期后记录纠正措施有效性验证情况，并提交质量负责人审核。

4.5.3 质量负责人以类似不符合工作没有再度发生为判断标准，结合相关质量监督员的跟踪验证报告，作出不符合项是否能关闭的决定，不能关闭的不符合项应重新进行分析原因和采取纠正措施，直到无类似问题的发生，才能最终关闭不符合项。

4.5.4 纠正措施的结果是管理评审的内容，质量负责人负责提交纠正措施有效性报告。

**5 支持文件**

5.1 JYZX-PF4.3-01《文件的编写与控制程序》

5.2 JYZX-PF4.9-01《不符合的识别与控制程序》

5.3 JYZX-PF4.14-01《内部审核程序》

**6 质量记录表格**

PF4.9-01-TAB-001《不符合工作报告和纠正记录》（表8-13-1）

编写：陈康、黄福达　　审核：王伟佳　　批准：王伟佳

批准日期：　　年　月　日

| | 文件编号： JYZX-PF4.11-01 |
|---|---|
| **第十五节　预防措施管理程序** | 版本号：E/1 |
| | 页　码：第　页　　共　页 |

## 1 目的

确保预防措施能被有效实施，以消除潜在不符合的原因。

## 2 范围

适用于检验医学中心所有针对潜在不符合而采取的预防措施。

## 3 职责

3.1 全科人员负责实验室数据及信息收集、分析。

3.2 各部门负责人负责本部门预防措施计划制订、组织实施。

3.3 质量负责人和（或）技术负责人负责预防措施计划的批准、规定跟踪验证期限和预防措施效果裁定。

3.4 质量监督员负责跟踪预防措施的实施及其效果。

## 4 程序

4.1 预防措施的识别

通过以下方面（但不限于）来考虑：

（1）对原先运行程序进行评审；

（2）室内质控、室间质评和比对试验结果的数据分析，即不良趋势分析；

（3）客户反馈意见，患者或临床医师的需求与期望分析；

（4）其他趋势分析、风险分析；

（5）对各岗位人员业务工作的资格评定；

（6）质量体系运行信息、检验活动信息；

（7）内审和管理评审。

4.2 预防措施的启动

4.2.1 各部门负责人负责潜在的可能会导致不符合工作发生的来源分析的策划，组织人员进行调研和信息分析，制订出具体的预防措施计划及其启动时间，评价实施预防措施的需求，做好实施预防措施的准备工作，如人员的培训教育等。

4.2.2 各部门负责人将制订好的预防措施计划上交质量负责人，由质量负责人或当预防措施涉及技术方面内容时和技术负责人共同审批，并规定跟踪验证的期限。

4.3 预防措施的正式实施与控制

4.3.1 各相关部门负责人负责组织预防措施计划的实施并记录，当采用的预防措施导致相关文件的调整，按《文件的编写与控制程序》执行并实施。

4.3.2 各相关质量监督员负责预防措施实施的监控及效果评估，在规定的跟踪验证期限到期后向质量负责人上报有效性报告。

4.3.3 质量负责人依据有效性报告，对预防措施的有效性进行裁定，当预防措施涉及技术方面内容时需协同技术负责人决定该预防措施是否达到预期效果，隐患是否消除。

| 第十五节 预防措施管理程序 | 文件编号：JYZX-PF4.11-01 |
|---|---|
| | 版本号：E／1 |
| | 页 码：第 页 共 页 |

4.3.4 质量负责人或由指定人员制订预防措施报告，预防措施为管理评审的内容之一。但应注意，预防措施并不是必需的，若经过综合分析确实在本科质量管理体系中未发现有需要采取预防措施的，可以不启动预防措施，并在管理评审中说明。

**5 质量记录表格**

PF4.11-01-TAB-001《预防措施分析表》（表 8-15-1）

**表 8-15-1 预防措施分析表**

部门：                                                     表格编号：PF4.11-01-TAB-001

| 潜在的可能会导致不符合工作发生的来源分析： |
|---|
| 分析人： 日期： 部门负责人： 日期： |
| 预防措施及启动时间： |
| 部门负责人： 日期： |
| 质量负责人和（或）技术负责人审批意见及跟踪验证期限： |
| 签名： 日期： |
| 预防措施的启动、结果及验证： |
| 质量监督员： 日期： |
| 质量负责人和（或）技术负责人结论： |
| 签名： 日期： |

编写：胡婷、黄福达　　审核：王伟佳　　批准：王伟佳

批准日期：　 年　 月　 日

| 第十六节　持续改进程序 | 文件编号：JYZX-PF4.12-01 |
| --- | --- |
| | 版本号：E／1 |
| | 页　码：第　页　共　页 |

## 1 目的
通过实施有效的持续改进活动，确保质量管理体系持续的有效性。

## 2 范围
适用于检验医学中心所有的持续改进活动。

## 3 职责
3.1 检验医学中心管理层负责持续改进活动的组织。

3.2 全科人员应积极参与持续改进活动。

## 4 程序
4.1 改进机会的识别

4.1.1 通过执行《申请和样品要求适宜性定期评审程序》《检验程序评审程序》《用户反馈评审程序》《员工建议管理程序》《风险管理程序》《质量指标管理程序》《外部机构评审管理程序》和《内部审核程序》进行评估和审核，以识别改进机会。

4.1.2 通过定期和不定期地对质量管理体系某一领域进行评审和改进，最终达到全面改进的目的。该类活动有：文件的定期的评审；不符合项的评审；服务协议的评审；生物参考区间评审；供应商的评价。

4.1.3 通过实施管理评审，将实验室在评估活动、纠正措施和预防措施中显示出的实际表现与其质量方针和质量目标中规定的预期进行比较，以持续改进质量管理体系（包括检验前、检验和检验后过程）的有效性。

4.2 持续改进的实施

4.2.1 如果持续改进方案识别出了持续改进机会，则不管其出现在何处，检验医学中心管理层均应着手解决。

4.2.2 改进活动优先针对风险评估中得出的高风险事项。

4.2.3 适用时，制订、文件化并实施改进措施方案。

（1）改进措施的制订：各部门负责人负责在识别出待改进机会后，组织人员进行分析，制订出具体的改进措施计划；

（2）改进措施的审批：各部门负责人将制订好的持续改进措施计划上交质量负责人，由质量负责人或当持续改进措施涉及技术方面内容时和技术负责人共同审批，并根据改进措施制订相应的跟踪验证期限；

（3）改进措施的实施：各部门负责人负责组织持续改进措施计划的实施并记录；

（4）改进措施的监控：各相关质量监督员负责持续改进措施实施情况的监督，在规定的跟踪验证期限到期后向质量负责人提交持续改措施执行情况报告，由质量负责人或和技术负责人组织通过针对性评审或审核相关范围的方式确定采取措施的有效性。

4.2.4 检验医学中心管理层应就改进计划和相关目标与员工进行沟通，收集员工的

| 第十六节 持续改进程序 | 文件编号：JYZX-PF4.12-01 |
| --- | --- |
| | 版本号：E / 1 |
| | 页 码：第 页 共 页 |

意见，决定后通过科内交班会形式告知所有实验室人员。

4.2.5 检验医学中心管理层应确保实验室积极参加医院组织的各种提高医疗服务质量的活动。

**5 支持文件**

5.1 JYZX-PF4.14-01《内部审核程序》

5.2 JYZX-PF4.14-02《申请和样品要求适宜性定期评审程序》

5.3 JYZX-PF4.14-03《检验程序评审程序》

5.4 JYZX-PF4.14-04《用户反馈评审程序》

5.5 JYZX-PF4.14-05《员工建议管理程序》

5.6 JYZX-PF4.14-06《风险管理程序》

5.7 JYZX-PF4.14-07《质量指标管理程序》

5.8 JYZX-PF4.14-08《外部机构评审管理程序》

5.9 JYZX-PF4.15-01《管理评审程序》

**6 质量记录表格**

PF4.12-01-TAB-001《持续改进措施记录表》（表 8-16-1）

**表 8-16-1 持续改进措施记录表**

部门：　　　　　　　　　　　　　　　　　　　　表格编号：PF4.12-01-TAB-001

| 持续改进的来源分析： | | | |
| --- | --- | --- | --- |
| 分析人： | 日期： | 部门负责人： | 日期： |
| 持续改进措施： | | | |
| 部门负责人： | 日期： | | |
| 质量负责人和（或）技术负责人审批意见及跟踪验证期限： | | | |
| 签名： | 日期： | | |
| 持续改进措施的执行情况： | | | |
| 质量监督员： | 日期： | | |
| 质量负责人和（或）技术负责人评价情况和结论： | | | |
| 签名： | 日期： | | |

编写：胡婷、黄福达　　审核：王伟佳　　批准：王伟佳

批准日期：　　年　月　日

| | 文件编号： JYZX-PF4.13-01 |
|---|---|
| 第十七节　质量记录和技术记录管理程序 | 版本号：E/1 |
| | 页　码：第　页　　共　页 |

### 1 目的

通过对记录的识别、收集、索引、访问、存放、维护和安全处置等各环节进行控制，为质量管理体系运行的有效性提供证据。

### 2 范围

适用于检验医学中心质量管理体系的质量记录和技术记录。

### 3 职责

3.1 各专业科负责人负责本科记录的管理。

3.2 质量监督员负责记录执行情况的监督。

3.3 质量负责人负责质量记录的收集与归档。

3.4 文档管理员负责纸质版记录的接收与保存。

### 4 程序

4.1 记录的识别

4.1.1 检验医学中心各部门应根据工作情况确定需要哪些记录，记录包括通过填写表格形成的记录和其他不是通过填写表格形成的记录。

4.1.2 对于通过填写表格形成的记录，能在"临床实验室质量管理系统"上填写的必须在系统上填写，其他表格由各专业科主任或其授权指定的人员打印后操作人员手工填写。手工填写表格时用签字笔记录，禁用铅笔、圆珠笔填写。

4.1.3 需要工作人员通过文字描述形成的记录，应做到及时、完整、清晰明确、保持原始性和真实性、不得追记。

4.1.4 检验申请、检验结果和报告通过 LIS 自动生成。

4.1.5 其他格式的记录应做好相应的标识。

4.1.6 质量监督员负责监督各专业科的记录是否符合要求。

4.2 记录的收集

4.2.1 记录至少每 3 个月归档 1 次，归档期限为每 3 个月结束后的 10 天内。

4.2.2 记录归档责任人：技术记录的归档由各专业科主任或其指定人员执行，质量记录的归档由质量负责人执行。

4.2.3 记录主要通过"临床实验室质量管理系统"进行电子版格式的归档。在该系统内通过填写电子表格形成的记录，直接通过该系统的归档功能进行归档；在该系统外形成的记录通过导入电子版文档或图片的形式进行归档。

4.2.4 对于纸质版的记录，上交检验医学中心文档管理员归档，文档管理员在收到上交的记录后，与记录上交人共同核对记录的类别和数量并存放在指定的位置，填写《质量记录与技术记录归档登记表》，共同签字确认。

4.3 记录的索引

4.3.1 在"临床实验室质量管理系统"中进行归档的记录，可通过"记录归档"模

| 第十七节 质量记录和技术记录管理程序 | 文件编号：JYZX-PF4.13-01 |
| | 版本号：E/1 |
| | 页　码：第　页　　共　页 |

块中的目录进行索引。

4.3.2 纸质版归档的记录，由文档管理员负责编制《归档记录索引表》，标明各记录的具体位置，方便记录的查找。

4.4 记录的获取

4.4.1 在"临床实验室质量管理系统"中进行归档的记录，被授权人员可在"记录归档"模块中点击查看。

4.4.2 纸质版归档记录的查阅，查阅人须经记录所属部门负责人同意后方可向文档管理员借阅。

4.4.3 检验报告的访问按《实验室信息系统管理程序》的要求执行。

4.5 记录的存放

4.5.1 存放地点：在"临床实验室质量管理系统"中进行归档的记录，在该系统中保存；纸质版归档的记录保存在检验医学中心示教室或各专业科设置的文件柜中，未归档的纸质版记录存放在各专业科工作现场；检验报告由医院计算机中心保存。

4.5.2 存放时间：所有技术人员的档案和设备档案应长期保存（除非已从实验室调离或消失），检验报告的保存按《实验室信息系统管理程序》的要求执行，其他质量记录和技术记录至少保存24个月。

4.6 记录的维护

4.6.1 各文件柜摆放在防晒、防火、防水、防霉的地方，选用金属材料和能封闭的文件柜，防止虫蛀等非人为破坏。

4.6.2 所有文件柜均上锁防盗，锁匙统一由文档管理员保管。

4.6.3 存放在各专业科现场的未归档记录由各专业科主任负责采取措施防止记录损坏、变质和丢失。

4.6.4 电子形式的记录只有经授权人才能访问。

4.6.5 所有工作人员应对记录上的信息保密，质量记录和技术记录未经检验医学中心主任批准，不得外借、转抄和复印。

4.7 记录的修改

4.7.1 记录修改的前提，即"当记录中出现错误时"才允许修改。

4.7.2 纸质版记录修改的方法：采用杠改方式，即在原始记录上画一道横线，在旁边写上正确的记录，同时由杠改人盖章或签名，并标明日期时间，而不应该用橡皮将原记录擦掉或涂改，避免原始数据的丢失或改动。

4.7.3 电子版格式填写的记录，通过"操作日志"的形式自动记录修改日期时间和修改人员身份。

4.8 记录的安全处置

4.8.1 纸质版记录超过保存期限或其他特殊原因需要销毁，由文档管理员填写《文

| | |
|---|---|
| 第十七节 质量记录和技术记录管理程序 | 文件编号：JYZX-PF4.13-01 |
| | 版本号：E/1 |
| | 页　码：第　页　共　页 |

件销毁审批表》，经检验医学中心主任审核批准，由文档管理员组织 2 人以上进行记录的销毁，以免出现泄密和造成无可挽回的损失，销毁后填写《质量记录与技术记录销毁记录表》。

4.8.2 电子版记录需销毁时，由授权人员在相应系统中直接删除。

## 5 支持文件

5.1 JYZX-PF4.3-01《文件的编写与控制程序》

5.2 JYZX-PF5.10-01《实验室信息系统管理程序》

## 6 质量记录表格

6.1 PF4.13-01-TAB-001《质量记录与技术记录归档登记表》（表 8-17-1）

6.2 PF4.13-01-TAB-002《质量记录与技术记录销毁记录表》（表 8-17-2）

6.3 PF4.13-01-TAB-003《归档记录索引表》（表 8-17-3）

6.4 PF4.3-01-TAB-006《文件销毁审批表》（表 8-5-6）

### 表 8-17-1　质量记录与技术记录归档登记表

表格编号：PF4.13-01-TAB-001

部门：　　　　　　　　　　归档时段：　　　　　　　年　　月至　　　　年　　月

| 记录名称 | 数量（份） | 备注 |
|---|---|---|
| | | |
| | | |

归档日期：　　　年　　月　　日　　　　　　归档人：　　　　　　接收人：

填表说明："备注"栏用于说明记录未归档的原因。

### 表 8-17-2　质量记录与技术记录销毁记录表

表格编号：PF4.13-01-TAB-002

| 销毁记录名称 | 数量 | 申请人 | 申请日期 | 批准人 | 批准日期 | 销毁人 | 销毁日期 |
|---|---|---|---|---|---|---|---|
| | | | | | | | |
| | | | | | | | |

### 表 8-17-3　归档记录索引表

表格编号：PF4.13-01-TAB-003

| 场所 | 柜号 | 档案号 | 档案名称 | 序号 | 记录名称 |
|---|---|---|---|---|---|
| | | | | | |
| | | | | | |

编写：陈颖、黄福达　　　审核：王伟佳　　　批准：王伟佳

批准日期：　　　年　　月　　日

| 第十八节　内部审核程序 | 文件编号：JYZX-PF4.14-01 |
| --- | --- |
| | 版本号：E/1 |
| | 页　码：第　页　共　页 |

## 1 目的

依据审核准则检查质量管理体系所有活动的符合性和有效性。即检查质量管理体系及要素是否符合认可准则的要求，体系文件的各项规定是否得到有效贯彻实施，并适合质量目标的实现；活动是否已实施、有效并得到保持。

## 2 范围

适用于检验医学中心质量管理体系的所有活动。

## 3 职责

3.1 质量负责人负责制订内审计划，成立内审组并指定内审组长，监督内审的实施和审核内审报告，整理内审相关资料归档。

3.2 内审组长负责制订内审实施计划，组织内审员实施内部审核，编写内审报告。

3.3 检验医学中心主任负责内审相关计划和内审报告的批准。

3.4 内审员负责所审核部门《内审检查表》的编制，并按批准后的《内审检查表》对受审部门进行核查，提交所审核部门的不符合项报告，协助内审组长编写内审报告。负责跟踪验证内审后采取的纠正、预防或改进措施和（或）预防措施的有效性。

3.5 文档管理员负责相关记录的保存。

## 4 程序

4.1 熟悉相关术语

4.1.1 审核：为获得审核证据并对其进行客观的评价，以确定满足审核准则的程度所进行的系统的、独立的并形成文件的过程。（ISO 9000）

4.1.2 内部审核：表示由组织自己实施的审核。

4.1.3 审核员：有能力实施审核的人员。（ISO 9000）

4.1.4 审核发现：将收集到的审核证据对照审核准则进行评价的结果。（ISO 9000）

4.1.5 审核证据：与审核准则有关的并且能够证实的记录、事实陈述或其他信息。（ISO 9000）

4.1.6 不符合：未满足要求。（ISO 9000）

4.2 内部审核的组织要求

4.2.1 正常情况下，宜在一年内完成一次完整的内部审核。每年的内部审核不一定要对质量管理体系的全部要素进行深入审核，实验室可以决定重点审核某一特定活动，同时不能完全忽视其他活动。

4.2.2 质量负责人通常作为审核方案的管理者，并可能担任审核组长。

4.2.3 质量负责人负责确保审核依照预定的计划实施。

4.2.4 审核应当由具备资格的人员来执行，审核员应具备其所审核的活动相关的技术知识，并专门接受过审核技巧和审核过程方面的培训。

| | |
|---|---|
| **第十八节　内部审核程序** | 文件编号：JYZX-PF4.14-01 |
| | 版本号：E/1 |
| | 页　码：第　页　　共　页 |

4.2.5 质量负责人可以将审核工作委派给其他人员，但需确保所委派的人员熟悉组织的质量管理体系和认可要求，并满足"4.2.4"的条件。

4.2.6 审核员应当独立于被审核的活动，审核员不应当审核自己所从事的活动或自己直接负责的工作。

4.2.7 其他方，如客户或认可机构，进行的审核不应当替代内部审核。

4.3 内部审核的策划

4.3.1 内部审核计划的制订

（1）质量负责人每年 1 月份制订本年度质量体系内审计划，填写《年度质量体系内审计划表》，明确审核时间、频次等。

（2）计划经检验医学中心主任批准后实施。

4.3.2 附加审核

（1）质量负责人应及时组织附加审核的情况

a）质量方针和质量目标有较大改变；

b）科室组织结构、管理体系发生重大变化；

c）科室重要工作场所搬迁或环境变更；

d）出现质量事故，或客户对某一环节连续投诉多次；

e）内部质量监督连续多次发现问题；

f）出现对患者医护有重要影响的问题；

g）在接受第二方、第三方审核之前。

（2）进行有针对性的内部审核的情况

a）希望与服务用户建立服务协议关系时，服务协议评审之际对检验医学中心自身质量体系进行初步评价；

b）在服务协议关系的框架内，验证质量体系持续符合规定的要求，并且正在实施；

c）当结果的准确性、可靠性处于危险中或怀疑处于危险中时；

d）当需要验证已采取了所要求的纠正措施并且有效时。

4.3.3 质量负责人应根据科室质量管理体系运行的情况、各部门的重要性和以往审核的结果，对计划进行修订和补充，如对问题较多的部门、重要部门加大审核力度，增加审核频次等，以确保质量管理体系的有效性和符合性。

4.4 内审的启动

4.4.1 指定审核组长：由质量负责人或其指定的有能力的人员担任。

4.4.2 明确审核目的、范围和准则。

（1）审核目的是指确定内审要完成的事项，可包括确定管理体系或其一部分与审核准则的符合程度、评价管理体系确保满足法律法规和合同要求的能力、评价管理体系实

<table>
<tr><td rowspan="3"><h2>第十八节　内部审核程序</h2></td><td>文件编号：JYZX-PF4.14-01</td></tr>
<tr><td>版本号：E/1</td></tr>
<tr><td>页　码：第　页　共　页</td></tr>
</table>

现规定目标的有效性、识别管理体系潜在的改进机会；

（2）审核范围指审核的内容和界限，包括受审核管理体系的要素、部门、活动和过程，以及审核所覆盖的时期；

（3）内审准则指符合性的依据。

4.4.3 确定内审的可行性：需考虑策划内审所需的充分和适宜的信息、受审核部门充分的合作、充分的时间和资源等因素的可获得性。

4.4.4 选择内审组：由内审组长选择内审员组成内审组，内审员应经过外部或内部培训并具备实施内审的能力，具备良好的个人素质，熟悉审核原则、程度和技巧，理解管理体系和引用文件，理解组织的运行情况，熟悉适用的法律法规和其他要求。审核员不能审核自己所从事的活动或自己直接负责的工作。

4.5 实施文件评审

4.5.1 文件评审的目的：评审相关的管理体系文件，包括记录及以前的内审报告，并确定其针对审核依据的适宜性和充分性。

4.5.2 文件评审的时间：在实施现场审核前。

4.5.3 文件评审的方法：由内审员对所审核部门的文件进行评审。

4.5.4 文件评审结果的处理：如果发现文件不适宜、不充分，相关责任人进行修改或补充。内审组长必须确认有关文件的问题在现场审核前得到解决，必要时可推迟现场审核。

4.6 现场内审的准备

4.6.1 编制审核计划：内审组长制订具体的《质量体系内审实施计划表》，并分发至每个内审员和被审核部门。计划内容包括：审核目的、依据、范围、内审组成员及分组、审核准则、审核报告编写、不符合项相关纠正措施的跟踪检查、审核日程安排等内容。《质量体系内审实施计划表》应在内审前1周通知被审核部门。

4.6.2 准备工作文件：审核组成员应预先评审与其所承担的审核任务有关的信息，并准备必要的工作文件，包括：

（1）《内审检查表》，由内审员对照标准和质量管理体系文件的要求，结合受审核部门的特点制订，内容包括：条款号、审核内容、审核方式方法、结论、审核结果描述等。检查表经内审组讨论后，由质量负责人批准后实施；

（2）记录表格，如不符合项记录表、会议签到表等。

4.6.3 通知被审核部门：内审组应在审核实施前3天，与被审核部门负责人沟通，确认审核具体事宜，包括审核的具体时间、被审核部门的陪同人员等。

4.7 现场内审的实施

4.7.1 首次会议：由内审组长主持召开首次会议，内审组成员、被审核部门负责人

| | |
|---|---|
| **第十八节　内部审核程序** | 文件编号：JYZX-PF4.14-01 |
| | 版本号：E／1 |
| | 页　　码：第　页　　共　页 |

及质量负责人等相关人员参加。会议内容应包括：介绍内审组成员、参会者及其职责；明确审核目的，范围和依据；确认审核准则；确认审核工作所需设备、资源已齐备；说明审核程序，解释相关细节；确定时间安排；明确末次会议参会人员。会议由质量负责人或由其指定人员负责记录。

4.7.2 审核中的沟通

（1）根据内审的范围和复杂程度，必要时，内审组长应为内审组内部及内审组与受审核部门之间的沟通做正式安排。

（2）内审组应当定期讨论以交换信息，检查审核进展情况，需要时重新分派审核组成员的工作。

（3）在审核中，适当时，内审组长应定期向受审核部门通报审核进展及相关情况。在审核中收集的证据显示有即将发生的和重大的风险（如安全、环境或质量方面）可能时，应立即报告受审核部门，适当时向检验医学中心主任报告。对于超出审核范围之外的引起关注的问题，内审员应当指出并向内审组长报告，可能时，向受审核方通报。

（4）当获得的审核证据表明不能达到审核目的时，内审组长应当向检验医学中心主任和受审核部门报告理由以确定适当的措施。这些措施可以包括重新确认或修改审核计划，改变审核目的及审核范围或终止审核。

4.7.3 向导的作用和职责

受审核方指派的向导应当协助内审组并且根据内审组长的要求行动。其职责包括：建立联系并安排面谈时间、安排对场所或组织的特定部分的访问、确保内审组成员了解和遵守有关场所的安全要求等，并代表受审核方对审核进行见证、在收集信息的过程中做出澄清或提供帮助。

4.7.4 信息的收集和验证

（1）内审组长控制审核全过程，包括内审计划、进度、气氛和审核结果等，严格执行纪律，确保审核客观公正。内审员按照《质量体系内审实施计划表》和《内审检查表》对被审核部门实施现场审核，调查质量体系执行情况，收集客观证据并做好审核记录。

（2）现场审核准则

a）收集客观证据的过程涉及提问、观察活动、检查设施和记录，内审员应检查实际的活动与管理体系的符合性；

b）将质量管理体系文件作为参考，将实际活动与其规定作比较；

c）审核过程中，审核员始终要搜集是否满足管理体系的客观证据。收集的证据应尽可能高效率并且客观有效，不存在偏见，不困扰受审核方；

d）审核员应注明不符合项，并对其进行深入的调查以发现潜在的问题；

e）重点关注对患者医护有关键意义的领域（技术要求 5.4、5.5、5.6）、不符合项的

# 第十八节　内部审核程序

纠正措施结果、持续改进措施的结果；

f）所有审核发现都要记录。

（3）收集客观证据的思路

a）提问或与相关工作人员谈话，注意谈话技巧，可采用"5w1h"（即 what、who、where、why、when 及 how）方式提问；

b）查阅相关文件、记录；

c）观察实验现场；

d）对已完成的工作进行重复验证，但要注意收集客观证据时要随机抽样，只有存在的客观事实才可以成为客观证据，主观分析判断、臆测要发生的传闻、陪同人员的谈话或其他与被审核的质量活动无关人员的谈话不能成为客观证据。

4.7.5 形成审核发现

（1）内审员收集到信息后对照审核依据以形成审核发现，内审组根据需要在审核阶段共同评审审核发现，记录符合性和不符合性审核发现及其支持的审核依据，并与受审方一起评审不符合之处，确认审核证据的准确性，使受审核方理解不符合的情况，若有分歧，内审员努力解决对审核证据和审核发现有分歧的问题，记录尚未解决的问题。

（2）内审员在审核中发现的问题以不符合项报告的方式形成正规的书面记录，在此基础上作出内审结论。

（3）判定为不符合项，填写《不符合工作报告和纠正记录》。判定为不符合项应能够找到质量体系文件或标准中的确切条款，且证据应当充分并记录在案。填写不符合报告应注意：写明违反规定的内容，并要注明对应的文件或标准条款号并且要有被审核部门人员的签名确认，文字描述应该便于理解、便于阅读。

4.7.6 准备审核结论　在全部审核工作完成后，内审组长要召开审核组内部会议，完成下列内容：

（1）审核不符合项报告：在形成审核结论之前，对所有不符合项报告再做一次细致的检查，从以下几方面进行审核：作为证据的事实是否确切、作为准则的选择是否得当、是否包括了所有必要的细节、判定为严重不符合项的理由是否充分、有无同一事实被多次提及。对缺少必要细节的，要进行补充；证据不确切的，要删除；没有充分理由判定为严重不符合项的，要作为轻微不符合项处理；同一事实多次提及，可以合并同类项或找出最能反映本质的问题来写；

（2）形成审核结论：在末次会议前，审核组讨论以下内容：针对审核目的，评审审核发现及在审核过程中所收集的其他适当信息；考虑审核过程中固有的不确定因素，对审核结论达成一致。审核结论中陈述内容包括：管理体系与审核依据的符合程度；管理体系的有效实施、保持和改进；管理评审在确保管理体系持续的适宜性、充分性、有效

| 第十八节　内部审核程序 | 文件编号：JYZX-PF4.14-01 |
| --- | --- |
| | 版本号：E／1 |
| | 页　码：第　页　共　页 |

性和改进方面的能力。

4.7.7 召开末次会议　由内审组长主持，全体内审员、受审核部门负责人及质量负责人等相关人员参加，必要时可扩大参加人员范围。会议的主要目的是报告审核发现，使最高管理者清楚地了解审核结果。末次会议内容包括：

(1) 感谢检验医学中心管理者和各受审核部门的支持与合作；

(2) 重申审核目的、范围、准则和方法；

(3) 肯定各部门工作的优点和成绩；

(4) 详细报告不符合项；

(5) 对审核工作进行总结，得出审核结论：指出共涉及多少部门、发现多少不符合项、分布情况如何等，在此基础上，概括出管理体系运行过程中的符合程度、实施效果，并强调重点应予以解决的问题和应予以加强的环节；

(6) 征求各部门意见：审核组长应给受审核部门机会，让其提出对不符合项报告、审核总结和审核结论的意见；审核组成员要有针对性地给予解释和说明，可能时提出对纠正、预防或改进措施的要求和建议；对于较为重大的问题，为控制会议时间，约定在总结会后由相关部门进行专题分析；

(7) 请实验室管理者讲话：肯定内部审核的作用，正视发现的问题，提出对于整改的要求，从而强化和巩固内审效果。

4.8 内审报告的编制、批准和发布

4.8.1 内审组长负责编写内审报告，在末次会议后3个工作日内完成，报质量负责人审查，上交检验医学中心主任批准后发布，分发给各受审核部门负责人。

4.8.2 内审报告内容包括：审核日期；审核地点；审核目的；审核方法；审核范围（尤其是应明确受审核的组织单元和职能单元或过程及审核所覆盖的时期）；审核依据；审核准则；受审核部门及代表；审核组长；内审员；陪同人员；审核发现（可包括被检查的所有区域的详细情况、机构运作中值得肯定的或好的方面、确定的不符合项及其对应的相关文件条款）；商定的审核后续活动计划（包括商定的纠正、预防或改进措施及其完成时间，以及负责实施纠正、预防或改进措施的人员）；审核过程综述（包括遇到的可能降低审核结论可靠性的不确定因素和或障碍，是否达到审核目的，在审核范围内有没有未覆盖到的区域，审核组与受审核部门间没有解决的分歧意见）；审核结论；内审报告分发部门。

4.9 审核后续活动的实施

4.9.1 对于内审中发现的不符合项，受审核部门负责人提出纠正、预防或改进措施及完成纠正、预防或改进措施的期限，报质量负责人批准后实施，并在约定的时间内完成。措施提出后应进行评价，确保措施实施的有效性。措施应满足：针对性强，可操作

| | |
|---|---|
| 第十八节 内部审核程序 | 文件编号：JYZX-PF4.14-01 |
| | 版本号：E/1 |
| | 页 码：第 页 共 页 |

性好，经济有效，无负面效应，能较好地消除和预防问题的发生。

4.9.2 商定的纠正、预防或改进措施期限到期后，内审员应对纠正、预防或改进措施的实施情况及其最终效果进行跟踪验证，确认问题得到彻底有效的解决，并提交质量负责人裁定。

4.9.3 质量负责人将内审的实施过程、检查结果、审核后续活动情况及建议性结论以报告的形式提交管理评审。

4.10 内审材料归档

内审记录和有关资料由质量负责人整理归档，文档管理员保管。

## 5 支持文件

5.1 JYZX-PF4.9-01《不符合的识别与控制程序》

5.2 JYZX-PF4.10-01《纠正措施管理程序》

5.3 JYZX-PF4.11-01《预防措施管理程序》

## 6 质量记录表格

6.1 PF4.14-01-TAB-001《年度质量体系内审计划表》（表8-18-1）

6.2 PF4.14-01-TAB-002《质量体系内审实施计划表》（表8-18-2）

6.3 PF4.14-01-TAB-003《内审会议签到表》（表8-18-3）

6.4 PF4.14-01-TAB-004《内审检查表》（表8-18-4）

6.5 PF4.14-01-TAB-005《内审报告》（表8-18-5）

6.6 PF4.14-01-TAB-006《内部报告分发记录表》（表8-18-6）

6.7 PF4.14-01-TAB-007《内审不符合项分布表》（表8-18-7）

| 第十八节　内部审核程序 | 文件编号： JYZX-PF4.14-01 |
| --- | --- |
| | 版本号： E／1 |
| | 页　码：第　页　共　页 |

### 表 8-18-1　年度质量体系内审计划表

年度：　　　年

表格编号：PF4.14-01-TAB-001

| 项目 | 名称 | 月份 | | | | | | | | | | | |
| --- | --- | --- | --- | --- | --- | --- | --- | --- | --- | --- | --- | --- | --- |
| | | 1 | 2 | 3 | 4 | 5 | 6 | 7 | 8 | 9 | 10 | 11 | 12 |
| 审核要素 | 4.1 组织和管理责任 | | | | | | | | | | | | |
| | 4.2 质量管理体 | | | | | | | | | | | | |
| | 4.3 文件控制 | | | | | | | | | | | | |
| | 4.4 服务协议 | | | | | | | | | | | | |
| | 4.5 受委托实验室的检验 | | | | | | | | | | | | |
| | 4.6 外部服务和供应 | | | | | | | | | | | | |
| | 4.7 咨询服务 | | | | | | | | | | | | |
| | 4.8 投诉的解决 | | | | | | | | | | | | |
| | 4.9 不符合的识别和控制 | | | | | | | | | | | | |
| | 4.10 纠正措施 | | | | | | | | | | | | |
| | 4.11 预防措施 | | | | | | | | | | | | |
| | 4.12 持续改进 | | | | | | | | | | | | |
| | 4.13 记录控制 | | | | | | | | | | | | |
| | 4.14 评估和审核 | | | | | | | | | | | | |
| | 4.15 管理评审 | | | | | | | | | | | | |
| | 5.1 人员 | | | | | | | | | | | | |
| | 5.2 设施和环境条件 | | | | | | | | | | | | |
| | 5.3 实验室设备、试剂和耗材 | | | | | | | | | | | | |
| | 5.4 检验前过程 | | | | | | | | | | | | |
| | 5.5 检验过程 | | | | | | | | | | | | |
| | 5.6 检验结果质量的保证 | | | | | | | | | | | | |
| | 5.7 检验后过程 | | | | | | | | | | | | |
| | 5.8 结果报告 | | | | | | | | | | | | |
| | 5.9 结果发布 | | | | | | | | | | | | |
| | 5.10 实验室信息管理 | | | | | | | | | | | | |
| 审核部门 | 检验医学中心管理层 | | | | | | | | | | | | |
| | 临床检验科临检组 | | | | | | | | | | | | |
| | 临床检验科急诊组 | | | | | | | | | | | | |
| | 临床生化科 | | | | | | | | | | | | |
| | 临床微生物科 | | | | | | | | | | | | |
| | 临床免疫科 | | | | | | | | | | | | |
| | 分子诊断中心 | | | | | | | | | | | | |

　填表说明：(1) 要执行的内容在相应空格处打"√"作标记；(2) 可根据实际情况增加审核次数，并增加注明制订人、制定日期、审批人和审批日期。

制订人：　　　　　制订日期：　　　　　　审批人：　　　　　　审批日期：

| 第十八节　内部审核程序 | 文件编号：JYZX-PF4.14-01 |
| | 版本号：E/1 |
| | 页　码：第　页　共　页 |

**表 8-18-2　质量体系内审实施计划表**

年度第　次内审　　　　　　　　　　　　　　　　　　　表格编号：PF4.14-01-TAB -002

| 审核日期 | 年　月　日—　年　月　日 | | | |
|---|---|---|---|---|
| 审核目的 | | | | |
| 审核依据 | | | | |
| 审核范围 | | | | |
| 内审组成员及分组 | | | | |
| 审核准则 | | | | |
| 审核报告编写 | | | | |
| 不符合相关纠正措施的跟踪检查 | | | | |
| 审核日程安排 | | | | |
| 首次会议时间 | | | | |
| 内审实施安排 | 被审部门 | 审核要素 | 内审员 | 时间 |
| | | | | |
| | | | | |
| | | | | |
| | | | | |
| | | | | |
| 末次会议时间 | | | | |
| 内审计划下达部门 | | | | |
| 内审计划发布日期 | | | | |

制表人：　　　　　　日期：　　　　　　批准人：　　　　　　日期：

| 第十八节　内部审核程序 | 文件编号：JYZX-PF4.14-01 |
| --- | --- |
| | 版本号：E/1 |
| | 页　码：第　页　共　页 |

表 8-18-3　内审会议签到表

表格编号：PF4.14-01-TAB -003

| 会议主题 | | | | |
| --- | --- | --- | --- | --- |
| 时间 | | 地点 | | |
| 会议性质：首次（　）末次（　） | | | | |
| 主持： | | | | |
| 会议内容： | | | | |

参加会议人员名单

| 序号 | 签名 | 内审职务 | 序号 | 签名 | 内审职务 |
| --- | --- | --- | --- | --- | --- |
| | | | | | |
| | | | | | |
| | | | | | |
| | | | | | |

表 8-18-4　内审检查表

被审核部门：　　　　　审核员：　　　　　审核日期：　　　　表格编号：PF4.14-01-TAB-004

| 条款号 | 审核内容 | 审核方式、方法 | 结论（Y/N） | 审核结果描述 |
| --- | --- | --- | --- | --- |
| | | | | |
| | | | | |
| | | | | |
| | | | | |
| | | | | |
| | | | | |

| 第十八节 内部审核程序 | 文件编号：JYZX-PF4.14-01 |
|---|---|
| | 版本号：E/1 |
| | 页 码：第 页 共 页 |

### 表 8-18-5 内审报告

表格编号：PF4.14-01-TAB-005

| 审核日期： | 审核地点： |
|---|---|
| 审核目的： | |
| 审核方法： | |
| 审核范围： | |
| 审核依据： | |
| 审核准则： | |
| 受审核部门及代表： | |
| 审核组长： | |
| 内审员： | |
| 陪同人员： | |
| 审核发现： | |
| 商定的审核后续活动计划： | |
| 审核结论： | |
| 内审报告分发部门： | |

| 编写人： | 编写日期： | 审批人： | 审批日期： |
|---|---|---|---|

### 表 8-18-6 内部报告分发记录表

表格编号：PF4.14-01-TAB-006

| 分发时间 | 报告名称 | 部门 | 接受者签名 |
|---|---|---|---|
| | | | |
| | | | |
| | | | |
| | | | |

| | 文件编号：JYZX-PF4.14-01 |
|---|---|
| 第十八节　内部审核程序 | 版本号：E/1 |
| | 页　码：第　页　　共　页 |

**表 8-18-7　内审不符合项分布表**

内审时间：　　　　　　　　　　　　　　　　　　　表格编号：PF4.14-01-TAB-007

| 要素 ＼ 部门 | 管理层 | 临检科 | 生化科 | 免疫科 | 微生物科 | 合计 |
|---|---|---|---|---|---|---|
| 4.1 组织和管理责任 | | | | | | |
| 4.2 质量管理体系 | | | | | | |
| 4.3 文件控制 | | | | | | |
| 4.4 服务协议 | | | | | | |
| 4.5 受委托实验室的检验 | | | | | | |
| 4.6 外部服务和供应 | | | | | | |
| 4.7 咨询服务 | | | | | | |
| 4.8 投诉的解决 | | | | | | |
| 4.9 不符合项的识别和控制 | | | | | | |
| 4.10 纠正措施 | | | | | | |
| 4.11 预防措施 | | | | | | |
| 4.12 持续改进 | | | | | | |
| 4.13 记录控制 | | | | | | |
| 4.14 评估和审核 | | | | | | |
| 4.15 管理评审 | | | | | | |
| 5.1 人员 | | | | | | |
| 5.2 设施和环境条件 | | | | | | |
| 5.3 实验室设备、试剂和耗材 | | | | | | |
| 5.4 检验前过程 | | | | | | |
| 5.5 检验过程 | | | | | | |
| 5.6 检验结果质量的保证 | | | | | | |
| 5.7 检验后过程 | | | | | | |
| 5.8 结果报告 | | | | | | |
| 5.9 结果发布 | | | | | | |
| 5.10 实验室信息管理 | | | | | | |
| 合计 | | | | | | |

编写：王娟、黄福达　　　审核：王伟佳　　　批准：王伟佳

批准日期：　　　年　月　日

| 第十九节 申请和样品要求适宜性定期评审程序 | 文件编号：JYZX-PF4.14-02 |
| --- | --- |
| | 版本号：E／2 |
| | 页 码：第 页 共 页 |

## 1 目的

定期评审检验医学中心提供的检验项目（即检验申请）和检验项目所需检验样品要求的适宜性，满足临床诊疗需求。

## 2 范围

适用于检验医学中心开展的所有检测项目。

## 3 职责

3.1 技术负责人负责组织检验申请和样品要求适宜性定期评审。

3.2 各专业科负责人负责本专业检验申请和样品要求适宜性定期评审的实施。

## 4 程序

4.1 评审周期

每年至少 1 次。

4.2 评审人员

检验医学中心主任、技术负责人、各专业科负责人和部分技术人员。

4.3 评审内容

4.3.1 检验申请：检验医学中心所开展检验项目（即能提供的检验申请）能否满足临床诊疗要求，例如针对某一疾病的诊断，实验室提供的与之相关的检验项目是否足够；患者和临床医护部门对某检验项目的意见和建议；仪器或试剂供应商提供的意见和建议；与检验项目有关的学术进展，是否有更好的替代实验；检验项目给患者、临床医护部门带来的经济负担，以及给科室带来的经济效益；检验项目的应用范围是否合理；检验项目是否出现新的局限性。

4.3.2 样品要求：血液、尿液、其他体液、组织和其他类型样品的采集量、采集容器以及保存剂的要求，以确保采样量既不会不足也不会过多，并正确采集以保护被测量。

4.4 评审方法

4.4.1 采用会议的形式进行，举行会议前 2 周，由技术负责人通知各专业科负责人对各科检验申请和样品要求适宜性情况收集信息，并做好记录。

4.4.2 会议期间，检验医学中心主任、技术负责人、各专业科负责人和部分技术人员参加会议，各科负责人汇报评审情况，与会人员进行讨论。

4.4.3 检验申请是否满足临床诊疗要求主要根据日常工作中临床科室的反馈意见进行评审。

4.4.4 样品要求是否适宜主要根据临床科室的反映意见和实验室在检测过程发现的不适用情况进行评审。样品采样量的评审依据为仪器方法要求、制造商的建议和常规工作需要（如预留作项目复查的样品量是多少等）。

4.5 新项目审批及实施

| 第十九节　申请和样品要求适宜性定期评审程序 | 文件编号：JYZX-PF4.14-02 |
| --- | --- |
| | 版本号：E/2 |
| | 页　码：第　页　共　页 |

4.5.1 当检验申请定期评审发现需要增加检验项目时，或临床提出要求增加检验项目时，相关专业科负责新项目开展的申报工作。

4.5.2 新项目开展的资料准备和评估

（1）新项目开展前应收集相关的检验资料；

（2）征求相关临床科室专家意见；

（3）评估新项目开展的意义；

（4）评估开展该检验项目所需人力、设备及空间资源；

（5）核定该项目开展所需仪器、试剂的"三证"是否齐全；

（6）核定该项目的收费情况或在卫生与物价行政部门备案情况。

4.5.3 新项目开展申请者填写医务科发布的《新开展检验项目申请与审批表》中相应内容，并根据填表要求提供相应的证明材料，包括检验项目符合卫生行政部门准入范围的证明、新检验项目相关的检验资料、项目开展所需仪器和试剂的三证资料、项目的收费符合卫生与物价行政部门规定的证明等资料，上交给技术负责人由其组织技术管理层对项目的可行性进行评审。

4.5.4 获技术管理层同意开展后，相关材料上报检验医学中心主任和医务科审批。

4.5.5 新项目获准开展后，申请者向设备科申请仪器和试剂采购，同时向医院价格管理部申请收费。

4.5.6 新项目采用的检验程序的确定执行《检验程序的选择、验证和确认管理程序》中相关要求。

4.5.7 新开展检验项目实施后，项目开展科室应对项目进行跟踪，听取临床对新项目设置合理性的意见，需要时进行改进。实施第一次跟踪的期限不能超过 3 个月。填写《新项目开展实施情况记录表》。检验医学中心技术管理层负责对新项目开展实施效果进行跟踪验证。

4.5.8 相关资料保存

（1）填写《新开展检验项目申请与审批表》所需提供的证明材料一式两份，一份上交医务科保存，一份实验室保存；

（2）《新开展检验项目申请与审批表》原始记录由医务科保存，实验室需向医务科索取其复印件存档；

（3）保留向医院相关管理部门申报和审批的往来邮件资料，包括与设备科和价格管理部间的往来邮件。

4.6 评审记录

由技术负责人或其指定人员进行会议记录和编写评审报告，检验医学中心主任审核报告。

| 第十九节　申请和样品要求适宜<br>性定期评审程序 | 文件编号：JYZX-PF4.14-02 |
|---|---|
| | 版本号：E／2 |
| | 页　码：第　页　共　页 |

## 5 支持文件

JYZX-PF5.5-01《检验程序的选择、验证和确认管理程序》

## 6 质量记录表格

6.1 PF4.14-02-TAB-001《新开展检验项目申请与审批表》（表 8-19-1）

6.2 PF4.14-02-TAB-002《新项目开展实施情况记录表》（表 8-19-2）

6.3 PF5.1-01-TAB-003《会议记录表》（表 9-1-3）

表 8-19-1　新开展检验项目申请与审批表

表格编号：PF4.14-02-TAB-001

| 检验项目名称 | | 申请科室 | |
|---|---|---|---|
| 申请人 | | 申请日期 | |
| 申请条件 | 新项目是否符合卫生行政部门准入范围<br>是否提供相关的证明材料 | 是□　　否□<br>是□　　否□ | |
| | 是否提供新项目的相关检验资料 | 是□　　否□ | |
| | 新项目开展的临床意义： | | |
| | 临床科室专家意见（至少 3 名、需要在个人意见后签名和签日期）： | | |
| | 开展新项目所需人力、设备及空间资源的评估说明： | | |
| | 新项目开展所需仪器、试剂的"三证"资料是否齐全<br>是否提供相应的"三证"资料 | 是□　　否□<br>是□　　否□ | |
| | 新项目的收费是否符合卫生与物价行政部门规定<br>是否提供收费符合规定的证明材料 | 是□　　否□<br>是□　　否□ | |
| 申请科室讨论意见 | 讨论人员签名：　　　　　　　　日期： | | |
| 申请科室主任审批 | 审批人签名：　　　　　　　　　日期： | | |
| 医务科审批 | 审批人签名：　　　　　　　　　日期： | | |
| 院伦理委员会意见 | 签名：　　　　　　　　　　　　日期： | | |
| 院学术委员会意见 | 签名：　　　　　　　　　　　　日期： | | |
| 备注 | | | |

| 第十九节　申请和样品要求适宜性定期评审程序 | 文件编号： JYZX-PF4.14-02 |
| --- | --- |
| | 版本号： E／2 |
| | 页　码：第　页　共　页 |

**表 8-19-2　新项目开展实施情况记录表**

表格编号：PF4.14-02-TAB-002

| 项目名称 | | | |
| --- | --- | --- | --- |
| 项目开展时间 | | 部　门 | |

一、新项目开展后的实施效果


二、临床提出的合理性意见及改进措施


　　　　　　　　　　　　记录者：　　　　　　　　日期：　　年　　月　　日

新项目开展实施效果跟踪验证：


　　　　　　　　　　　　签名：　　　　　　　　　日期：　　年　　月　　日

　　　　　　　　　编写：卢兰芬、黄福达　　审核：王伟佳　　批准：王伟佳

　　　　　　　　　批准日期：　　　年　月　日

| 第二十节 检验程序评审程序 | 文件编号：JYZX-PF4.14-03 |
|---|---|
| | 版本号：E／1 |
| | 页 码：第 页 共 页 |

## 1 目的

评审实验室各个检验项目被执行的全过程,保证各检验项目的检验程序被正确执行,确保检验结果的准确性。

## 2 适用范围

检验医学中心各专业科各个检验项目的检验程序。

## 3 职责

3.1 技术负责人负责组织制订检验程序评审计划和组织实施批准后的检验程序评审计划。

3.2 检验医学中心主任负责检验程序评审计划的审批。

3.3 评审组成员负责检验程序相关评审内容资料和数据的收集。

3.4 参加检验程序评审会议的人员根据收集的检验程序相关内容资料和数据进行评审。

## 4 工作程序

4.1 评审的策划和准备

4.1.1 检验程序评审的频次：常规每年进行 1 次,在新项目的检验程序启用前、某检验项目的检验程序发生重大变化或出现重要情况,各专业科主任可随时申请相关项目检验程序的评审。

4.1.2 检验程序评审组的成立：由技术负责人任评审组组长,组织建立评审小组,明确其职责。评审组成员由各专业科主任和主任助理组成,负责检验程序相关评审内容资料和数据的收集。

4.1.3 检验程序评审计划的制订：评审组组长本人或指定成员制订具体的《检验程序评审实施计划》,交检验医学中心主任审批后分发各评审组成员。计划的内容应包括：评审的目的、范围、内容、评审组成员分工、评审日程安排等内容。

4.2 评审内容

除检验项目的检验程序方面情况外,还包括与检验项目检验程序相关的检验前过程、检验后过程方面的情况。

4.2.1 上次检验程序评审执行情况。

4.2.2 关于检验程序的一般情况

患者和临床医护部门对某检验项目的意见和建议；仪器或试剂供应商提供的意见和建议；与检验项目有关的学术进展,是否有更好的替代实验；检验项目给患者、临床医护部门带来的经济负担,以及给科室带来的经济效益；检验项目的应用范围是否合理；检验项目是否出现新的局限性；检验周期是否合理。

4.2.3 检验前过程方面的情况

| 第二十节 检验程序评审程序 | 文件编号： JYZX-PF4.14-03 |
| --- | --- |
| | 版本号： E／1 |
| | 页 码：第 页 共 页 |

原始样品采集手册的使用情况，是否需要改动；检验申请单的书写格式是否需要变动；检验项目选择的样品是否适用于检验；检验项目所需样品的采集方式是否合适；样品运送中存在的问题；样品运送的安全性；样品接收中存在的问题；样品拒收过程中存在的问题。

4.2.4 检验程序方面的情况

样品保存中存在的问题；样品处理中存在的问题；检验项目所需试剂是否合适，是否需要变更；设备与试剂的校准情况；检验结果的溯源情况；检验项目的室间质量评价；检验项目的室内质量控制情况；检验结果计算方法是否正确；检验项目执行过程中出现的不合格项；检验结果的生物参考区间是否合适；检验程序中选用测定方法的性能参数是否符合要求；检验方法的干扰因素；执行检验项目的安全性。

4.2.5 检验后过程方面的情况

检验结果报告单的格式是否合适；检验报告单运送的途径和方式是否需要变更；危急／警告范围的检验结果报告途径是否畅通、方式是否合理；延迟检验报告的发布是否存在问题；临时或口头报告检验结果是否存在问题；检验报告的更改是否存在问题；检验后样品的处理是否安全。

4.3 评审的实施

4.3.1 检验程序评审以会议的形式进行。

4.3.2 评审组成员根据《检验程序评审实施计划》的分工要求，根据不同检验程序实际情况需要评审的内容，收集真实可靠的资料和数据，并填写《检验程序评审清单》。

4.3.3 评审组组长负责收集各实验室准备的评审资料，在会议召开前1周送交与会人员，并通知会议的时间、地点、议程。

4.3.4 会议的召开：会议由评审组组长主持，参加人员包括质量负责人、技术管理层成员、检验医学中心主任、各专业科主任和主任助理、质量监督员和部分技术人员。参加会议的人员根据会议议程，依据已填写的《检验程序评审清单》和相关的资料和数据，对检验程序进行评审，并针对问题形成纠正、预防和改进措施，评审组组长指定人员在《会议记录表》上做会议记录。

4.4 检验程序评审报告管理

评审组组长根据会议记录，在评审会议结束后2个工作日内组织编写完成《检验程序评审报告》。报告内容包括：评审日期、目的、范围、内容、评审组成员分工、评审会议地点、评审会议时间、评审会议主持人及参加人员、评审发现、商定的评审后续活动计划、评审结论、评审报告分发部门等内容。交检验医学中心主任审批，由文档管理员分发至各部门。

4.5 检验程序评审后续措施管理

| | 文件编号：JYZX-PF4.14-03 |
|---|---|
| **第二十节 检验程序评审程序** | 版本号：E/1 |
| | 页 码：第 页 共 页 |

检验程序评审会议中针对问题形成纠正、预防和改进措施，由各有关部门负责实施，相关专业科质量监督员、质量负责人和技术负责人负责按《纠正措施管理程序》《预防措施管理程序》《持续改进程序》中相关要求进行检查和验证，直到符合要求。

4.6 记录的保存

检验程序评审的相关记录由技术负责人整理归档，交文档管理员保存。

## 5 支持文件

5.1 JYZX-PF4.10-01《纠正措施管理程序》

5.2 JYZX-PF4.11-01《预防措施管理程序》

5.3 JYZX-PF4.12-01《持续改进程序》

## 6 技术记录表格

6.1 PF4.14-03-TAB-001《检验程序评审实施计划》（表8-20-1）

6.2 PF4.14-03-TAB-002《检验程序评审清单》（表8-20-2）

6.3 PF4.14-03-TAB-003《检验程序评审报告》（表8-20-3）

6.4 PF5.1-01-TAB-003《会议记录表》（表9-1-3）

**表 8-20-1 检验程序评审实施计划**

表格编号：PF4.14-03-TAB-001

| 评审日期 | 年 月 日— 年 月 日 | |
|---|---|---|
| 评审目的 | | |
| 评审范围 | | |
| 评审内容 | | |
| 评审组成员分工 | | |
| 评审日程安排 | | |
| 工作内容 | 时间安排 | |
| 资料和数据的收集 | | |
| 评审材料的收集与送交与会人员 | | |
| 评审会议召开 | | |
| 检验程序评审报告的编写与分发 | | |
| 制订人： 日期： | 批准人： 日期： | |

| 文件编号： JYZX-PF4.14-03 |
| --- |

**第二十节　检验程序评审程序**

版本号：E/1

页　码：第　页　共　页

### 表 8-20-2　检验程序评审清单

专业科：　　　　　　　　　　　　　　　　　　　　　　　表格编号：PF4.14-03-TAB-002

| 序号 | 评审内容 | 该次评审是否适用 | 资料及数据收集情况 |
| --- | --- | --- | --- |
| 1 | 患者和临床医护部门对某检验项目的意见和建议 | | |
| 2 | 仪器或试剂供应商提供的意见和建议 | | |
| 3 | 与检验项目有关的学术进展，是否有更好的替代实验 | | |
| 4 | 检验项目给患者、临床医护部门带来的经济负担，以及给科室带来的经济效益 | | |
| 5 | 检验项目的应用范围是否合理 | | |
| 6 | 检验项目是否出现新的局限性 | | |
| 7 | 检验周期是否合理 | | |
| 8 | 原始样品采集手册的使用情况，是否需要改动 | | |
| 9 | 检验申请单的书写格式是否需要变动 | | |
| 10 | 检验项目选择样品是否适用于检验 | | |
| 11 | 检验项目所需样品的采集方式是否合适 | | |
| 12 | 样品运送中存在的问题 | | |
| 13 | 样品运送的安全性 | | |
| 14 | 样品接收中存在的问题 | | |
| 15 | 样品拒收过程中存在的问题 | | |
| 16 | 样品保存中存在的问题 | | |
| 17 | 样品处理中存在的问题 | | |
| 18 | 检验项目所需试剂是否合适，是否需要变更 | | |
| 19 | 设备与试剂的校准情况，检验结果的溯源情况 | | |
| 20 | 检验项目的室间质量评价 | | |
| 21 | 检验项目的室内质量控制情况 | | |
| 22 | 检验结果计算方法是否正确 | | |
| 23 | 检验项目执行过程中出现的不合格项 | | |
| 24 | 检验结果的生物参考区间是否合适 | | |
| 25 | 检验程序中选用测定方法的性能参数是否符合要求 | | |
| 26 | 检验方法的干扰因素 | | |
| 27 | 执行检验项目的安全性 | | |

| 文件编号：JYZX-PF4.14-03 |
| 版本号：E / 1 |
| 页　码：第　页　　共　页 |

### 第二十节　检验程序评审程序

续表

| 序号 | 评审内容 | 该次评审是否适用 | 资料及数据收集情况 |
|---|---|---|---|
| 28 | 检验结果报告单的格式是否合适 | | |
| 29 | 检验报告单运送的途径和方式是否需要变更 | | |
| 30 | 危急／警告范围的检验结果报告途径是否畅通、方式是否合理 | | |
| 31 | 延迟检验报告的发布是否存在问题 | | |
| 32 | 临时或口头报告检验结果是否存在问题 | | |
| 33 | 检验报告的更改是否存在问题 | | |
| 34 | 检验后样品的处理是否安全 | | |

表 8-20-3　检验程序评审报告

表格编号：PF4.14-03-TAB-003

| 评审日期： |
|---|
| 评审目的： |
| 评审范围： |
| 评审内容： |
| 评审组成员分工： |
| 评审会议地点： |
| 评审会议时间： |
| 评审会议主持人及参加人员： |
| 评审发现： |
| 商定的评审后续活动计划： |
| 评审结论： |
| 评审报告分发部门： |
| 编写人：　　　编写日期：　　　　审批人：　　　　审批日期： |

编写：卢兰芬、黄福达　　审核：王伟佳　　批准：王伟佳

批准日期：　　　年　月　日

| | 文件编号：JYZX-PF4.14-04 |
|---|---|
| 第二十一节　用户反馈评审程序 | 版本号：E／1 |
| | 页　码：第　页　共　页 |

## 1 目的

就检验医学中心所提供的服务是否满足用户需求和要求征求用户反馈信息，提高服务质量。

## 2 范围

客户（临床医师、患者或其他方）就检验医学中心所提供的服务方面的反馈意见。

## 3 职责

3.1 检验医学中心全体人员均有接受反馈信息的责任。

3.2 质量负责人负责反馈信息的汇总和传达，负责用户反馈评审报告的编写。

3.3 相关责任专业科主任协助反馈信息的处理。

3.4 检验医学中心主任负责反馈信息的总受理。

## 4 程序

4.1 反馈信息的获取方式

4.1.1 寻求合作监督

医院医务科、质量控制办公室、纪检监察室对检验医学中心的表现进行监督。

4.1.2 随时收集反馈信息

各工作人员随时收集临床医护人员和患者的反馈信息，填写《反馈信息记录表》中相关内容，并通知质量负责人。

4.1.3 定期进行客户满意度调查，征求建议：

（1）满意度调查表格式内容设计：由质量负责人负责设计，检验医学中心主任审批。

a）其内容包括调查目的、被调查者的基本信息、调查表的填写说明和调查内容等四部分；

b）调查表依据调查对象分为《医护人员满意度调查表》和《门诊患者满意度调查表》两种；

c）《医护人员满意度调查表》的调查内容包括：电话礼仪和服务态度、填写申请单的便捷性、检测项目满足临床诊疗要求的充分性、标本采集手册的适用性、不合格标本处理的合理性、检验报告单格式的合理性、检验结果与患者病情的符合性、检验报告周期的实际符合性、异常检验结果的临床联系、危急值项目及其标准的适用性、生物参考区间的适用性、急诊检验服务水平、检验服务的总体评价；

d）《门诊患者满意度调查表》的调查内容包括：电话礼仪和服务态度、采集标本的等待时间、采集标本的操作过程、标本采集的设施和环境条件、检验结果的准确性、检验结果的报告时间、检验服务的总体评价；

e）调查表中各调查内容的评价意见分为"满意""较满意""一般""较不满意""不满意"共5个级别，各级别赋值分别为5分、4分、3分、2分、1分。

（2）调查表的发放

a）在临床检验科前台设置意见收集箱，并提供《门诊患者满意度调查表》给患者填写，质量负责人或其指定人员每周一收集1次；

b）质量负责人或其指定人员每年至少1次通过院内邮箱系统或派送纸质表格方式，发放《医护人员满意度调查表》，供各临床科室医护人员填写。

（3）调查结果的分析

a）根据调查表中调查内容的评价意见和赋值标准计算各调查表的总分，通过以下公式计算客户满意度：客户满意度（%）＝问卷得分／总有效问卷分数×100；

b）当评价中有"一般""较不满意""不满意"等级别时，质量负责人应与相关人员沟通，了解情况，并在调查表中记录相关情况。

4.2 反馈信息的处理

质量负责人及时将收集到的反馈信息汇总后转达相关部门负责人和检验医学中心主任，相关部门负责信息的处理。

4.3 反馈信息的记录

信息收集人和处理人分别填写《反馈信息记录表》中相关内容，记录收集到的反馈信息和必要时采取的措施。

4.4 反馈信息的评审

4.4.1 评审周期：每年至少1次。

4.4.2 评审内容：评审周期内检验医学中心收集的反馈信息的处理情况和实施效果。

4.4.3 评审方法：由质量负责人根据反馈信息处理记录编写用户反馈评审报告，在检验医学中心管理评审会议上进行评审。

**5 质量记录表格**

5.1 PF4.14-04-TAB-001《医护人员满意度调查表》（表8-21-1）

5.2 PF4.14-04-TAB-002《门诊患者满意度调查表》（表8-21-2）

5.3 PF4.14-04-TAB-003《反馈信息记录表》（表8-21-3）

| 第二十一节 用户反馈评审程序 | 文件编号： JYZX-PF4.14-04 |
| | 版本号：E/1 |
| | 页 码：第 页 共 页 |

### 表 8-21-1 医护人员满意度调查表

表格编号：PF4.14-04-TAB-001

| 调查目的 | 从服务的用户处获取正面和负面的反馈信息，改进服务质量，提高服务水平。 |
|---|---|
| 填表说明 | 1. 请填写您的基本信息。2. 对于您认为是"一般"或"较不满意"或"不满意"的调查内容请在"意见或建议"栏中作补充说明。3. 对于表中未列出的内容评价，请在"意见或建议"栏中说明。4. "沟通情况记录"栏由检验医学中心相关人员根据需要填写。 |
| 被调查者基本信息 | 名称： 联系电话：<br>通信地址： |

调查内容

| 序 号 | 内 容 | 评价 | | | | |
|---|---|---|---|---|---|---|
| 1 | 电话礼仪和服务态度 | 满意☐ | 较满意☐ | 一般☐ | 较不满意☐ | 不满意☐ |
| 2 | 填写申请单的便捷性 | 满意☐ | 较满意☐ | 一般☐ | 较不满意☐ | 不满意☐ |
| 3 | 检测项目满足临床诊疗要求的充分性 | 满意☐ | 较满意☐ | 一般☐ | 较不满意☐ | 不满意☐ |
| 4 | 标本采集手册的适用性 | 满意☐ | 较满意☐ | 一般☐ | 较不满意☐ | 不满意☐ |
| 5 | 不合格标本处理的合理性 | 满意☐ | 较满意☐ | 一般☐ | 较不满意☐ | 不满意☐ |
| 6 | 检验报告单格式的合理性 | 满意☐ | 较满意☐ | 一般☐ | 较不满意☐ | 不满意☐ |
| 7 | 检验结果与患者病情的符合性 | 满意☐ | 较满意☐ | 一般☐ | 较不满意☐ | 不满意☐ |
| 8 | 检验报告周期的实际符合性 | 满意☐ | 较满意☐ | 一般☐ | 较不满意☐ | 不满意☐ |
| 9 | 异常检验结果的临床联系 | 满意☐ | 较满意☐ | 一般☐ | 较不满意☐ | 不满意☐ |
| 10 | 危急值项目及其标准的适用性 | 满意☐ | 较满意☐ | 一般☐ | 较不满意☐ | 不满意☐ |
| 11 | 生物参考区间的适用性 | 满意☐ | 较满意☐ | 一般☐ | 较不满意☐ | 不满意☐ |
| 12 | 急诊检验服务水平 | 满意☐ | 较满意☐ | 一般☐ | 较不满意☐ | 不满意☐ |
| 13 | 检验服务的总体评价 | 满意☐ | 较满意☐ | 一般☐ | 较不满意☐ | 不满意☐ |

您的宝贵意见或建议：

日期： 年 月 日

沟通情况记录（需要时）：

记录人： 日期： 年 月 日

| 第二十一节 用户反馈评审程序 | 文件编号：JYZX-PF4.14-04 |
| --- | --- |
| | 版本号：E / 1 |
| | 页 码：第 页 共 页 |

### 表8-21-2 门诊患者满意度调查表

表格编号：PF4.14-04-TAB-002

| 调查目的 | 从服务的用户处获取正面和负面的反馈信息，改进服务质量，提高服务水平。 | | | | |
| --- | --- | --- | --- | --- | --- |
| 填表说明 | 1. 请填写您的基本信息。2. 对于您认为是"一般"或"较不满意"或"不满意"的调查内容请在"意见或建议"栏中作补充说明。3. 对于表中未列出的内容评价，请在"意见或建议"栏中说明。4."沟通情况记录"栏由检验医学中心相关人员根据需要填写。 | | | | |
| 被调查者基本信息 | 名称： 联系电话： | | | | |
| | 通信地址： | | | | |
| 调查内容 | | | | | |
| 序 号 | 内 容 | 评价 | | | |
| 1 | 电话礼仪和服务态度 | 满意□ 较满意□ 一般□ 较不满意□ 不满意□ | | | |
| 2 | 采集标本的等待时间 | 满意□ 较满意□ 一般□ 较不满意□ 不满意□ | | | |
| 3 | 采集标本的操作过程 | 满意□ 较满意□ 一般□ 较不满意□ 不满意□ | | | |
| 4 | 标本采集的设施和环境条件 | 满意□ 较满意□ 一般□ 较不满意□ 不满意□ | | | |
| 5 | 检验结果的准确性 | 满意□ 较满意□ 一般□ 较不满意□ 不满意□ | | | |
| 6 | 检验结果的报告时间 | 满意□ 较满意□ 一般□ 较不满意□ 不满意□ | | | |
| 7 | 检验服务的总体评价 | 满意□ 较满意□ 一般□ 较不满意□ 不满意□ | | | |

您的宝贵意见或建议：

日期： 年 月 日

沟通情况记录（需要时）：

记录人： 日期： 年 月 日

| 第二十一节 用户反馈评审程序 | 文件编号：JYZX-PF4.14-04 |
| --- | --- |
| | 版本号：E / 1 |
| | 页　码：第　页　共　页 |

表 8-21-3　反馈信息记录表

表格编号：PF4.14-04-TAB-003

| 反馈人： | 反馈日期： |
| --- | --- |
| 反馈的信息： | |
| 记录人：　　　　　　记录日期： | |
| 反馈的处理情况： | |
| 部门负责人：　　　　　　签名日期： | |

编写：陈康、黄福达　　审核：王伟佳　　批准：王伟佳

批准日期：　　　年　月　日

| 第二十二节 员工建议管理程序 | 文件编号：JYZX-PF4.14-05 |
| --- | --- |
| | 版本号：E/1 |
| | 页 码：第 页 共 页 |

## 1 目的

通过收集科室员工的建议，及时分析采纳，持续改进质量管理体系中存在的不足。

## 2 范围

针对质量管理体系各方面的建议。

## 3 职责

3.1 检验医学中心所有员工有义务就科室在质量管理体系运行中存在的问题提出建议。

3.2 各专业科负责人负责员工建议的收集和评估，必要时向检验医学中心主任反馈，负责组织合理建议的实施。

3.3 检验医学中心主任负责各专业科负责人反馈建议采用的决策。

## 4 程序

4.1 建议的收集

4.1.1 检验医学中心任何员工可就科室在质量管理体系运行中存在的问题随时提出建议，在《员工建议记录表》上填写建议的具体内容，上交所在专业科室负责人。

4.1.2 通过内部沟通会收集员工建议，在《会议记录表》上记录收集到的建议。

4.1.3 通过员工满意度调查收集建议，填写《员工满意度调查表》进行记录。

（1）满意度调查表格式内容设计：由质量负责人负责设计，检验医学中心主任审批。

a) 其内容包括调查目的、被调查者的基本信息、调查表的填写说明和调查内容等四部分；

b)《员工满意度调查表》的调查内容包括：科室管理、管理层的表现、个人能力培训机会的提供、个人继续教育机会的提供、实验室工作环境、实验室人员配置、实验室设备配置、工作岗位安排、实验室工作流程；

c) 调查表中各调查内容的评价意见分为"满意""较满意""一般""较不满意""不满意"共5个级别，各级别赋值分别为5分、4分、3分、2分、1分。

（2）调查表的发放：质量负责人或其指定人员负责每6个月发放1次调查表，各科员工负责如实填写，质量负责人收集填写好的调查表。

（3）调查结果的分析

a) 根据调查表中调查内容的评价意见和赋值标准计算各调查表的总分，通过以下公式计算员工满意度：员工满意度（%）= 问卷得分 / 总有效问卷分数 × 100；

b) 当评价中有"一般""较不满意""不满意"等级别时，质量负责人应与相关人员沟通，了解情况，并在调查表中记录相关情况；

c) 质量负责人将汇总的建议转交各专业科负责人。

| 第二十二节　员工建议管理程序 | 文件编号：JYZX-PF4.14-05 |
|---|---|
| | 版本号：E/1 |
| | 页　码：第　页　共　页 |

4.2 建议的评估

各专业科负责人收集所在专业科员工提出的建议并进行评估，当建议的内容需从检验医学中心层面进行评估时，向检验医学中心主任反馈，以组织评估。

4.3 建议的实施

当所提建议合理时，相关专业科室负责人组织建议的实施。

4.4 建议相关的记录

由各专业科负责人在《员工建议记录表》上填写建议的处理情况。

**5 质量记录表格**

5.1 PF4.14-05-TAB-001《员工建议记录表》（表 8-22-1）

5.2 PF5.1-01-TAB-003《会议记录表》（表 9-1-3）

5.3 PF4.14-05-TAB-002《员工满意度调查表》（表 8-22-2）

**表 8-22-1　员工建议记录表**

表格编号：PF4.14-05-TAB-001

| 建议的内容： |
|---|
| |
| 建议提出人：　　　　　　　　提出日期： |
| 建议的处理情况： |
| |
| 部门负责人：　　　　　　　　签名日期： |

| 第二十二节　员工建议管理程序 | 文件编号：JYZX-PF4.14-05 |
| --- | --- |
| | 版本号：E/1 |
| | 页　码：第　页　共　页 |

表 8-22-2　员工满意度调查表

表格编号：PF4.14-05-TAB-002

| 调查目的 | 从实验室员工处获取正面和负面的反馈信息，改进服务质量，提高服务水平。 |
| --- | --- |
| 填表说明 | 1. 请填写您的基本信息。2. 对于您认为是"一般"或"较不满意"或"不满意"的调查内容请在"意见或建议"栏中作补充说明。3. 对于表中未列出的内容评价，请在"意见或建议"栏中说明。4."沟通情况记录"栏由质量负责人根据需要填写。 |
| 被调查者基本信息 | 姓名：　　　　　　　　　　　　　　　联系电话：<br>工号： |

调查内容

| 序　号 | 内容 | 评价 | | | | |
| --- | --- | --- | --- | --- | --- | --- |
| 1 | 科室管理 | 满意□ | 较满意□ | 一般□ | 较不满意□ | 不满意□ |
| 2 | 管理层的表现 | 满意□ | 较满意□ | 一般□ | 较不满意□ | 不满意□ |
| 3 | 个人能力培训机会的提供 | 满意□ | 较满意□ | 一般□ | 较不满意□ | 不满意□ |
| 4 | 个人继续教育机会的提供 | 满意□ | 较满意□ | 一般□ | 较不满意□ | 不满意□ |
| 5 | 实验室工作环境 | 满意□ | 较满意□ | 一般□ | 较不满意□ | 不满意□ |
| 6 | 实验室人员配置 | 满意□ | 较满意□ | 一般□ | 较不满意□ | 不满意□ |
| 7 | 实验室设备配置 | 满意□ | 较满意□ | 一般□ | 较不满意□ | 不满意□ |
| 8 | 工作岗位安排 | 满意□ | 较满意□ | 一般□ | 较不满意□ | 不满意□ |
| 9 | 实验室工作流程 | 满意□ | 较满意□ | 一般□ | 较不满意□ | 不满意□ |

您的宝贵意见或建议：

日期：　　年　　月　　日

沟通情况记录（需要时）：

记录人：　　　　　　　　　　　日期：　　年　　月　　日

编写：严海忠、黄福达　　　审核：王伟佳　　　批准：王伟佳

批准日期：　　　年　月　日

| 第二十三节　风险管理程序 | 文件编号：JYZX-PF4.14-06 |
| --- | --- |
| | 版本号：E/1 |
| | 页　码：第　页　　共　页 |

## 1 目的

通过实施风险管理，确保检验结果的准确性，降低造成患者伤害的可能性或导致患者伤害的差错概率，保障患者的安全。

## 2 范围

适用于所有检测项目。

## 3 职责

3.1 质量负责人负责风险管理的组织。

3.2 各专业科负责人负责风险管理的实施和针对识别出的风险所采取措施的批准。

## 4 程序

4.1 风险管理过程

4.1.1 风险识别

（1）利用采集的信息识别过程中的薄弱点。信息可通过搜集先前类似设备的经验、厂家或其他用户关于试验和方法的信息、当地监管和认可的要求进行采集，具体如下：

a）监管和认可机构要求；

b）厂家：厂家说明书、厂家风险缓解信息（潜在系统故障及其相关危险、质控作用范围及有效性、降低风险的措施）；

c）检测相关因素：标本类型、量、质量、储存及处理；试剂的运输、储存及制备；人员的培训与能力考核；仪器的校准、保养、故障处理；标本携带污染；温湿度、电磁干扰；

d）临床因素：检测项目的临床用途。

（2）分析检验全过程，识别实验室的风险因素，过程包括从医生申请到结果报告的整个过程，即检验前、检验中和检验后过程。多数差错出现在检验前或检验后阶段，前者包括医生申请（申请项目是否开展或抄写是否正确）、患者准备状态（空腹或禁药）、标本防腐剂、标本采集时间、标本运输条件（冰冻或保温）等，后者应考虑结果的报告、与临床医生的沟通等。检验前和检验后差错率高并不意味着实验室检验阶段就不存在差错。仪器性能验证的失败、不正确的保养、错误的校准、过期试剂的使用、移液误差、计算不当及稀释因子都可能是分析误差的来源。

4.1.2 风险估计

（1）估计各个潜在失效模式的概率及严重度，得到风险的大小。

（2）估计危害的概率时应完全理解实验室质量管理系统及试验的预期临床用途，采用描述性的半定量方法对危害概率进行估计。

（3）半定量模型：经常＝每周1次；可能＝每月1次；偶尔＝每年1次；很少＝几年1次；不可能＝整个使用期间1次。该过程中可利用平时的故障记录数据来估计概率的大小。

| 第二十三节 风险管理程序 | 文件编号：JYZX-PF4.14-06 |
| --- | --- |
| | 版本号：E／1 |
| | 页　码：第　页　　共　页 |

（4）估计危害的严重度时最好由实验室和临床共同协商判断。需要考虑的关键要素有：临床医生如何使用该结果、确认检测结果提供哪些信息、临床医生在处理结果前获得确证结果的概率、结果引起临床决策的时间、根据结果会对患者采取哪些干预措施、不正确的干预对患者产生何种危害、危害的严重程度。可根据实际情况选择其中最重要的因素。

（5）采用以下半定量模型进行严重度的估计：可忽略 = 临时不适；很小 = 临时伤害，不需要专业的医学干预；严重 = 需要专业医学干预的伤害；危急 = 永久的或危及生命的伤害；灾难性 = 引起患者死亡。

#### 4.1.3 风险评价

将风险估计值与实验室可接受风险标准进行比较，评价风险的可接受性。此时应考虑试验的预期临床用途及目前的技术水平，零故障或检出所有不正确结果是不现实的，如不正确结果的概率已降低至可接受水平，则该风险为可接受。可利用"风险可接受性矩阵表"评价风险的可接受性，见表8-23-1。

表8-23-1　风险可接受性矩阵表

| 危害概率 | 危害严重度 | | | | |
| --- | --- | --- | --- | --- | --- |
| | 可忽略 | 很小 | 严重 | 危急 | 灾难性 |
| 经常 | 不接受 | 不接受 | 不接受 | 不接受 | 不接受 |
| 可能 | 接受 | 不接受 | 不接受 | 不接受 | 不接受 |
| 偶尔 | 接受 | 接受 | 接受 | 不接受 | 不接受 |
| 很少 | 接受 | 接受 | 接受 | 接受 | 不接受 |
| 不可能 | 接受 | 接受 | 接受 | 接受 | 接受 |

#### 4.1.4 风险控制

（1）如果风险评价结果是不可接受的，则必须对相应的失效模式采取控制措施，使剩余风险降低至可接受水平。

（2）可根据实际情况选择不同的质控工具，如实验室内部质量控制、检测系统固有的控制体系、外部质量控制、患者数据分析等。通过最佳地协调传统质量控制和其他控制措施，使每个风险降低至临床可接受水平。

#### 4.1.5 评估风险管理效果

在采取针对风险的控制措施后，由质量监督员通过监测质量指标、差错趋势及临床医生抱怨等，在下一次风险管理实施前进行相关措施的有效性评价，使风险维持在临床可接受水平，实现持续质量改进。

| 第二十三节　风险管理程序 | 文件编号：JYZX-PF4.14-06 |
|---|---|
| | 版本号：E/1 |
| | 页　码：第　页　共　页 |

4.2 实施周期

每年至少 1 次。

4.3 风险管理的组织与实施

4.3.1 质量负责人制订风险管理计划。

4.3.2 各专业科负责人组织人员按风险管理过程实施风险管理。

4.4 风险管理的记录

在《风险管理记录表》上填写相关内容。

**5 质量记录表格**

PF4.14-06-TAB-001《风险管理记录表》（表 8-23-2）

表 8-23-2　风险管理记录表

表格编号：PF4.14-06-TAB-001

| 专业科： |
|---|
| 检测项目： |
| 风险识别因素： |
| 风险估计： |
| 风险评价： |
| 采取的控制措施（需要时）： |
| 批准人： |
| 记录人：　　　　　　　　　　　　记录日期：　　　年　　月　　日 |

编写：严海忠、黄福达　　审核：王伟佳　　批准：王伟佳

批准日期：　　　年　月　日

| 文件编号：JYZX-PF4.14-07 |
| --- |

# 第二十四节 质量指标管理程序

版本号：E/1

页 码：第 页 共 页

## 1 目的

建立质量指标以监控和评估检验前、检验和检验后过程中的关键环节。

## 2 范围

适用于检验医学中心所有工作部门。

## 3 职责

3.1 质量监督员和检验医学中心科秘书负责每月及每年监测质量指标的统计。

3.2 各部门负责人负责组织未达标原因的分析及相应措施的实施。

3.3 质量负责人负责检验医学中心各专业科质量指标资料的汇总报告。

3.4 检验医学中心主任负责质量指标报告的审批。

## 4 程序

4.1 质量指标的建立

4.1.1 建立的质量指标种类：包括检验前质量指标、检验中质量指标、检验后质量指标、客户服务质量指标、安全管理质量指标。

4.1.2 质量指标计算公式、数据采集方法及控制目标：详见表 8-24-1 ～ 表 8-24-5。

表 8-24-1 检验前质量指标列表

| 序号 | 指标名称 | 计算公式 | 数据采集方法 | 监控周期 | 控制目标 |
| --- | --- | --- | --- | --- | --- |
| 1 | 检验申请单合格率(%) | 合格的检验申请单数/抽查的总检验申请单数×100 | 1. 检验申请单合格的标准：应填写患者的姓名、ID号、年龄、性别、申请医师、送检科室、标本类型、申请的检验项目、临床诊断（住院患者需提供）、原始样品的采集日期和时间等信息，不能缺项。<br>2. 在LIS打开"统计分析"，选择日期范围，统计类型下拉菜单选择"报告合格率统计"进行统计。 | 每月 | ≥95% |
| 2 | 不合格标本拒收率(%) | 回退标本数/签收标本总数×100 | 1. 回退标本数获取方式：在LIS打开"统计分析"，选择日期范围，统计类型下拉菜单选择"检验科回退标本汇总"进行统计。<br>2. 签收标本总数获取方式：在LIS打开"统计分析"，选择日期范围，统计类型下拉菜单选择"检验科-统计标本签收总数"进行统计。 | 每月 | ≤02% |

| | | 文件编号： | JYZX-PF4.14-07 |
|---|---|---|---|
| **第二十四节　质量指标管理程序** | | 版本号： | E／1 |
| | | 页　码： | 第　页　　共　页 |

续表

| 序号 | 指标名称 | 计算公式 | 数据采集方法 | 监控周期 | 控制目标 |
|---|---|---|---|---|---|
| 3 | 血液培养污染率(%) | 被污染的血培养总数／进行血培养的总数×100 | 抽查1个月血液培养的标本的结果，根据相应的判断标准统计被污染的血培养标本数，利用LIS统计当月的血液培养的总数。 | 每年 | ≤3% |
| 4 | 检验前标本周转时间达标率(%) | 采集后按规定时间送达实验室接收的标本数／同一时间段内实验室总的接收标本数×100 | 1. 检验前标本周转时间是指标本采集到实验室接收的时间。<br>2. 在LIS打开"统计分析"，选择日期范围，统计类型下拉菜单选择"检验前标本周转时间达标率"进行统计，直接获取达标率。 | 每月 | ≥90% |

**表 8-24-2　检验中质量指标列表**

| 序号 | 指标名称 | 计算公式 | 数据采集方法 | 监控周期 | 控制目标 |
|---|---|---|---|---|---|
| 1 | 室内质控不精密度达标率(%) | 不精密度达标的室内质控项目数／室内质控项目总数×100 | 1. 相同项目不同仪器的，质控项目数按仪器数量统计。<br>2. 根据项目每月质量统计记录获取数据。 | 每月 | ≥95% |
| 2 | 不同检测系统比对达标率(%) | 比对合格的项次数／总的比对项次数×100 | 1. 项次数：某项目一年内实施比对的总次数，一次检测多份标本只算一次。<br>2. 每次某项目比对符合率≥80%为该项次合格。 | 每年 | ≥95% |
| 3 | 能力验证（PT）／室间质量评价（EQA）合格率（%） | 参加PT/EQA的项目合格的项次数／参加PT/EQA的项目总项次数×100 | 1. 项次数：某项目一年内参加PT的总次数，一次检测多份标本只算一次。<br>2. 每次某项目得分≥80分为该项次合格。 | 每年 | ≥95% |
| 4 | 员工参加培训次数达标率(%) | 累计完成培训的人次／累计计划培训总人次×100 | 根据各专业科的培训记录进行统计。 | 每年 | ≥80% |

| 文件编号：JYZX-PF4.14-07 |
| --- |

# 第二十四节 质量指标管理程序

版本号：E/1

页　码：第　页　共　页

表 8-24-3　检验后质量指标列表

| 序号 | 指标名称 | 计算公式 | 数据采集方法 | 监控周期 | 控制目标 |
| --- | --- | --- | --- | --- | --- |
| 1 | 门诊患者常规检验报告周转时间达标率（%） | 准时完成的门诊常规检验报告数/总的门诊常规检验报告数×100 | 1. 检验报告周转时间是指从实验室接收标本到发布报告的时间。<br>2. 在 LIS 打开"统计分析"，选择日期范围，统计类型下拉菜单选择"门诊常规检验 TAT 的达标率"进行统计，直接获取达标率。 | 每月 | ≥95% |
| 2 | 住院患者常规检验报告周转时间达标率（%） | 准时完成的住院常规检验报告数/总的住院常规检验报告数×100 | 1. 检验报告周转时间是指从实验室接收标本到发布报告的时间。<br>2. 在 LIS 打开"统计分析"，选择日期范围，统计类型下拉菜单选择"住院常规检验 TAT 的达标率"进行统计，直接获取达标率。 | 每月 | ≥95% |
| 3 | 急诊检验报告周转时间达标率（%） | 准时完成的急查标本报告数/总急查标本报告数×100 | 1. 检验报告周转时间是指从实验室接收标本到发布报告的时间。<br>2. 在 LIS 打开"统计分析"，选择日期范围，统计类型下拉菜单选择"急查检验 TAT 的达标率"进行统计，直接获取达标率。 | 每月 | ≥90% |
| 4 | 检验报告更改率（%） | 更改的报告数/报告单总数×100 | 在 LIS 打开"统计分析"，选择日期范围，统计类型下拉菜单选择"报告更改率统计"进行统计。 | 每月 | ≤0.5% |
| 5 | 临床危急诊报告及时率（%） | 危急值报告满足时间的件数/危急值发生总件数×100 | 1. 危急值报告及时的标准：从发布危急值报告到临床确认的时间≤25分钟。<br>2. 在 LIS 打开"统计分析"，选择日期范围，统计类型下拉菜单选择"危急值通报合格率统计"进行统计。 | 每月 | ≥98% |
| 6 | 仪器、LIS 和 HIS 数据传输符合率（%） | 结果验证满足一致性的仪器台次数/抽查的总仪器台次数×100 | 1. 台次数＝台数×统计时间段内验证的次数。<br>2. 根据各专业科验证记录进行统计。 | 每年 | 100% |

| | |
|---|---|
| 第二十四节　质量指标管理程序 | 文件编号：JYZX-PF4.14-07 |
| | 版本号：E/1 |
| | 页　码：第　页　共　页 |

**表 8-24-4　客户服务质量指标列表**

| 序号 | 指标名称 | 计算公式 | 数据采集方法 | 监控周期 | 控制目标 |
|---|---|---|---|---|---|
| 1 | 医护人员对检验服务满意度（%） | 问卷得分/总有效问卷分数×100 | 通过问卷调查进行医护人员对检验服务质量满意度的调查。 | 每年 | ≥95% |
| 2 | 门诊患者对检验服务满意度（%） | 问卷得分/总有效问卷分数×100 | 通过问卷调查进行门诊患者满意度调查。 | 每年 | ≥95% |
| 3 | 员工满意度（%） | 问卷得分/总有效问卷分数×100 | 通过问卷调查进行员工满意度的调查。 | 每年 | ≥95% |
| 4 | 有效投诉（件） | 无适用公式 | 根据投诉处理记录进行统计。 | 每年 | ≤10 |
| 5 | 有效投诉处理率（%） | 已有效处理的投诉事件件数/总投诉事件数×100 | 根据投诉处理记录进行统计。 | 每年 | 100% |

**表 8-24-5　安全管理质量指标列表**

| 序号 | 指标名称 | 计算公式 | 数据采集方法 | 监控周期 | 控制目标 |
|---|---|---|---|---|---|
| 1 | 生物安全事故（次） | 无适用公式 | 1. 收集各种员工意外伤害事件发生数，包括但不限于：针扎、摔倒、生物危险品伤害、化学药品灼伤等内容。<br>2. 根据《职业暴露个案登记表》中记录的内容进行统计。 | 每年 | 0 |
| 2 | 医疗安全事故（次） | 无适用公式 | 1. 医疗安全事故范围：检验医学中心工作人员在日常工作中，违反操作程序，过失造成患者人身损害的事故。<br>2. 根据投诉处理记录有关医疗安全事故的记录进行统计。 | 每年 | 0 |

4.2 质量指标的定期统计

4.2.1 检验前指标除"血液培养污染率"外，其余指标由检验医学中心科秘书负责按周期进行统计。

4.2.2 "血液培养污染率"和除检验前指标外的其他指标由各专业科质量监督员按各指标的周期进行统计。

4.2.3 统计各指标时须保留数据采集的原始资料。

4.2.4 质量负责人每月将各部门的质量指标资料的汇总报告，上交检验医学中心主任审批。

4.3 指标未达标时处理

| | |
|---|---|
| 文件编号：JYZX-PF4.14-07 | |

# 第二十四节　质量指标管理程序

版本号：E/1

页　码：第　页　共　页

4.3.1 质量指标统计未达标的，相关部门负责人负责组织未达标原因的分析及相应措施的实施，检验前质量指标由质量负责人负责按《样品采集管理程序》的相关要求实施。

4.3.2 填写《不符合工作报告和纠正记录》。

**5 支持文件**

JYZX-PF5.4-02《样品采集管理程序》

**6 质量记录表格**

6.1 PF4.14-07-TAB-001《每月质量指标统计表》（表8-24-6）

6.2 PF4.14-07-TAB-002《年度质量指标统计表》（表8-24-7）

6.3 PF4.14-07-TAB-003《每月质量指标汇总分析报告表》（表8-24-8）

6.4 PF4.14-07-TAB-004《年度质量指标汇总分析报告表》（表8-24-9）

6.5 PF4.9-01-TAB-001《不符合工作报告和纠正记录》（表8-13-1）

6.6 PF5.9-01-TAB-001《检验结果的临床联系登记表》（表9-24-1）

### 表 8-24-6　每月质量指标统计表

部门：　　　　　　统计月份：　　　年　　月　　　　　　表格编号：PF4.14-07-TAB-001

| 序号 | 质量指标 | 计算公式 | 分子数 | 分母数 | 结果 | 控制目标 | 效果评价 | 备注 |
|---|---|---|---|---|---|---|---|---|
| 1 | 检验申请单合格率（%） | 合格的检验申请单数/抽查的总检验申请单数×100 | | | | ≥95% | | |
| 2 | 不合格标本拒收率（%） | 回退标本数/签收标本总数×100 | | | | ≤0.2% | | |
| 3 | 检验前标本周转时间达标率（%） | 采集后按规定时间送达实验室接收的标本数/同一时间段内实验室总的接收标本数×100 | | | | ≥90% | | |
| 4 | 室内质控不精密度达标率（%） | 不精密度达标的室内质控项目数/室内质控项目总数×100 | | | | ≥95% | | |
| 5 | 门诊患者常规检验报告周转时间达标率（%） | 准时完成的门诊常规检验报告数/总的门诊常规检验报告数×100 | | | | ≥95% | | |
| 6 | 住院患者常规检验报告周转时间达标率（%） | 准时完成的住院常规检验报告数/总的住院常规检验报告数×100 | | | | ≥95% | | |

| | 文件编号： JYZX-PF4.14-07 |
|---|---|
| **第二十四节　质量指标管理程序** | 版本号：E/1 |
| | 页　码：第　页　共　页 |

续表

| 序号 | 质量指标 | 计算公式 | 分子数 | 分母数 | 结果 | 控制目标 | 效果评价 | 备注 |
|---|---|---|---|---|---|---|---|---|
| 7 | 急诊检验报告周转时间达标率（%） | 准时完成的急查标本报告数/总急查标本报告数×100 | | | | ≥90% | | |
| 8 | 检验报告更改率（%） | 更改的报告数/报告单总数×100 | | | | ≤0.5% | | |
| 9 | 临床危急值报告及时率（%） | 危急值报告满足时间的件数/危急值发生总件数×100 | | | | ≥98% | | |

统计者：　　　　　　　　　　　　　　　统计日期：　　　年　　月　　日

### 表 8-24-7　年度质量指标统计表

部门：　　　　　　统计年份：　　　年　　　　　　表格编号：PF4.14-07-TAB-002

| 序号 | 质量指标 | 计算公式 | 分子数 | 分母数 | 结果 | 控制目标 | 效果评价 | 备注 |
|---|---|---|---|---|---|---|---|---|
| 1 | 血液培养污染率（%） | 被污染的血培养总数/进行血培养的总数×100 | | | | ≤3% | | |
| 2 | 不同检测系统比对达标率（%） | 比对合格的项次数/总的比对项次数×100 | | | | ≥95% | | |
| 3 | 能力验证（PT）/室间质量评价（EQA）合格率（%） | 参加 PT/EQA 的项目合格的项次数/参加 PT/EQA 的项目总项次数×100 | | | | ≥95% | | |
| 4 | 员工参加培训次数达标率（%） | 累计完成培训的人次/累计计划培训总人次×100 | | | | ≥80% | | |
| 5 | 仪器、LIS 和 HIS 数据传输符合率（%） | 结果验证满足一致性的仪器台次数/抽查的总仪器台次数×100 | | | | 100% | | |
| 6 | 医护人员对检验服务满意度（%） | 问卷得分/总有效问卷分数×100 | | | | ≥95% | | |
| 7 | 门诊患者对检验服务满意度（%） | 问卷得分/总有效问卷分数×100 | | | | ≥95% | | |

| 文件编号：JYZX-PF4.14-07 |
| 版本号：E/1 |
| 页 码：第 页 共 页 |

# 第二十四节 质量指标管理程序

续表

| 序号 | 质量指标 | 计算公式 | 分子数 | 分母数 | 结果 | 控制目标 | 效果评价 | 备注 |
|---|---|---|---|---|---|---|---|---|
| 8 | 员工满意度（%） | 问卷得分/总有效问卷分数×100 | | | | ≥95% | | |
| 9 | 有效投诉（件） | 无适用公式 | | | | ≤10 | | |
| 10 | 有效投诉处理率（%） | 已有效处理的投诉事件数/总投诉事件数×100 | | | | 100% | | |
| 11 | 生物安全事故（次） | 无适用公式 | 不适用 | 不适用 | | 0 | | |
| 12 | 医疗安全事故（次） | 无适用公式 | 不适用 | 不适用 | | 0 | | |

统计者： 统计日期： 年 月 日

表 8-24-8 每月质量指标汇总分析报告表

部门： 统计月份： 年 月 表格编号：PF4.14-07-TAB-003

| 序号 | 质量指标 | 控制目标 | 科室总计 | 临检科 | 生化科 | 免疫科 | 微生物科 | 分子诊断中心 |
|---|---|---|---|---|---|---|---|---|
| 1 | 检验申请单合格率（%） | ≥95% | | | | | | |
| 2 | 不合格标本拒收率（%） | ≤0.2% | | | | | | |
| 3 | 检验前标本周转时间达标率（%） | ≥90% | | | | | | |
| 4 | 室内质控不精密度达标率（%） | ≥95% | | | | | | |
| 5 | 门诊患者常规检验报告周转时间达标率（%） | ≥95% | | | | | | |
| 6 | 住院患者常规检验报告周转时间达标率（%） | ≥95% | | | | | | |
| 7 | 急诊检验报告周转时间达标率（%） | ≥90% | | | | | | |
| 8 | 检验报告更改率（%） | ≤0.5% | | | | | | |
| 9 | 临床危急诊报告及时率（%） | ≥98% | | | | | | |
| 分析评价 | | | | | | | | |
| 后续措施 | | | | | | | | |

分析人： 分析日期： 年 月 日 审批人： 审批日期： 年 月 日

| | | 文件编号：JYZX-PF4.14-07 |
|---|---|---|
| **第二十四节 质量指标管理程序** | | 版本号：E / 1 |
| | | 页　码：第　页　共　页 |

### 表 8-24-9　年度质量指标汇总分析报告表

部门：　　　　　　　　　　统计年份：　　　年　　　　　　表格编号：PF4.14-07-TAB-004

| 序号 | 质量指标 | 控制目标 | 科室总计 | 临检科 | 生化科 | 免疫科 | 微生物科 | 分子诊断中心 |
|---|---|---|---|---|---|---|---|---|
| 1 | 血液培养污染率（%） | ≤ 3% | | | | | | |
| 2 | 不同检测系统比对达标率（%） | ≥ 95% | | | | | | |
| 3 | 能力验证（PT）/ 室间质量评价（EQA）合格率（%） | ≥ 95% | | | | | | |
| 4 | 员工参加培训次数达标率（%） | ≥ 80% | | | | | | |
| 5 | 仪器、LIS 和 HIS 数据传输符合率(%) | 100% | | | | | | |
| 6 | 医护人员对检验服务满意度（%） | ≥ 95% | | | | | | |
| 7 | 门诊患者对检验服务满意度（%） | ≥ 95% | | | | | | |
| 8 | 员工满意度（%） | ≥ 95% | | | | | | |
| 9 | 有效投诉（件） | ≤ 10 | | | | | | |
| 10 | 有效投诉处理率（%） | 100% | | | | | | |
| 11 | 生物安全事故（次） | 0 | | | | | | |
| 12 | 医疗安全事故（次） | 0 | | | | | | |
| 分析评价 | | | | | | | | |
| 后续措施 | | | | | | | | |

分析人：　　　　分析日期：　　年　月　日　　　审批人：　　　　审批日期：　　　年　月　日

编写：温冬梅、黄福达　　审核：王伟佳　　批准：王伟佳

批准日期：　　　年　月　日

| 第二十五节　外部机构评审管理程序 | 文件编号：JYZX-PF4.14-08 |
| --- | --- |
| | 版本号：E/1 |
| | 页　码：第　页　共　页 |

## 1 目的

对外部机构评审识别出实验室存在的不符合或潜在不符合及时实施整改，以持续符合质量管理体系要求。

## 2 范围

适用于检验医学中心所接受的外部机构评审，包括认可评审、监督部门的检查，以及卫生和安全检查。

## 3 职责

3.1 各部门负责人负责在评审过程中发现的与本部门有关不符合或潜在不符合的整改。

3.2 质量监督员和质量负责人负责不符合整改的验证。

## 4 程序

4.1 外部机构评审的实施

需接受外部机构评审时，相关部门负责人负责组织配合评审人员工作，确保评审工作的顺利开展。

4.2 评审的后续活动

如果外部机构的评审识别出实验室存在不符合或潜在不符合，相关部门负责人应按照《不符合的识别与控制程序》《纠正措施管理程序》《预防措施管理程序》中的要求，组织采取适宜的应急措施、纠正措施或预防措施，进行有效整改。

4.3 评审的记录

4.3.1 每次外部机构评审要编写评审报告，说明评审的目的、评审日期、评审机构、评审内容、评审结果，由相关部门负责人或其指定人员编写，上交检验医学中心主任审批。

4.3.2 保存评审报告及采取的纠正措施和预防措施的记录。

## 5 支持文件

5.1 JYZX-PF4.9-01《不符合的识别与控制程序》

5.2 JYZX-PF4.10-01《纠正措施管理程序》

5.3 JYZX-PF4.11-01《预防措施管理程序》

编写：冯雪琴、黄福达　　审核：王伟佳　　批准：王伟佳

批准日期：　　年　月　日

| | 文件编号： JYZX-PF4.15-01 |
|---|---|
| **第二十六节 管理评审程序** | 版本号：E/2 |
| | 页 码：第 页 共 页 |

## 1 目的

定期评审质量管理体系的适宜性、充分性、有效性，以及对患者医疗的支持，不断改进与完善质量管理体系，确保质量方针、质量目标适合于检测工作及其发展的需要，确保质量管理体系持续适用与运行有效。

## 2 范围

适用于检验医学中心的质量管理体系及全部的医疗服务（包括检验及咨询工作）。

## 3 职责

3.1 检验医学中心主任负责组织质量管理体系评审。

3.2 质量负责人协助检验医学中心主任进行管理评审，负责管理评审资料准备任务的布置、收集，负责评审会议的记录，负责组织质量监督员进行监督检查和验证活动。

3.3 质量负责人指定的人员按《管理评审实施计划表》中的分工提供质量体系运行情况的信息和资料，写成书面材料向管理评审会议汇报。

3.4 相关部门负责人负责实施改进计划。

## 4 管理评审程序

4.1 管理评审的要求

4.1.1 确保管理体系持续的适宜性

由于实验室所处的客观环境的不断变化，包括法律法规、市场、新技术出现、质量概念及客户的要求和期望的变化，客观上要求实验室的管理体系也要不断变化，以达到持续地与客观环境变化的情况相适宜。这种适宜性既来自于实验室的外部环境变化的要求，也来自于实验室的最高管理者为树立实验室的良好形象、达到长期成功的要求，来自于实验室内部检测/校准方法的要求，来自于实验室过程、资源等变化的要求。

4.1.2 确保管理体系持续的充分性

实验室从来自内部、外部信息的反馈中总会发现各种改进的需求，只有在整个管理体系的范围内开展持续改进的活动，才能实现实验室的总体目标。为了实现各种持续改进的需求，实验室需通过管理评审识别已建立的质量管理体系在要素、过程或子过程方面存在的不充分情况，及时增加为实现持续改进而需要的相互关联或相互作用的要素（或过程），使质量管理体系的要素或过程更齐全。

4.1.3 确保管理体系持续的有效性

管理体系的有效性是指通过完成管理体系所需的过程（或活动）而达到质量方针和质量目标的结果。这里包括对达到与体系和检验服务有关的质量目标的符合性，为判定实验室质量管理体系是否达到预定的目标就必须把客户反馈、过程绩效、检验服务质量要求的符合性等作为评审的输入并与规定的质量目标进行对比以判定管理体系的有效性。

| | 文件编号：JYZX-PF4.15-01 |
|---|---|
| **第二十六节 管理评审程序** | 版本号：E／2 |
| | 页 码：第 页 共 页 |

4.2 制订管理评审计划

质量负责人于每年1月份制订计划，填写《管理评审计划表》，上交检验医学中心主任审批。宜每12个月做1次评审，当发生重大事故或组织机构、人员发生重大变化或发现工作中质量体系不能有效运行时增加评审次数。

4.3 管理评审准备

4.3.1 制订管理评审实施计划

质量负责人协助检验医学中心主任组织和准备管理评审，制订管理评审实施计划，准备材料，填写《管理评审实施计划表》，上交检验医学中心主任审批。计划被批准后质量负责人将其分发评审参加者（检验医学中心主任、各专业科主任、主任助理、技术管理层），由其按要求做好评审材料的准备。评审的内容包括以下16项：

（1）对申请、程序和样品要求适宜性的定期评审；

（2）用户反馈的评审；

（3）员工建议；

（4）内部审核；

（5）风险管理；

（6）质量指标；

（7）外部机构的评审；

（8）参加实验室间比对计划（PT/EQA）的结果；

（9）投诉的监控和解决；

（10）供应商的表现；

（11）不符合的识别和控制；

（12）持续改进的结果，包括纠正措施和预防措施现状；

（13）前期管理评审的后续措施；

（14）可能影响质量管理体系的工作量及范围、员工和检验场所的改变；

（15）包括技术要求在内的改进建议；

（16）质量监督报告。

4.3.2 评审材料的准备：由相关人员按《管理评审实施计划表》中的分工，采集质量管理体系运行情况的信息和资料，写成书面材料向管理评审会议汇报。

4.3.3 评审材料准备的要求：材料要充分，要客观反映实验室在患者医疗护理工作中所提供的服务质量和适宜性。其主要途径是增加与患者和临床护理工作人员的交流，从中收集意见和建议。

4.4 管理评审实施

4.4.1 召开评审会议：检验医学中心主任组织召开管理评审会议（检验医学中心主

| | 文件编号：JYZX-PF4.15-01 |
|---|---|
| **第二十六节　管理评审程序** | 版本号：E/2 |
| | 页　码：第　页　共　页 |

任外出时应委托其代理人以其名义主持会议），评审计划规定的人员必须参加，必要时可邀请医院领导及医院相关职能部门参加检验医学中心的管理评审。

4.4.2 各专项报告人负责相关报告的汇报，与会者对汇报的内容进行评审，具体要求如下：

（1）评审应分析不符合的原因、提示过程存在问题的趋势和模式的输入信息。

（2）评审应包括对改进机会和质量管理体系（包括质量方针和质量目标）变更需求的评估。

（3）应尽可能客观地评估实验室对患者医疗贡献的质量和适宜性。

4.4.3 检验医学中心主任根据与会者的讨论结果做出评审结论，提出质量管理体系改进要求，确定评审输出内容。

4.4.4 评审结论包括：

（1）每一评审项目的简述和结论；

（2）质量方针和目标符合性的评价；

（3）组织结构评价；

（4）资源评价；

（5）现行的质量管理体系持续的适宜性、充分性和有效性评价。

4.4.5 评审输出

（1）记录管理评审的输出，包括下述相关管理评审决议和措施：

a）质量管理体系及其过程有效性的改进；

b）用户服务的改进；

c）资源需求。

（2）检验医学中心主任或其指定人员负责制订正式的质量改进计划，包括完成管理体系运行改进和（或）/预防措施项目、改进措施、责任部门/责任人、计划完成时间，还包括对改进措施实施检查、效果验证的责任人。

（3）评审输出决议的改进计划需要填写《管理评审输出决议改进计划》记录表。

4.4.6 质量负责人或其指定人员负责做好评审记录，填写《管理评审会议记录》。

4.5 编制管理评审报告

4.5.1 评审会议后，质量负责人根据会议记录编制管理评审报告，经检验医学中心主任批准，分发至各专业科主任，并填写《管理评审报告分发记录》。各专业科主任负责将管理评审报告中评审的发现和措施以科内交班会形式告知实验室员工。

4.5.2 评审报告的内容包括：评审目的、范围、依据、内容、方法、日期、参加人员、评审结论、评审输出等。

4.6 评审后的改进和验证

| | 文件编号：JYZX-PF4.15-01 |
|---|---|
| 第二十六节 管理评审程序 | 版本号：E / 2 |
| | 页 码：第 页 共 页 |

4.6.1 改进措施的实施：由检验医学中心各有关部门及相关人员负责实施改进措施。

4.6.2 改进措施的验证：质量负责人组织监督检查和验证，质量监督员配合质量负责人进行跟踪验证，确保措施在约定时间内完成，以防止措施落实不到位或产生负面效应。验证的结果应进行记录并向检验医学中心主任汇报，使检验医学中心主任能监控评审所产生的措施按照要求在适当和约定的日程内得以实施。检验医学中心主任在定期的管理会议中应当监控这些措施及其有效性。

4.7 评审记录归档保存

评审活动结束后，质量负责人将与评审有关的记录进行整理，做好归档保存。保存的记录应包括：评审的实施计划、各种评审输入信息资料、评审会议记录、评审报告、改进措施的验证记录等。

**5 质量记录表格**

5.1 PF4.15-01-TAB-001《管理评审计划表》（表8-26-1）

5.2 PF4.15-01-TAB-002《管理评审实施计划表》（表8-26-2）

5.3 PF4.15-01-TAB-003《管理评审报告分发记录》（表8-26-3）

5.4 PF4.15-01-TAB-004《管理评审会议记录》（表8-26-4）

5.5 PF4.15-01-TAB-005《管理评审输出决议改进计划》（表8-26-5）

**表 8-26-1 管理评审计划表**

表格编号：PF4.15-01-TAB-001

| 计划 管理评审次数 | 管理评审时间 | 实施管理评审原因 | 管理评审人员安排 |
|---|---|---|---|
| 第 次管理评审 | | | |
| 第 次管理评审 | | | |
| 制订时间 | | | |
| 质量负责人签名： | | | |
| 检验医学中心主任签名： | | | |

| 第二十六节　管理评审程序 | 文件编号：JYZX-PF4.15-01 |
| --- | --- |
| | 版本号：E／2 |
| | 页　码：第　页　共　页 |

表 8-26-2　管理评审实施计划表

表格编号：PF4.15-01-TAB-002

| 管理评审名称 | |
| --- | --- |
| 评审目的 | |
| 主持人 | |
| 评审成员 | |
| 计划评审时间 | |
| 评审范围 | |
| 评审方式 | |

| 评审内容和完成人 | | |
| --- | --- | --- |
| 序号 | 评审内容 | 完成人 |
| | | |
| | | |
| | | |
| | | |
| | | |

| 工作日程安排 | |
| --- | --- |
| 时间 | 工作内容 |
| | |
| | |

| 改进措施的执行方法 | | | |
| --- | --- | --- | --- |
| 制订人 | | 制订日期 | |
| 批准人 | | 批准日期 | |

表 8-26-3　管理评审报告分发记录

表格编号：PF4.15-01-TAB-003

| 分发时间 | 报告名称 | 分发部门 | 接收者签名 |
| --- | --- | --- | --- |
| | | | |
| | | | |
| | | | |

| 第二十六节 管理评审程序 | 文件编号： JYZX-PF4.15-01 |
| :--- | :--- |
| | 版本号： E / 2 |
| | 页 码： 第 页 共 页 |

**表 8-26-4 管理评审会议记录**

表格编号：PF4.15-01-TAB-004

| 会议时间： 年 月 日 | 主持人： |
| :--- | :--- |
| 地点： | |
| 参加者： | |
| 会议议题： | |
| 会议记录： | |
| 记录者： 日期： | |

**表 8-26-5 管理评审输出决议改进计划**

年度： 年

表格编号：PF4.15-01-TAB-005

| 序号 | 输出决议 | 改进措施 | 责任部门 / 责任人 | 计划完成时间 | 验证人 |
| :--- | :--- | :--- | :--- | :--- | :--- |
| | | | | | |
| | | | | | |
| | | | | | |
| | | | | | |

制订人： 制订日期： 批准人： 批准日期：

编写：温冬梅、黄福达 审核：王伟佳 批准：王伟佳

批准日期： 年 月 日

# 第九章
# 技术要求

Chapter *9*

| 第一节 人员管理程序 | 文件编号：JYZX-PF5.1-01 |
| | 版本号：E/2 |
| | 页 码：第 页 共 页 |

**1 目的**

对检验医学中心人员的技术能力和工作表现进行有效管理，确保满足质量管理体系要求。

**2 范围**

适用于检验医学中心全体工作人员，除本实验室职工外，还包括进修人员、实习生。

**3 职责**

3.1 医院人力资源部负责新员工的岗前培训。

3.2 技术负责人负责检验医学中心培训计划和继续教育计划的制订。

3.3 各专业科负责人负责本科室继续教育计划的制订，组织本科室新员工的专业技术培训和考核。

3.4 技术管理层成员负责对相关专业人员的操作授权。

3.5 检验医学中心主任负责各种计划的审批。

3.6 检验医学中心人员应知晓本岗位的职责并按要求执行。

**4 程序**

4.1 岗位人员资质

4.1.1 主要管理岗位人员资质要求详见《质量手册》JYZX-QM-010《组织和管理责任》中"4 管理岗位职责"中相关内容。

4.1.2 技术岗位人员资质

（1）要有医学检验相关的教育经历。

（2）聘用技术职务时需取得国家政府部门授予的相应级别技术资格证，由医院人力资源部门按相关程序聘用。

（3）进行某技术岗位独立工作前须接受与该岗位相关的培训，考核合格并取得该岗位独立工作的授权。

（4）某些特殊的工作岗位人员资质须满足相关法规规定的条件。如分子生物学实验室、HIV初筛实验室检验人员经培训考核后持卫生行政管理部门核发的上岗证方可独立工作；大型生化分析仪操作人员经过考核后持卫生部核发的上岗证上岗。

（5）对检验做专业判断人员的资质要求：

a）专业判断人员一般包括检验报告的签发者、检验医学中心专门向服务对象提供咨询和解释的人员。

b）专业判断人员需具备适当的理论及实践背景，并有近期经验；应参加常规的职业教育或相关学术交流活动，紧跟诊断医学领域突飞猛进的技术进步。

c）检验结果的专业判断包括对结果本身的判断和对结果临床意义的判断。

d）专业判断的形式可包括对检验结果发表意见、对检验过程和结果做出评价，如

| | 文件编号：JYZX-PF5.1-01 |
|---|---|
| **第一节　人员管理程序** | 版本号：E/2 |
| | 页　码：第　页　共　页 |

表明某检验过程是正确的、结果是可靠的；解释说明检验结果的利用价值和适用范围、对患者疾病的发展做一定的预测、对患者疾病的诊断进行模拟假设、解释说明此检验结果与参考区间的关系；相关的政策和法律法规的要求。

4.2 岗位描述

4.2.1 主任技师和副主任技师职责、权限和任务

（1）在科主任的领导下，负责本专业的业务、教学、科研和仪器设备的管理工作。

（2）负责本科主要仪器、设备的购置论证、验收和调试，定期检查和做好仪器、设备的使用和维护保养。

（3）解决本科相关的复杂、疑难的技术问题，并参加相应的检验技术工作，授权的检验结果审核。

（4）负责科室业务技术的训练和考核，担任教学工作，培养主管技师解决复杂技术问题的能力。

（5）掌握本专业国内外信息，指导下级技术人员开展科研和引进新业务、新技术、新方法的工作，总结经验，撰写学术论文。

（6）参加临床疑难病的会诊及讨论，负责疑难检验项目的检查与室内质控及室间质评工作。

4.2.2 主管技师职责、权限和任务

（1）在科主任领导和主任技师、副主任技师指导下进行工作。

（2）熟悉各种仪器的原理、性能和使用方法，协同专业科主任制订技术操作规程（SOP）和质量控制措施。负责仪器的调试、鉴定、操作和维护保养，解决较复杂、疑难的技术问题，参加相应的检验工作和授权的检验结果审核工作。

（3）指导下级技师解决较疑难的技术问题，担任进修、实习人员的带教工作，并负责其技术考核。

（4）了解和掌握国内外本专业信息和先进应用技术，开展科研，引进新业务、新技术、新方法，总结经验，撰写学术论文。

（5）参加科室一线值班。

（6）负责疑难项目的检验及报告的审签，需要时参加临床病例的讨论。

4.2.3 技师职责、权限和任务

（1）在科主任领导和上级技师的指导下进行检验技术工作。

（2）参加本专业仪器、设备的调试、鉴定、操作、建档和维护保养工作。

（3）根据科室情况，参加一线的检验工作；指导下级技士及进修人员做好相关技术工作，并负责其技术考核。

（4）学习、应用国内外先进技术，参加科研和引用新业务、新技术。总结经验，撰

| 第一节 人员管理程序 | 文件编号：JYZX-PF5.1-01 |
| --- | --- |
| | 版本号：E/2 |
| | 页　码：第　页　共　页 |

写学术论文。参加科室一线值班。

（5）负责科室各种检验项目的技术操作和特殊试剂的配制与鉴定。

4.2.4 技士（技工）职责、权限和任务

（1）在科主任领导和上级技师的指导下进行工作。

（2）协同技师做好仪器、设备的操作、维护、保养、建档和使用登记。

（3）协同技师做好物品、试剂、器材的请领和保管，以及各种登记、统计工作。

（4）钻研业务技术，引用新业务、新技术，做好进修、实习人员的带教工作。

（5）负责收集、采集检验标本和进行一般检验工作；做好检验器材的洗刷、消毒液的配制和灭菌工作。

（6）参加科室一线值班。

4.2.5 CNAS 认可的授权签字人职责、权限和任务

（1）与检验技术接触紧密，掌握有关的检验项目及限制范围。

（2）熟悉有关检验/校准/质控标准、方法及规程。

（3）有能力对检验/校准/质控结果进行评定，了解测试结果的不确定度。

（4）了解有关设备维护保养及定期校准的规定，掌握其校准状态。

（5）十分熟悉检验申请、采样要求、记录、报告及其核查程序。

（6）熟悉实验室生物、化学、放射性等危险因素的来源及预防控制措施。

（7）了解 CNAS 的认可条件、实验室义务及认可标志使用等有关规定。

（8）履行以上职责，对检验结果的完整性和准确性负责，在授权领域内签发检测报告。

4.2.6 标本采集、接收人员职责、权限和任务

（1）相关标本采集人员根据《检验标本采集手册》中规定的标本采集要求进行标本采集，确保及时送检。

（2）标本接收人员负责完成标本的核收和分发，负责不合格标本的临床联系与记录工作。

（3）积极参加业务学习和培训，不断提高自身素质，掌握新项目、新方法的标本采集注意事项。

4.2.7 各专业科应对所设置的具体工作岗位的职责、权限和任务在 SOP 中作详细说明。

4.2.8 管理岗位职责详见《质量手册》JYZX-QM-010《组织和管理责任》中"4 管理岗位职责"中相关内容。

4.2.9 履行岗位职责时的医德医风要求

（1）按时上下班，不迟到早退；不无故离岗、串岗。

（2）工作认真负责，避免出现差错，避免因失职或管理不善造成经济损失。

| | |
|---|---|
| **第一节　人员管理程序** | 文件编号：JYZX-PF5.1-01 |
| | 版本号：E/2 |
| | 页　码：第　页　共　页 |

（3）积极参加各种突发公共卫生事件的抢救、救灾工作；在发生自然灾害、传染病流行、重大伤亡事故以及其他严重危及人民身体健康的紧急情况下，服从调遣。

（4）不收受或索要"回扣、红包"；遇到服务对象无理刁难，要顾全大局，及时采取应变措施。

（5）不要有意捏造或歪曲事实，诬告陷害他人，损害单位及他人名誉。

（6）积极申报国家级、省级及市级课题和成果进步奖。

4.3 新员工入岗前介绍

4.3.1 医院人力资源部门负责的相关介绍

（1）介绍的内容：医院的组织结构、医院文化、服务理念、规章制度、聘用的条件和期限、健康和安全要求（包括火灾和应急事件）及职业卫生保健服务。

（2）介绍的时机：新员工到医院报到后进入各临床科室工作前。

（3）介绍的方式：医院人力资源部门集中所有新招收员工，采用授课的形式对以上内容进行介绍。

4.3.2 检验医学中心负责的相关介绍

（1）介绍的内容：检验医学中心的组织结构、各专业科的工作区域和仪器设备、员工设施、消防设施、生物安全要求。

（2）介绍的时机：新员工到检验医学中心报到后进入工作岗位前。

（3）介绍的方式：检验医学中心主任或其授权人员采用现场介绍的方式对以上内容进行介绍。

4.3.3 对实习进修人员进行介绍

（1）介绍的内容：检验医学中心各专业科的工作区域和仪器设备、员工设施、消防设施、生物安全要求。

（2）介绍的时机：新到实习进修人员到检验医学中心报到后开始实习前。

（3）介绍的方式：检验医学中心教学科研秘书采用现场介绍的方式对以上内容进行介绍。

4.4 培训

4.4.1 培训的内容和方式

（1）质量管理体系的培训：a）培训人员：质量负责人；b）培训时机：新员工开始岗位工作，质量管理体系发生改变时；c）培训方式：对《质量手册》和《程序文件》的内容进行授课。

（2）所分派的工作过程和程序的培训：a）培训人员：各专业科负责人或其指定的有能力实施培训的人员；b）培训时机：员工进入新岗位工作，员工离开某岗位超过6个月时间重新上岗,员工的某岗位能力评估不合格时;c）培训方式:现场讲解、操作指导。

| 第一节　人员管理程序 | 文件编号：JYZX-PF5.1-01 |
| --- | --- |
| | 版本号：E/2 |
| | 页　码：第　页　共　页 |

（3）适用的实验室信息系统的培训：a）培训人员：系统开发商技术人员或检验医学中心信息系统管理员；b）培训时机：新员工开始岗位工作，实验室信息系统发生改变时；c）培训方式：授课与操作指导。

（4）健康与安全，包括防止或控制不良事件的影响的培训：a）培训人员：生物安全员；b）培训时机：新员工开始岗位工作，每年的定期（至少1次）培训；c）培训方式：授课。

（5）伦理的培训：a）培训人员：质量负责人；b）培训时机：新员工开始岗位工作；c）培训方式：授课。

（6）患者信息的保密的培训：a）培训人员：质量负责人；b）培训时机：新员工开始岗位工作；c）培训方式：授课。

（7）医院要求参加的培训：内容不限于消防安全、传染病防治，按医院的安排参加并接受医院组织的考核。

（8）对进修实习人员的培训：由教学科研秘书制订进修实习人员的轮转计划，专业岗位轮转时由相关岗位工作人员进行带教，进修实习人员不能进行独立的岗位操作，须有员工在场监督其操作。

4.4.2 培训计划制订与实施

技术负责人本人或其指定人员在每年12月根据"4.4.1"中要求的培训内容制订检验医学中心下一年度的培训计划，填写《培训计划表》，报检验医学中心主任审批后，由计划中指定的人员负责按期实施。

4.4.3 对在培人员的监督指导

执行《质量监督管理程序》中相关要求，由质量监督员对在培人员进行重点监督。

4.4.4 定期评估培训效果

（1）培训内容被掌握程度的评估：培训的理论知识要进行培训后考核，考核的方式采用书面答卷的方式，60分为合格，不合格者需补考；员工的岗位技能培训要进行能力评估，具体评估方法见本程序"4.5 能力评估"部分内容。

（2）培训效果监督检查：执行《质量监督管理程序》中相关要求，每月进行监督检查，填写《技术人员培训效果监督检查表》。检查内容包括当月培训计划的内容、培训日期、是否按计划执行、人员培训率、培训后评估率、评估合格率、记录完整性等。

4.4.5 培训的记录

（1）授课方式的培训，通过填写《会议记录表》进行记录。

（2）所分派的工作过程和程序的培训，通过填写《技术岗位培训记录表》进行记录。

4.5 能力评估

4.5.1 能力评估的内容

主要是评估每一位员工执行所指派的技术工作的能力，不同的技术岗位所需具备的

| | 文件编号：JYZX-PF5.1-01 |
|---|---|
| **第一节　人员管理程序** | 版本号：E/2 |
| | 页　码：第　页　共　页 |

能力有所不同，因此，各专业科应根据实际技术工作岗位制订岗位能力评估的内容。

4.5.2 能力评估的标准

（1）分别对每一项能力评估内容进行评分，应根据各单项能力的重要程序分配好得分权重，同时确保某一岗位各项能力得分满分为 100 分，各单项能力评估结果分为优秀、良好、合格、不合格 4 个级别，分别占单项满分的 90% ～ 100%、80% ～ 89%、60% ～ 79%、0 ～ 59%，计算各单项得分的总分，某岗位能力评估的总得分 ≥ 80 分为能力评估符合要求。

（2）岗位能力评估的结果作为技术岗位授权的重要依据，对能力评估不达标者，需重新接受相关培训后再进行能力评估。

4.5.3 能力评估的方法

采用以下全部或任意方法组合，在与日常工作环境相同的条件下，对实验室员工的能力进行评估：

（1）直接观察常规工作过程和程序，包括所有适用的安全操作；

（2）直接观察设备维护和功能检查；

（3）监控检验结果的记录和报告过程；

（4）核查工作记录；

（5）评估解决问题的技能；

（6）检验特定样品，如先前已检验的样品、实验室间比对的物质或分割样品；

（7）必要的理论知识考核。

4.5.4 能力评估的时机

（1）新岗位上岗培训后；

（2）离开某岗位超过 6 个月时间重新上岗培训后；

（3）岗位能力评估不达标时；

（4）每年的定期评估。

4.5.5 能力评估的实施

（1）专业组长、专业科主任助理、专业科主任、高级职称技术人员均可实施能力评估。

（2）实施能力评估人员在实施能力评估时必须做到客观公正、实事求是。

4.5.6 能力评估结果的记录

通过填写《技术岗位能力评估记录表》进行记录。

4.5.7 能力评估后技术岗位授权

（1）技术岗位设置由各专业科自行确定。

（2）能力评估达标者，已授权的维持原岗位资格，未授权的进行授权。

（3）对于离岗超过 6 个月的人员或岗位能力评估不达标的人员取消授权。

| 第一节 人员管理程序 | 文件编号：JYZX-PF5.1-01 |
| --- | --- |
| | 版本号：E／2 |
| | 页　码：第　页　共　页 |

（4）各专业科主任负责本专业技术岗位的授权，通过填写《技术岗位授权记录表》进行记录。

4.6 员工表现评估

4.6.1 评估的内容

（1）履行岗位职责情况：能完成职责要求的各项工作内容；

（2）工作责任心：能认真及时处理标本和审核报告；

（3）奉献精神：乐于奉献，不计较个人得失；

（4）岗位协作性：能很好地与同事协作完成工作；

（5）服务态度：对患者态度好，有耐心，电话礼仪好；

（6）组织纪律性：遵守科室制度，准时到岗，不随意离岗。

4.6.2 评估的方法

（1）频率：每6个月进行1次；

（2）评估人员：采用科内人员互评的方式，按照《员工表现评估记录表》中的要求，每人均需对其他人的工作表现进行评价；

（3）结果的统计：由各专业科负责人或其指定人员进行评分的汇总统计。

4.6.3 评估的标准

（1）各评估内容单项满分10分，根据其表现进行评分；

（2）互评结果中个人总分计算公式：总分＝（单项分总和／评估项数）×10；

（3）个人的实际评估得分取所有互评结果中个人总分的均值，分值≥80分为符合要求。

4.6.4 评估不达标的处理

对于表现评估不符合要求的人员，要求其进行自我检讨，查找不足，实施改进，2个月后再对其进行表现评估，仍不符合要求者，暂时调离检验工作岗位，由医院人力资源部门安排专门的培训，经考核合格后方可重回检验工作岗位。

4.7 继续教育和专业发展

4.7.1 继续教育计划的制订

（1）根据医院的要求结合科室发展的需要，于每年12月制订下一年的员工继续教育计划，技术负责人本人或其指定人员制订检验医学中心员工继续教育计划，各专业科负责人制订相应专业科的继续教育计划。根据工作实际情况可随机增加继续教育的内容。

（2）计划要操作性强并能针对不同级别实验室工作人员需求，员工应参加常规专业发展或其他的专业相关活动，利于其在目标专业进一步深造。

（3）继续教育的形式包括：a）参加检验医学中心内部组织的专业知识讲座；b）外出参加专业学术会议；c）外出进修。

| | |
|---|---|
| 第一节　人员管理程序 | 文件编号：JYZX-PF5.1-01 |
| | 版本号：E/2 |
| | 页　码：第　页　共　页 |

（4）计划通过填写《员工继续教育计划表》制订，经检验医学中心主任审批后生效。

4.7.2 继续教育的实施

相关人员必须按制订的《继续教育计划表》中要求按时参加继续教育。

4.7.3 继续教育计划的有效性评估

（1）评估人：技术负责人。

（2）评估频率：每年至少 1 次，年底进行。

（3）评估内容：计划被执行的情况；实施后的效果；实施过程中存在的问题。

4.7.4 继续教育的记录

（1）外出参加专业学术交流会和进修的人员，继续教育活动结束后 5 个工作日内需填写《外派会议/进修记录表》，同时填写《个人年度继续教育记录表》。

（2）参加检验医学中心内部组织的专业知识讲座时应在相应的会议记录表签到，会后 3 个工作日内填写《个人年度继续教育记录表》。

4.8 科研工作

（1）按照检验医学中心和医院制订的科研项目管理制度与审批程序积极参加科研工作。

（2）配合医院主管部门做好科研项目的全程追踪、阶段总结和结题工作。

4.9 人员相关记录的保持

4.9.1 保持人员记录的内容

应保持全体人员相关教育和专业资质、培训、经历和能力评估的记录，具体内容包括：

（1）教育和专业资质；

（2）证书或执照的复件（适用时）；

（3）以前的工作经历；

（4）岗位描述；

（5）新员工入岗前介绍；

（6）当前岗位的培训；

（7）能力评估；

（8）继续教育和成果记录；

（9）员工表现评估；

（10）事故报告和职业危险暴露记录；

（11）免疫状态（与指派的工作相关时）；

（12）岗位授权记录。

4.9.2 不同记录的保持方式

（1）教育和专业资质、新员工入岗前介绍、以前的工作经历通过填写《个人信息简

<table>
<tr><td rowspan="3">第一节 人员管理程序</td><td>文件编号：JYZX-PF5.1-01</td></tr>
<tr><td>版本号：E/2</td></tr>
<tr><td>页 码：第 页 共 页</td></tr>
</table>

况表》进行记录，质量负责人或其指定人员负责归档。

（2）证书或执照的复件：包括个人身份证复印件、毕业证复印件、学位证复印件、职称资格证复印件、聘任证书复印件统一放个人档案盒中保存，个人将相关材料上交检验医学中心文档管理员归档。

（3）岗位描述：通过填写《个人年度岗位描述记录表》进行记录，相关专业科负责人负责对岗位描述情况的审核，质量负责人或其指定人员负责每年初对上一年记录进行归档。

（4）岗位培训、能力评估、员工表现评估和岗位授权记录：相关记录由各专业科保持。

（5）继续教育和成果记录：通过填写《个人年度继续教育记录表》和《个人年度成果记录表》进行记录，质量负责人或其指定人员负责每年初对上一年记录进行归档。

（6）事故报告：通过填写《事故报告表》进行记录，质量负责人或其指定人员负责每年初对上一年记录进行归档。

（7）职业危险暴露记录：通过填写《职业暴露个案登记表》进行记录，质量负责人或其指定人员负责每年初对上一年记录进行归档。

（8）免疫状态：每年对员工进行一次健康体检，体检项目必须包括反映免疫状态的结果。体检报告统一存放个人档案盒中保存，个人将相关材料上交检验医学中心文档管理员归档。

4.9.3 记录保持的期限

员工的以上记录内容保持至员工离职。

**5 支持文件**

5.1 JYZX-QM-010《组织和管理责任》

5.2 JYZX-PF4.1-04《质量监督管理程序》

**6 技术记录表格**

6.1 PF5.1-01-TAB-001《个人信息简况表》（表9-1-1）

6.2 PF5.1-01-TAB-002《员工继续教育计划表》（表9-1-2）

6.3 PF5.1-01-TAB-003《会议记录表》（表9-1-3）

6.4 PF5.1-01-TAB-004《技术岗位培训记录表》（表9-1-4）

6.5 PF5.1-01-TAB-005《外派会议/进修记录表》（表9-1-5）

6.6 PF5.1-01-TAB-006《技术岗位能力评估记录表》（表9-1-6）

6.7 PF5.1-01-TAB-007《员工表现评估记录表》（表9-1-7）

6.8 PF5.1-01-TAB-008《个人年度继续教育记录表》（表9-1-8）

6.9 PF5.1-01-TAB-009《个人年度岗位描述记录表》（表9-1-9）

6.10 PF5.1-01-TAB-010《个人年度成果记录表》（表9-1-10）

| 第一节　人员管理程序 | 文件编号：JYZX-PF5.1-01 |
| --- | --- |
| | 版本号：E/2 |
| | 页　码：第　页　共　页 |

6.11 PF5.1-01-TAB-011《事故报告表》（表9-1-11）

6.12 PF5.1-01-TAB-012《培训计划表》（表9-1-12）

6.13 PF5.1-01-TAB-013《技术岗位授权记录表》（表9-1-13）

6.14 PF5.1-01-TAB-014《技术人员培训效果监督检查表》（表9-1-14）

6.15 JYZX-SW-TAB-2301《职业暴露个案登记表》（表9-1-15）

### 表9-1-1　个人信息简况表

表格编号：PF5.1-01-TAB-001

| 姓　　名 | | 性　　别 | | 出生年月 | |
| --- | --- | --- | --- | --- | --- |
| 籍　　贯 | | 健康状况 | | 政治面貌 | |
| 毕业院校 | | 所学专业 | | 学　　历 | |
| 学　　位 | | 毕业时间 | | 身份证号 | |
| 开始从事检验工作时间 | | 年　　月 | | | |
| 职　　称 | 序号 | 职称名称 | | 获得时间 | |
| | 1 | | | | |
| | 2 | | | | |
| | 3 | | | | |
| | 4 | | | | |
| 住　　址 | | | | | |
| 联系方式 | 手机： | | 住宅电话： | | |
| 学习经历（从初中起）： | | | | | |
| 入职检验医学中心前的工作经历： | | | | | |
| 新员工入岗前接受介绍的情况： | | | | | |

| 第一节　人员管理程序 | 文件编号：JYZX-PF5.1-01 |
| --- | --- |
| | 版本号：E / 2 |
| | 页　码：第　页　共　页 |

### 表 9-1-2　员工继续教育计划表

表格编号：PF5.1-01-TAB-002

| 序号 | 继续教育内容 | 承办单位 / 主讲人 | 继续教育形式 | 参加人员 | 计划实施日期 |
| --- | --- | --- | --- | --- | --- |
| | | | | | |
| | | | | | |
| | | | | | |
| | | | | | |

填表说明：继续教育形式包括：（1）内部专业知识讲座；（2）外出参加专业学术会议；（3）外出进修。请根据具体的内容填写相应形式。

制订人：　　　　　　　制订日期：　　　　　　　　批准人：　　　　　　　　批准日期：

### 表 9-1-3　会议记录表

表格编号：PF5.1-01-TAB-003

会议主题 _____

主持人：_____　时间：_____　地点：_____

参加人员：_____

| | | | | | | | |
| --- | --- | --- | --- | --- | --- | --- | --- |
| | | | | | | | |

| 参加人员签名 | | | | | | | |
| --- | --- | --- | --- | --- | --- | --- | --- |
| 姓名 | 签到 | 姓名 | 签到 | 姓名 | 签到 | 姓名 | 签到 |
| | | | | | | | |
| | | | | | | | |
| | | | | | | | |
| | | | | | | | |

| 第一节　人员管理程序 | 文件编号： JYZX-PF5.1-01 |
| --- | --- |
| | 版本号： E / 2 |
| | 页　码：第　页　共　页 |

### 表 9-1-4　技术岗位培训记录表

专业科：　　　　　　　　　　　　　　　　　　　表格编号：PF5.1-01-TAB-004

| 培训岗位 | | 受培训人 | |
| --- | --- | --- | --- |
| 培训日期 | 年　月　日—　年　月　日 | | |
| 培训时机 | □ 员工进行新岗位工作<br>□ 员工离开该岗位超过 6 个月时间重新上岗<br>□ 员工的该岗位能力评估不合格 | | |
| 培训内容： | | | |
| 岗位能力评估结果：　　　分（注：根据相应技术岗位能力评估表结果填写得分） | | | |
| 培训人签名 | | 签名日期 | |

### 表 9-1-5　外派会议／进修记录表

年度：　　　年　　　　　　　　　　　　　　　　表格编号：PF5.1-01-TAB-005

| 时间 | | 会议／进修地点 | 内容 | 参加人员 | 主办单位 | 完成情况 | 备注 |
| --- | --- | --- | --- | --- | --- | --- | --- |
| 开始 | 结束 | | | | | | |
| | | | | | | | |
| | | | | | | | |
| | | | | | | | |
| | | | | | | | |
| | | | | | | | |
| | | | | | | | |
| | | | | | | | |
| | | | | | | | |
| | | | | | | | |
| | | | | | | | |
| | | | | | | | |

| 第一节　人员管理程序 | 文件编号：JYZX-PF5.1-01 |
|---|---|
| | 版本号：E / 2 |
| | 页　码：第　页　共　页 |

**表 9-1-6　技术岗位能力评估记录表**

专业科：　　　　　　岗位名称：　　　　　　被评估人：　　　　　　表格编号：PF5.1-01-TAB-006

| 序号 | 评估内容 | 评估方法 | 满分（分） | 得分（分） | 评估过程描述 |
|---|---|---|---|---|---|
| | | | | | |
| | | | | | |

| 评估时机 | □ 新岗位上岗培训后　　　　　　　　□ 离开某岗位超过 6 个月时间重新上岗培训后<br>□ 岗位能力评估不达标　　　　　　　□ 每年的定期评估 |
|---|---|
| 备注 | 1. 评估标准：分别对每一项能力评估内容进行评分，应根据各单项能力的重要程序分配好得分权重，同时确保某一岗位各项能力得分满分为 100 分，各单项能力评估结果分为优秀、良好、合格、不合格 4 个级别，分别占单项满分的 90% ～ 100%、80% ～ 89%、60% ～ 79%、0 ～ 59%，计算各单项得分的总分，某岗位能力评估的总得分 ≥ 80 分为能力符合要求。<br>2. 采用以下全部或任意方法组合，在与日常工作环境相同的条件下，对实验室员工的能力进行评估：A- 直接观察常规工作过程和程序，包括所有适用的安全操作；B- 直接观察设备维护和功能检查；C- 监控检验结果的记录和报告过程；D- 核查工作记录；E- 评估解决问题的技能；F- 检验特定样品，如先前已检验的样品、实验室间比对的物质或分割样品；G- 必要的理论知识考核。填表时用评估方法的代码表示。 |
| 结论 | 总得分：　分，能力评估判断：□符合要求；□不符合要求，需重新进行培训和能力评估。 |

评估人：　　　　　　　　　　　　　　　　　　　　　　　　　日期：　　　年　月　日

**表 9-1-7　员工表现评估记录表**

评估时间段：　　　　　　　　　　　　　　　　　　　　　表格编号：PF5.1-01-TAB-007

| 评估内容<br>得分<br>姓名 | 履行岗位职责情况：能完成职责要求的各项工作内容 | 工作责任心：能认真及时处理标本和审核报告 | 奉献精神：乐于奉献，不计较个人得失 | 岗位协作性：能很好地与同事协作完成工作 | 服务态度：对患者态度好，有耐心，电话礼仪好 | 组织纪律性：遵守科室制度，准时到岗，不随意离岗 | 总分 |
|---|---|---|---|---|---|---|---|
| | | | | | | | |
| | | | | | | | |
| | | | | | | | |
| 备注 | | | | | | | |
| 评估方法 | 1. 各评估内容单项满分 10 分，根据其表现进行评分。<br>2. 个人总分计算公式：总分 =（单项分总和 / 评估项数）×10，即总分 =（单项分总和 / 6）×10 | | | | | | |

| | 文件编号： JYZX-PF5.1-01 |
|---|---|
| **第一节 人员管理程序** | 版本号：E / 2 |
| | 页 码：第 页 共 页 |

### 表 9-1-8 个人年度继续教育记录表

姓名： 　　　　　 年度： 　年　　　　　　　 表格编号：PF5.1-01-TAB-008

| 开始日期 | 结束日期 | 继续教育内容 | 承办单位 / 主讲人 | 继续教育形式 | 记录人 | 记录日期 |
|---|---|---|---|---|---|---|
| | | | | | | |
| | | | | | | |

　　填表说明：继续教育形式包括：（1）内部专业知识讲座；（2）外出参加专业学术会议；（3）外出进修，请根据具体的内容填写相应形式。

### 表 9-1-9 个人年度岗位描述记录表

姓名： 　　　　　 年度： 　年　　　　　　　 表格编号：PF5.1-01-TAB-009

| 本年度工作过的岗位及起止日期： |
|---|
| 岗位工作情况描述： |
| 部门负责人审核意见： |

　　记录者： 　　　　　记录日期： 　　　　　审核人： 　　　　　审核日期：

### 表 9-1-10 个人年度成果记录表

姓名： 　　　　　 年度： 　年　　　　　　　 表格编号：PF5.1-01-TAB-010

| 题目 | 成果类别 | 发表论文的杂志名称 / 其他成果的批准单位 | 成果取得时间 | 成果作者排序 | 记录人 | 记录时间 |
|---|---|---|---|---|---|---|
| | | | | | | |
| | | | | | | |

　　填表说明：成果类别包括：（1）学术论文；（2）科研课题；（3）科技成果奖，请根据具体的内容填写相应类别。

### 表 9-1-11 事故报告表

表格编号：PF5.1-01-TAB-011

| 事故责任人 | | 发生日期 | |
|---|---|---|---|
| 事故描述： | | | |
| 事故原因分析： | | | |
| 事故处理情况： | | | |
| 记录人 | | 记录日期 | |

| | 文件编号：JYZX-PF5.1-01 |
|---|---|
| **第一节 人员管理程序** | 版本号：E／2 |
| | 页 码：第 页 共 页 |

### 表 9-1-12 培训计划表

部门：　　　　　　　　　　　年度：　　年　　　　　　　　表格编号：PF5.1-01-TAB-012

| 培训内容 | 培训方式 | 培训人员 | 培训对象 | 实施日期 |
|---|---|---|---|---|
| | | | | |
| | | | | |
| | | | | |

制订人：　　　　　　制订日期：　　　　　　审批人：　　　　　　审批日期：

### 表 9-1-13 技术岗位授权记录表

表格编号：PF5.1-01-TAB-013

| 专业科 | | | 岗位名称 | | |
|---|---|---|---|---|---|
| 被授权人 | 首次能力评估成绩 | 实施评估的日期 | 授权人 | 授权日期 | 权限取消原因及日期 |
| | | | | | |
| | | | | | |
| | | | | | |
| | | | | | |
| | | | | | |

### 表 9-1-14 技术人员培训效果监督检查表

专业科：　　　　　　　　　　　　　　　　　　　　　表格编号：PF5.1-01-TAB-014

| 培训计划内容 | 培训日期 | 是否按计划执行 | 应培训人数 | 实际培训人数 | 人员培训率 | 培训后评估率 | 评估合格率 | 记录完整性 |
|---|---|---|---|---|---|---|---|---|
| | | | | | | | | |
| | | | | | | | | |
| | | | | | | | | |
| 备注 | | | | | | | | |

监督检查人：　　　　　　　　　　　　　　　　日期：　　　年 月 日

| 第一节　人员管理程序 | 文件编号：JYZX-PF5.1-01 |
| --- | --- |
| | 版本号：E/2 |
| | 页　码：第　页　共　页 |

## 表 9-1-15　职业暴露个案登记表

表格编号：JYZX-SW-TAB-2301

| 一、基本情况 | | | | | | |
| --- | --- | --- | --- | --- | --- | --- |
| 姓名 | | 性别 | | 年龄/工龄 | / | 部门 | |
| 人员性质 | 职工（　）　临工（　）　实习生（　）　进修生（　）　后勤人员（　） | | | | | |
| 发生时间 | | | 发生地点 | | | |
| 暴露时从事活动经过： | | | | | | |

二、暴露方式

（一）接触暴露

| 1. 皮肤　无破损□　　有破损□ | 2. 黏膜□ |
| --- | --- |
| 3. 接触部位 | 4. 接触面积　　　　　cm² |
| 5. 暴露量和时间　量小暴露时间短□ | 量大暴露时间长□ |
| 6. 污染物来源（1）血液□　（2）体液□： | （3）其他： |

（二）针刺或锐器割伤

| 1. 何种器械（1）采血针□　（2）血气针□　（3）破碎试管□ | 其他器械： |
| --- | --- |
| 2. 损伤程度、危险度　表皮擦伤、针刺　低危□ | 伤口较深、器皿上可见血液　高危□ |
| 3. 污染物来源（1）血液□　（2）体液□： | （3）其他： |

（三）呼吸道吸入

| 吸入物： | 吸入量： |
| --- | --- |

（四）消化道吸入

| 吸入物： | 吸入量： |
| --- | --- |

三、暴露后紧急处理

四、暴露源追踪

暴露源：患者标本

患者标本含传染病因子情况（检验结果）：

患者诊断：

暴露源：化学品/危险品（　）　　物理（　）

暴露源情况：

五、处理

| 上报医院处理□ | 无上报医院处理□ |
| --- | --- |

填表人＿＿＿＿＿＿＿＿＿＿　　　　　　填表日期＿＿＿＿＿＿＿＿＿＿

审核人＿＿＿＿＿＿＿＿＿＿　　　　　　审核日期＿＿＿＿＿＿＿＿＿＿

编写：缪丽韶、黄福达　　审核：王伟佳　　批准：王伟佳

批准日期：　　　　年　月　日

| 第二节　设施和环境条件管理程序 | 文件编号：JYZX-PF5.2-01 |
| --- | --- |
| | 版本号：E/1 |
| | 页　码：第　页　共　页 |

## 1 目的

有效控制实验室的设施和环境条件，保障检验工作的顺利开展，确保用户服务的质量、安全和有效，以及实验室员工、患者和来访者的健康和安全。

## 2 范围

检验医学中心各部门。

## 3 职责

3.1 检验医学中心主任负责实验室的布局设计，决定实验室的设施和环境资源利用。

3.2 各部门负责人负责监督本部门设施维护和环境条件控制情况，安排和落实人员对设施和环境条件进行维护和记录。

3.3 工作人员按要求对设施和环境进行维护并记录。

## 4 程序

4.1 工作空间的评估

4.1.1 评估的目的：合理分配开展工作的空间，确保有足够的空间满足检测工作需要。

4.1.2 评估的实施：检验医学中心主任负责组织工作空间的评估。

4.1.3 评估的频率：至少每年1次。

4.1.4 评估的内容：空间分配是否能保证实验室的有效运行；根据业务发展需要新购进的设施和设备是否有足够的空间摆设；空间布局是否满足生物安全和消防安全要求；空间布局是否使员工感到方便、舒适。

4.1.5 评估结果的处理：通过评估发现工作空间的充分性和适宜性方面存在的不足，检验医学中心主任负责组织整改。

4.2 实验室和办公设施的管理

4.2.1 对进入影响检验质量的区域进行控制

（1）检验医学中心的员工通道、临床检验科员工通道、免疫科员工通道、分子诊断中心员工通道分别设置了电子门禁，工作人员通过刷门卡进出实验室，限制外来人员进入和使用会影响检验质量的区域；

（2）外来人员必须经检验医学中心主任或各部门负责人批准后，在工作人员陪同下才能进入检验工作区，并在《外来人员进入实验室登记表》上记录相关信息；

（3）当有来访者被批准进入后，陪同人员应告知实验室相关危险区域位置，需要时提供必要的防护用品。

4.2.2 保护医疗信息、患者样品、实验室资源，防止未授权访问

（1）实验室配置标本冷库保存样品，对于高风险样品设置专门样品保存盒，易燃易爆的危险品有专门存放设施，试剂等消耗品存放在试剂冷库、冰箱和储存室，外来人员未经允许不能接触；

（2）患者的检测结果及相关的医疗信息保存在LIS中，只有被授权人员可以查阅，

| 第二节　设施和环境条件管理程序 | 文件编号： JYZX-PF5.2-01 |
| | 版本号： E／1 |
| | 页　码：第　页　共　页 |

非被授权人员未经允许不能拍照或打印；

（3）外来人员离开实验室时要由本实验室相关人员护送离开，防止带走实验室的样品和资源；

（4）外来人员需要外带样品或资源时，需经检验医学中心主任或各部门负责人的批准；

（5）实验室关闭时，最后一位离开实验室的员工必须关好门窗，以防实验室内物品被盗。

4.2.3 配备保证检验正确实施的设施

（1）这些设施包括能源、照明、通风、噪声、供水、废弃物处置设施、实验台、物品柜和环境条件；

（2）根据仪器设备总负荷配置电源和 UPS，检验医学中心总部和临床检验科独立配置 UPS；

（3）配备足够的照明灯，保证所有照明灯正常，遇照明灯不能正常使用时及时通知医院电工班人员更换；

（4）配备空调系统，用以调节温度；配备通风系统进行空气交换，微生物实验室配备负压空气过滤系统。

（5）实验室宜与外界相对封闭，减少外界噪声干扰；

（6）根据实验室的布局布置水管，使供水得到保障，为了适合生化分析系统的用水要求，检验医学中心在总部和临床检验科各配置纯水机 1 台；

（7）为使实验室的废弃物处置符合要求，在检验医学中心一楼和临床检验科设置专用污物处理间；

（8）配备相应的实验台和物品柜，实验台具有防腐、防潮、易消毒的功能；

（9）按本程序"4.6"中要求进行环境条件监测，以确保实验室环境对设备运行无不利影响。

4.2.4 通讯系统的配置

（1）检验医学中心各专业科、前台、相应办公室由医院配置电话，方便实验室内部、实验室与外部的联系；

（2）医院为检验医学中心管理层、主任助理及有需要的人员开通院内邮箱功能，方便各部门开展工作时进行沟通；

（3）根据工作需要，检验医学中心主任、各专业科负责人和科室秘书使用的电脑经向医院计算机管理中心申请后开通连互联网功能，方便上传和获取外部信息；

（4）在实验室使用实验室信息系统，与医院 HIS 系统互联，实现检验结果的实时网络传输，提高工作效率和质量；实验室信息系统研发公司负责 LIS 系统的维护和升级，保证 LIS 系统持续符合检验工作需要。

4.2.5 安全设施和设备的配备

（1）配备的安全设施和设备包括：高压灭菌炉、生物安全柜、紫外线和空气过滤器

| 第二节 设施和环境条件管理程序 | 文件编号：JYZX-PF5.2-01 |
| --- | --- |
| | 版本号：E／1 |
| | 页 码：第 页 共 页 |

消毒装置、应急疏散指示灯、应急淋浴和洗眼装置、冷库中的反锁解除装置、急救箱、消防安全包、门禁识别装置、消防栓、灭火器。

（2）安全设施和设备的定期功能验证

a）高压灭菌炉、生物安全柜、紫外线和空气过滤器消毒装置：由使用科室按相应设备的使用要求进行功能验证；

b）应急疏散指示灯、应急淋浴和洗眼装置、冷库中的反锁解除装置、急救箱、消防安全包、门禁识别装置：各专业科要安排人员每天对这些设施进行功能检查，并填写《每日安全设施检查表》；

c）消防栓、灭火器：由检验医学中心安全员按《生物安全手册》中的要求每月检查 1 次；

d）检查中发现任何安全设施有故障应马上排除，并填写《设施与环境监测失控报告》。

4.3 储存设施的管理

4.3.1 储存空间和条件

（1）实验室配备标本冷库、试剂冷库、普通冰箱、低温冰箱和储存室，满足标本、试剂和消耗品的存放需要。冷库、冰箱的温度采用温控系统进行监测，确保其内存物性质的稳定。

（2）检验医学中心在六楼资料室、临床检验科、临床生化科的洁净区设置多个文件柜用于保存文件、档案、手册及记录。

4.3.2 检验过程中使用的临床样品和材料的储存方式

需储存的临床样品和材料垂直放置于标本架或白色泡沫架上，单管加盖保存或没有单管加盖保存的标本放入有盖保鲜盒中保存，避免泄漏而造成交叉污染。

4.3.3 危险品的储存和处置设施

设置独立的危险品仓库，实验室工作区域可以暂时存放最小量的危险品，并有易燃易爆等相应危险品警示标志。

4.4 员工设施的配备

4.4.1 各专业科均配备了洗手间、饮水间、休息室、个人衣物柜。

4.4.2 在临床检验科设置值班房。

4.4.3 在检验医学中心大楼六楼设置了示教室供会议和个人学习使用。

4.5 患者样品采集设施的配备

4.5.1 门诊楼各楼层均设置独立的抽血室方便患者抽血，减少患者排队的时间，采集区和等待区通过抽血室房门隔开，保护了患者的隐私。

4.5.2 抽血室内设置了椅子供患者使用，提高了患者在抽血时的舒适度。

4.5.3 抽血室内有足够的空间容纳适当的陪伴人员（如监护人或翻译），确保标本采集的顺利进行。

| | 文件编号：JYZX-PF5.2-01 |
|---|---|
| 第二节　设施和环境条件管理程序 | 版本号：E/1 |
| | 页　码：第　页　　共　页 |

4.5.4 病房的标本由护士进行床边采集，最大程度方便患者。

4.5.5 执行患者样品采集程序的设施可以保证样品的正确采集方式，保证检验质量和结果的可靠性，避免所有已知的不利影响。例如配备了冰箱用于未能及时送检的需低温保存样品的存放。

4.5.6 在各抽血室配备适当的晕血和晕针的急救物品。

4.6 设施维护和环境条件的管理

4.6.1 应保持设施功能正常、状态可靠

（1）水、电供应设施由检验医学中心安全员按《生物安全手册》中的要求每月检查1次。

（2）安全设施功能验证按"4.2.5"中"安全设施和设备的定期功能验证"进行。

（3）检查中发现任何安全设施有故障应马上排除，并填写《设施与环境监测失控报告》。

4.6.2 工作区应洁净并保持良好状态

（1）实验室实施"5S"内部管理，包括整理（SEIRI）、整顿（SEITON）、清扫（SEISO）、清洁（SEIKETSU）、素养（SHITSUKE）。

（2）整理是指区分要与不要的物品，现场只保留必需的物品。

（3）整顿是指工作场所的必需品依规定定位、定方法摆放，整齐有序，明确标示。

（4）清扫是指清除现场内的脏污、清除作业区域的物料垃圾。

（5）清洁是指将整理、整顿、清扫实施的做法制度化、规范化，维持其成果。

（6）素养是指人人按章操作、依规行事，养成良好的习惯。

4.6.3 环境条件监测

（1）检验医学中心需要控制的环境条件是工作区域的温度、湿度，各工作区域的温湿度控制范围由相关专业科负责人根据仪器的需要、试剂的需要、实验程序的需要及实验室员工的人性化考虑制订。

（2）各部门采用温控系统监测样品、试剂的冰箱和冷库的温度，监测本部门工作区域温度和湿度，具体操作要求见《温控系统操作管理程序》。当温控系统不能正常使用时，人工监测温湿度，并填写《实验室温度及湿度记录表》《冰库温度记录表》《冰箱温度记录表》《超低温冰箱温度记录表》。

（3）当环境监测发现失控时，要及时处理，必要时通知部门负责人协助处理，填写《设施与环境监测失控报告》。

4.6.4 防止交叉污染

微生物实验室与其他设施有效分隔，在检验程序可产生危害，或不隔离可能影响工作时，执行《交叉污染控制程序》，防止交叉污染。

4.6.5 必要时安静工作环境的提供

为骨髓细胞形态分析、血细胞形态分析、微生物显微镜分类等实验操作的人员提供安静的工作环境。

| 第二节　设施和环境条件管理程序 | 文件编号：JYZX-PF5.2-01 |
| --- | --- |
| | 版本号：E/1 |
| | 页　码：第　页　共　页 |

**5 支持文件**

5.1 JYZX-PF5.2-02《温控系统操作管理程序》

5.2 JYZX-PF5.2-03《交叉污染控制程序》

**6 技术记录表格**

6.1 PF5.2-01-TAB-001《实验室温度及湿度记录表》（表9-2-1）

6.2 PF5.2-01-TAB-002《冰库温度记录表》（表9-2-2）

6.3 PF5.2-01-TAB-003《冰箱温度记录表》（表9-2-3）

6.4 PF5.2-01-TAB-004《超低温冰箱温度记录表》（表9-2-4）

6.5 PF5.2-01-TAB-005《设施与环境监测失控报告》（表9-2-5）

6.6 PF5.2-01-TAB-006《每日安全设施检查表》（表9-2-6）

6.7 PF5.2-01-TAB-007《外来人员进入实验室登记表》（表9-2-7）

**表 9-2-1　实验室温度及湿度记录表**

部门：　　　　年　月　　温控范围：　　　　湿度范围：　　　　表格编号：PF5.2-01-TAB-001

| | 日期 | 1 | 2 | 3 | 4 | 5 | 6 | 7 | 8 | 9 | 10 | 11 | …… | 25 | 26 | 27 | 28 | 29 | 30 | 31 |
| --- | --- | --- | --- | --- | --- | --- | --- | --- | --- | --- | --- | --- | --- | --- | --- | --- | --- | --- | --- | --- |
| 温度 | 14℃ | | | | | | | | | | | | | | | | | | | |
| | 16℃ | | | | | | | | | | | | | | | | | | | |
| | 18℃ | | | | | | | | | | | | | | | | | | | |
| | 20℃ | | | | | | | | | | | | | | | | | | | |
| | 22℃ | | | | | | | | | | | | | | | | | | | |
| | 24℃ | | | | | | | | | | | | | | | | | | | |
| | 26℃ | | | | | | | | | | | | | | | | | | | |
| | 28℃ | | | | | | | | | | | | | | | | | | | |
| | 30℃ | | | | | | | | | | | | | | | | | | | |
| | 测定值 | | | | | | | | | | | | | | | | | | | |
| 湿度 | 测定值 | | | | | | | | | | | | | | | | | | | |
| 记录者 | | | | | | | | | | | | | | | | | | | | |

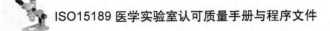

| 第二节　设施和环境条件管理程序 | 文件编号：JYZX-PF5.2-01 |
| --- | --- |
| | 版本号：E/1 |
| | 页　码：第　页　　共　页 |

**表 9-2-2　冰库温度记录表**

部门：　　　　　年　月　温控范围：　　　　湿度范围：　　　　表格编号：PF5.2-01-TAB-001

| 温度 | 9℃ | | | | | | | | | | | | | | | | | | |
| --- | --- | --- | --- | --- | --- | --- | --- | --- | --- | --- | --- | --- | --- | --- | --- | --- | --- | --- | --- |
| | 8℃ | | | | | | | | | | | | | | | | | | |
| | 7℃ | | | | | | | | | | | | | | | | | | |
| | 6℃ | | | | | | | | | | | | | | | | | | |
| | 5℃ | | | | | | | | | | | | | | | | | | |
| | 4℃ | | | | | | | | | | | | | | | | | | |
| | 3℃ | | | | | | | | | | | | | | | | | | |
| | 2℃ | | | | | | | | | | | | | | | | | | |
| | 1℃ | | | | | | | | | | | | | | | | | | |
| 日期 | 1 | 2 | 3 | 4 | 5 | 6 | 7 | 8 | 9 | …… | 24 | 25 | 26 | 27 | 28 | 29 | 30 | 31 | |
| 测值 | | | | | | | | | | | | | | | | | | | |
| 记录者 | | | | | | | | | | | | | | | | | | | |

温度范围：2～8℃

| 第二节 设施和环境条件管理程序 | 文件编号：JYZX-PF5.2-01 |
|---|---|
| | 版本号：E/1 |
| | 页　码：第　页　共　页 |

### 表9-2-3　冰箱温度记录表

科室：　　　　　　年　月　　　冰箱编号：　　　　　表格编号：PF5.2-01-TAB-003

| 日期 | | 1 | 2 | 3 | 4 | 5 | 6 | 7 | 8 | 9 | …… | 23 | 24 | 25 | 26 | 27 | 28 | 29 | 30 | 31 |
|---|---|---|---|---|---|---|---|---|---|---|---|---|---|---|---|---|---|---|---|---|
| 冷藏室度℃ | 12 | | | | | | | | | | | | | | | | | | | |
| | 10 | | | | | | | | | | | | | | | | | | | |
| | 8 | | | | | | | | | | | | | | | | | | | |
| | 6 | | | | | | | | | | | | | | | | | | | |
| | 4 | | | | | | | | | | | | | | | | | | | |
| | 2 | | | | | | | | | | | | | | | | | | | |
| | 0 | | | | | | | | | | | | | | | | | | | |
| 冷冻室温度℃ | − 2 | | | | | | | | | | | | | | | | | | | |
| | − 4 | | | | | | | | | | | | | | | | | | | |
| | − 6 | | | | | | | | | | | | | | | | | | | |
| | − 8 | | | | | | | | | | | | | | | | | | | |
| | − 10 | | | | | | | | | | | | | | | | | | | |
| | − 12 | | | | | | | | | | | | | | | | | | | |
| | − 14 | | | | | | | | | | | | | | | | | | | |
| | − 16 | | | | | | | | | | | | | | | | | | | |
| | − 18 | | | | | | | | | | | | | | | | | | | |
| | − 20 | | | | | | | | | | | | | | | | | | | |
| 冷藏室温度1 | | | | | | | | | | | | | | | | | | | | |
| 冷藏室温度2 | | | | | | | | | | | | | | | | | | | | |
| 冷冻室温度 | | | | | | | | | | | | | | | | | | | | |
| 记录者 | | | | | | | | | | | | | | | | | | | | |

注：冷藏室1和冷冻室用红色描画，冷藏室2用蓝色描画。温度范围：冷藏室2～8℃。冷冻室：−20～−6℃。

| 文件编号：JYZX-PF5.2-01 |
|---|

## 第二节　设施和环境条件管理程序

版本号：E/1

页　码：第　页　共　页

### 表 9-2-4　超低温冰箱温度记录表

部门：　　　年　月　　　　　　　设备编号：　　　　　表格编号：PF5.2-01-TAB-004

| 日期 | | 1 | 2 | 3 | 4 | 5 | 6 | 7 | 8 | 9 | … | 23 | 24 | 25 | 26 | 27 | 28 | 29 | 30 | 31 |
|---|---|---|---|---|---|---|---|---|---|---|---|---|---|---|---|---|---|---|---|---|
| 温度℃ | −64 | | | | | | | | | | | | | | | | | | | |
| | −65 | | | | | | | | | | | | | | | | | | | |
| | −66 | | | | | | | | | | | | | | | | | | | |
| | −67 | | | | | | | | | | | | | | | | | | | |
| | −68 | | | | | | | | | | | | | | | | | | | |
| | −69 | | | | | | | | | | | | | | | | | | | |
| | −70 | | | | | | | | | | | | | | | | | | | |
| | −71 | | | | | | | | | | | | | | | | | | | |
| | −72 | | | | | | | | | | | | | | | | | | | |
| | −73 | | | | | | | | | | | | | | | | | | | |
| | −74 | | | | | | | | | | | | | | | | | | | |
| | −75 | | | | | | | | | | | | | | | | | | | |
| | −76 | | | | | | | | | | | | | | | | | | | |
| 温度数值 | | | | | | | | | | | | | | | | | | | | |
| 记录者 | | | | | | | | | | | | | | | | | | | | |
| 备　注 | | | | | | | | | | | | | | | | | | | | |

| 第二节　设施和环境条件管理程序 | 文件编号：JYZX-PF5.2-01 |
| --- | --- |
| | 版本号：E／1 |
| | 页　码：第　页　共　页 |

### 表 9-2-5　设施与环境监测失控报告

表格编号：PF5.2-01-TAB-005

| 日期：　　年　月　日 | 部门： | 监测员： |
| --- | --- | --- |
| 失控项（选择项打√）　　□设施　　　□环境条件 | | |
| 失控情况报告：<br>发现人：　　　　　　报告时间：　　　　　受理者： | | |
| 失控原因：<br>　　　　　　　　　　　　检查人： | | |
| 应对措施：<br>　　　　　　　　　　　　排除失控人： | | |
| 修复验收意见：<br>　　　　　　　　　　　　部门负责人签名：<br>　　　　　　　　　　　　日期： | | |

### 表 9-2-6　每日安全设施检查表

专业科：　　　　　　　　　　　　　　　　　　　　　表格编号：PF5.2-01-TAB-006

| 检查内容 | 符合情况 | 不符合的具体情况 |
| --- | --- | --- |
| 应急疏散指示灯 | | |
| 应急淋浴和洗眼装置 | | |
| 冷库中的反锁解除装置 | | |
| 急救箱 | | |
| 消防安全包 | | |
| 门禁识别装置 | | |

检查人：　　　　　　　　　　　　　　　　　检查日期：　　年 月 日

### 表 9-2-7　外来人员进入实验室登记表

表格编号：PF5.2-01-TAB-007

| 日期 | 姓名 | 来访者单位 | 进入的实验室区域 | 进入时间 | 离开时间 | 陪同人 |
| --- | --- | --- | --- | --- | --- | --- |
| | | | | | | |
| | | | | | | |

编写：朱涛、黄福达　　审核：王伟佳　　批准：王伟佳

批准日期：　　　　年 月 日

| 第三节 温控系统操作管理程序 | 文件编号：JYZX-PF5.2-02 |
| --- | --- |
| | 版本号：E/1 |
| | 页　码：第　页　　共　页 |

## 1 目的

规范温控系统的操作程序，确保温湿度的正常监测。

## 2 范围

用于检验医学中心冷库、冰箱、培养箱、实验室环境的温湿度监测。

## 3 职责

3.1 温控系统厂商负责系统的安装和维护。

3.2 各专业科负责人负责本部门监测点的温湿度控制和相关记录的归档。

3.3 质量负责人负责温控系统的统一管理。

## 4 程序

4.1 温控系统的安装和维护

由温控系统厂商（×××有限公司）负责。

4.2 温控系统的管理

4.2.1 质量负责人负责系统的统一管理，监督系统的使用情况，定期安排性能检查，必要时联系厂商进行系统的维护。

4.2.2 各专业科负责人负责本部门所设监测点温湿度的监测控制，及时处理失控情况，定期归档相关记录。

4.2.3 系统的定期性能检查

(1)将要检查的监测点与经校准合格后的温湿度计在同等条件下进行温湿度监测(至少15分钟)，在《温控系统监测点定期性能检查记录表》上记录两者温湿度值。

(2) 按下列标准进行性能判断：温度实际值与目标值相差不超出 $\pm 1\text{℃}$，湿度小于60%时实际值不超出目标值的 $\pm 5\%$，湿度大于60%时实际值不超出目标值的 $\pm 7\%$。

(3) 检查频率为每6个月进行1次检查，由各专业科指定人员实施。

(4) 性能不合格监测点的处理：可联系厂家调校或维修，不能修复的作更换处理。

4.3 温控系统的操作

4.3.1 系统登录

(1) 监测系统中央软件的登录：点击系统图标，在打开界面输入用户名"admin"和密码"admin"，即可登录系统，打开如图9-3-1所示界面。

(2) 监测终端的登录：在电脑桌面双击如图9-3-2所示图标，在打开界面（图9-3-3）中输入用户名和密码，用户名为各专业科名称（临检科、生化科、免疫科、微生物科），密码统一为"123456"，即可登录温控系统终端，如需修改用户登录方式可向管理员申请，批准后设置。

| 文件编号：JYZX-PF5.2-02 |
| 版本号：E/1 |
| 页　码：第　页　共　页 |

# 第三节　温控系统操作管理程序

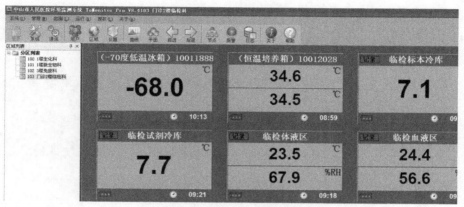

图 9-3-1　温控系统主页面

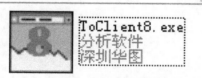

图 9-3-2　系统终端登录图标

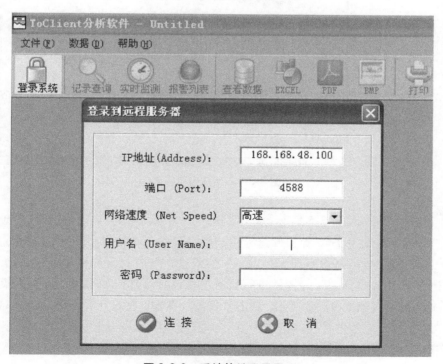

图 9-3-3　系统终端登录界面

| 第三节　温控系统操作管理程序 | 文件编号： JYZX-PF5.2-02 |
| --- | --- |
| | 版本号：E／1 |
| | 页　码：第　页　共　页 |

4.3.2 中央控制软件相关设置

（1）系统设置：如图 9-3-4 所示，点击"系统"菜单，在打开界面中可设置记录保存间隔等内容。

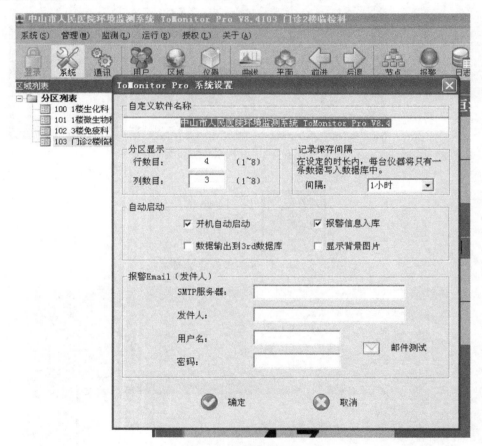

**图 9-3-4　系统设置界面**

（2）用户设置：如图 9-3-5 所示，点击"用户"菜单，在打开界面中通过"增加用户"、"删除用户"和"修改用户"等控件进行用户信息设置（用户名、密码、手机、Email）。

（3）区域设置：如图 9-3-6 所示，点击"区域"菜单，在打开界面中通过"增加分区"、"删除分区"和"修改分区"等控件进行分区信息设置（部门和部门所属监控点）。

（4）仪器设置：如图 9-3-7 所示，点击"仪器"菜单，在打开界面中通过"增加""删除"和"修改"等控件进行仪器信息设置（即监测点的信息设置，包括名称、采样间隔、传感器限制范围、超时报警等）。

| | 文件编号：JYZX-PF5.2-02 |
| --- | --- |
| 第三节 温控系统操作管理程序 | 版本号：E/1 |
| | 页　码：第　页　共　页 |

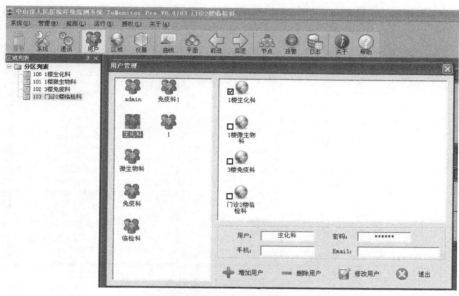

**图 9-3-5　用户设置界面**

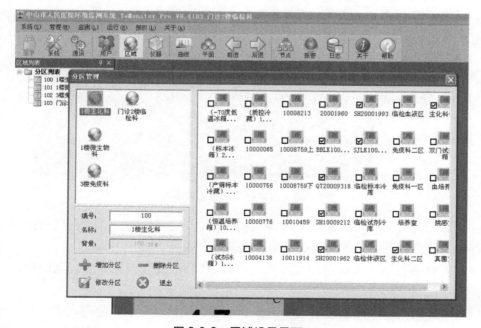

**图 9-3-6　区域设置界面**

| | 文件编号： JYZX-PF5.2-02 |
|---|---|
| **第三节　温控系统操作管理程序** | 版本号：E/1 |
| | 页　码：第　页　共　页 |

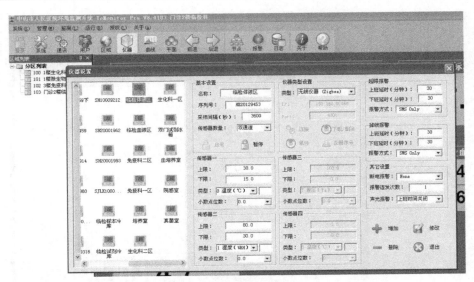

图 9-3-7　仪器设置界面

### 4.3.3 温湿度监测

（1）按 4.3.1（2）的操作登录监测终端，显示如图 9-3-8 所示界面，点击"实时监测"菜单，在打开的界面会显示相应部门监测点温湿度信息，再次点击"实时监测"菜单即可退出实时监测界面。

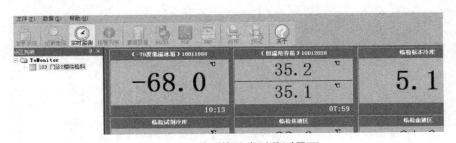

图 9-3-8　监测终端实时监测界面

（2）超限报警：当某一监测点温湿度超限时，在实时监测界面相应位置显示红色。另外，报警信息也可以设置为通过短信形式发送到相应负责人手机。

（3）失控的判断：发现温湿度超限后超过 30 分钟没有恢复到允许范围内，判断为失控。

（4）失控的处理：当发现温湿度失控后，相关岗位工作人员应对监测点仪器进行检查，查找失控原因，采取纠正措施，并填写《设施与环境监测失控报告》。

### 4.3.4 记录的查询与归档

| 第三节　温控系统操作管理程序 | 文件编号：JYZX-PF5.2-02 |
| --- | --- |
| | 版本号：E/1 |
| | 页　码：第　页　　共　页 |

（1）查询方法：如图9-3-9所示，在监测终端界面，点击"记录查询"菜单，在打开的界面中选择目标仪器，设置查询时间段，点击"开始查询"按钮，会显示如图9-3-10所示的记录。

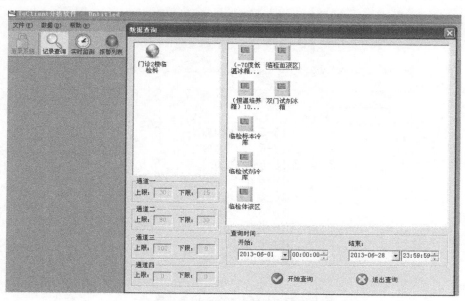

图9-3-9　记录查询条件选择界面

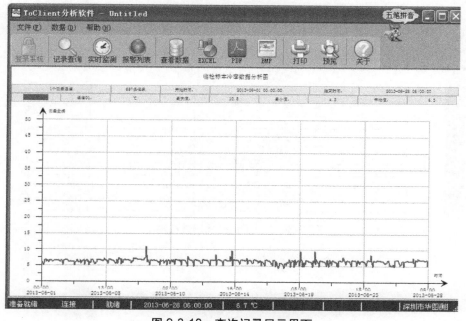

图9-3-10　查询记录显示界面

| | |
|---|---|
| 第三节　温控系统操作管理程序 | 文件编号：JYZX-PF5.2-02 |
| | 版本号：E/1 |
| | 页　码：第　页　　共　页 |

（2）导出归档：当显示所要查询的记录后，可以通过点击图 9-3-10 界面中的“EXCEL”“PDF”“BMP”菜单，在弹出的界面中录入文件名，即可导出如图 9-3-11 ~ 图 9-3-13 所示的记录结果，在“临床实验室质量管理系统”中进行归档。

| | A | B | C | D |
|---|---|---|---|---|
| 1 | SN | Time | ℃ | |
| 2 | 1 | 2013-6-1 00:00 | 5.5 | |
| 3 | 2 | 2013-6-1 01:00 | 6 | |
| 4 | 3 | 2013-6-1 02:00 | 5.5 | |
| 5 | 4 | 2013-6-1 03:00 | 4.9 | |
| 6 | 5 | 2013-6-1 04:00 | 5.4 | |
| 7 | 6 | 2013-6-1 05:00 | 6.6 | |
| 8 | 7 | 2013-6-1 06:00 | 6.6 | |
| 9 | 8 | 2013-6-1 07:00 | 6.6 | |
| 10 | 9 | 2013-6-1 08:00 | 6 | |
| 11 | 10 | 2013-6-1 09:00 | 6.6 | |

图 9-3-11　EXCEL 格式记录结果

临检标本冷库

| 编号 | 记录时间 | ℃ | |
|---|---|---|---|
| 1 | 2013-06-01 00:00:00 | 5.5 | |
| 2 | 2013-06-01 01:00:00 | 6.0 | |
| 3 | 2013-06-01 02:00:00 | 5.5 | |
| 4 | 2013-06-01 03:00:00 | 4.9 | |
| 5 | 2013-06-01 04:00:00 | 5.4 | |
| 6 | 2013-06-01 05:00:00 | 6.6 | |
| 7 | 2013-06-01 06:00:00 | 6.6 | |
| 8 | 2013-06-01 07:00:00 | 6.6 | |

图 9-3-12　PDF 格式记录结果

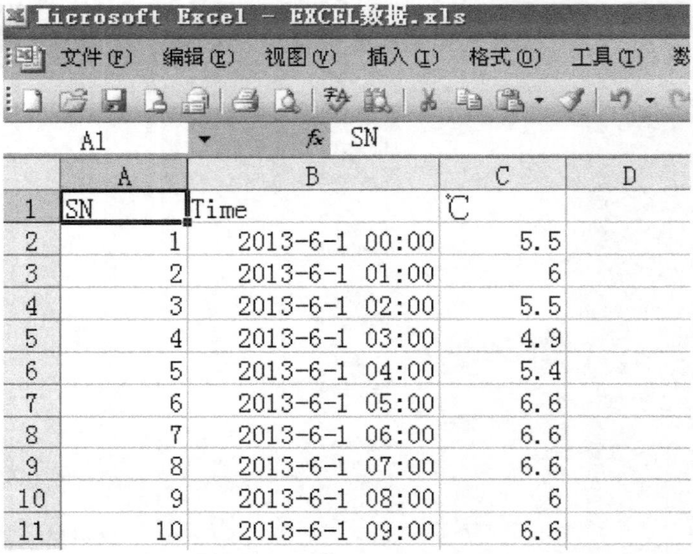

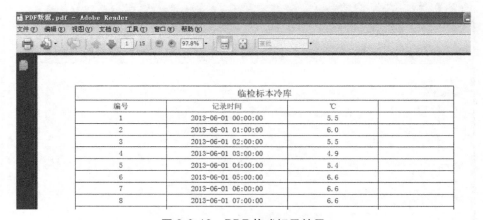

| 第三节  温控系统操作管理程序 | 文件编号：JYZX-PF5.2-02 |
| | 版本号：E／1 |
| | 页　码：第　页　　共　页 |

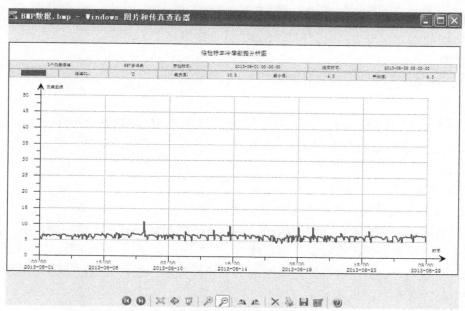

**图 9-3-13  BMP 格式记录结果**

## 5 支持文件

JYZX-PF5.2-01《设施和环境条件管理程序》

## 6 技术记录表格

6.1 PF5.2-02-TAB-001《温控系统监测点定期性能检查记录表》（表 9-3-1）

6.2 PF5.2-01-TAB-005《设施与环境监测失控报告》（表 9-2-5）

**表 9-3-1  温控系统监测点定期性能检查记录表**

检查日期：　年　月　　检查人：　　　　　　　　　　　　表格编号：PF5.2-02-TAB-001

| 监测点名称 | 监测器放置位置 | 温度检查（℃） | | | | | （需要时）湿度检查（%） | | | | |
| | | 目标值 | 实际值 | 差值 | 允许范围 | 结论 | 目标值 | 实际值 | 差值 | 允许范围 | 结论 |
| | | | | | | | | | | | |
| | | | | | | | | | | | |
| | | | | | | | | | | | |
| | | | | | | | | | | | |
| | | | | | | | | | | | |

编写：陈康、黄福达　　审核：王伟佳　　批准：王伟佳

批准日期：　　　年　月　日

| | 文件编号： JYZX-PF5.2-03 |
|---|---|
| **第四节　交叉污染控制程序** | 版本号：E / 1 |
| | 页　码：第　页　共　页 |

## 1 目的

进行实验室交叉污染控制，保证检验质量，保障员工人身安全。

## 2 范围

适用于检验医学中心各部门。

## 3 责任

3.1 检验医学中心管理层负责预防交叉污染所需空间的布局设计和设施的配置。

3.2 检验医学中心所有工作人员（包括实习、进修人员）应遵守防止交叉污染的规定。

## 4 程序

4.1 实验室空间布局设计

4.1.1 实验室的分区　划分为清洁区、缓冲区和污染区。

（1）清洁区：包括办公室、饮水间、休息室、培养基配制室与试剂储藏室。此区域禁止带入所有临床检验标本或菌（毒）株；

（2）缓冲区：由清洁区进入污染区的一个缓冲区域，工作人员在进入污染区时所有的防护用品的穿戴在这里完成；

（3）污染区：所有临床标本操作、储存和废弃物处理的区域视为污染区，进行二级生物安全防护。

4.1.2 实验室的有效分隔

微生物实验室、分子诊断实验室与普通实验室独立分隔。

4.2 防止交叉污染设施的配置

4.2.1 实验室主入口的门、放置生物安全柜实验室的门可自动关闭。

4.2.2 每个实验室有一个洗手池，设置在靠近实验室的出口处。

4.2.3 在实验室门口处应设存衣或挂衣装置，可将个人服装与实验室工作服分开放置。

4.2.4 实验室的墙壁、天花板和地面应易清洁、不渗水、耐化学品和消毒剂的腐蚀。地面应平整、防滑，不应铺设地毯。

4.2.5 实验室台柜等及其摆放应便于清洁，实验台面应防水、耐腐蚀、耐热和坚固。

4.2.6 实验室可以利用自然通风。如果采用机械通风，应避免交叉污染。

4.2.7 在实验室工作区配备应急淋浴和洗眼装置。

4.2.8 在微生物实验室、HIV 检测实验室和分子诊断实验室配置生物安全柜。安装生物安全柜时，要考虑到房间的通风和排风，不会导致生物安全柜超出正常参数运行。生物安全柜应远离门，远离能打开的窗，远离行走区，远离其他可能引起风压混乱的设备，保证生物安全柜气流参数在有效范围内。

4.2.9 配备必需的消毒设备，包括高压蒸汽灭菌炉、紫外线消毒灯、紫外线消毒车

| 第四节　交叉污染控制程序 | 文件编号：JYZX-PF5.2-03 |
| --- | --- |
| | 版本号：E/1 |
| | 页　码：第　页　共　页 |

和空气过滤器消毒装置。

4.2.10 标本储存空间与试剂、耗材储存空间要相互独立，避免标本污染试剂和耗材。

4.3 做好实验室的清洁工作

4.3.1 由×××公司中受过培训的人员负责检验医学中心的清洁工作。

4.3.2 每天都要对实验室地面和工作台表面进行清洁并消毒。用浸有清洁剂的湿拖把清洗地板，不要使用扫帚扫地。用浸有健之素溶液的湿拖把和湿毛巾进行地面和台面的清毒。

4.3.3 定期清洁墙面，如果墙面有可见污物时，及时进行清洁和消毒。不宜无目的或强力清洗，避免破坏墙面。

4.3.4 定期清洁易积尘的部位，不常用的物品最好存放在抽屉或箱柜内。

4.3.5 每天工作完毕后，临床检验科体液检验工作区域、生物安全柜及微生物实验室内用紫外灯照射 60 分钟。

4.4 实验室工作人员的要求

4.4.1 正确使用适当个体防护装备

（1）工作人员在普通实验室工作要戴手套、穿工作服；

（2）在实验室内不得穿露脚趾的鞋，必须穿专门的工作鞋，工作用鞋要防水、防滑、耐扎、舒适；

（3）进入微生物实验室和分子诊断实验室必须穿戴隔离衣、口包、帽、鞋套、防护手套；

（4）所有个人防护装备只限于在实验工作区穿着，不允许穿着个人防护装备到实验工作区外的任何场所，在离开实验工作区之前应脱下所有的个人防护装备；

（5）防护服可以在实验室内处理，也可以在洗衣房中洗涤，但不能带回家中。实验室用过的防护服（蓝色和绿色）不得和工作服（白色）放在同一收集箱内，要分开清洗，用完的防护服要消毒后再洗涤。

4.4.2 禁止在实验室工作区饮食、抽烟、处理隐形眼镜、使用化妆品、存放食用品等。

4.4.3 进行可能直接或意外接触到血液、体液及其他具有潜在感染性材料或感染性动物的操作时，戴手套工作。每当污染、破损或戴一定时间后，更换手套；每当操作危险性材料的工作结束时，除去手套并洗手；离开实验室前，除去手套并洗手。严格遵守七步洗手法。不要清洗或重复使用一次性手套。戴手套工作后不能接触"洁净"的表面（键盘、电话等），也不应当戴着到实验室外。

4.4.4 如果微生物或其他有害物质有可能溅出，应佩戴防护眼镜。

4.4.5 安全使用移液管，要使用机械移液装置，严禁用口吸移液管，操作过程必须小心，避免引起发泡或飞溅的动作，尽可能沿着瓶口或试管口注进液体，不得从高处滴下。

| | 文件编号：JYZX-PF5.2-03 |
|:---:|:---|
| **第四节　交叉污染控制程序** | 版本号：E / 1 |
| | 页　码：第　页　共　页 |

4.4.6 注意安全操作锐器

（1）不要试图弯曲、截断、破坏针头等锐器，不要试图从一次性注射器上取下针头或套上针头护套，必要时，使用专用的工具操作；

（2）禁止用手处理破碎的玻璃器具，必须用其他工具处理，如刷子和簸箕、夹子或镊子，尽量避免使用易碎的器具；

（3）在微生物实验中使用各种塞盖时，不允许沾上培养物，在盖上或取出塞盖时防止瓶口破碎伤害手指；

（4）打开培养物冻干管的操作，应该在生物安全柜内进行，应将安瓿先用浸有消毒剂的纱布裹紧，防止打开时割破手指并减少干燥物料气溶胶的释放。

4.4.7 必须按离心机的操作程序操作离心机，避免气溶胶的污染。

4.4.8 在敞开的实验台上操作病原性微生物时，应该在操作面上铺一整块浸有消毒剂（健之素）的纱布，以便及时吸收溢出的病原体并防止进一步飞溅，还可以避免玻璃器皿撞碎。

4.4.9 发生危险材料溢洒后，要及时使用适当的消毒剂按《实验室安全手册》中的规定对被污染处进行处理。

4.4.10 实验设备在运出修理或维护前必须进行消毒，无法彻底消毒的设备必须贴上生物危害的标签。

4.4.11 按《检验后样品及废弃物处理程序》中的相关要求对废弃物进行处置。

**5 支持文件**

5.1 JYZX-PF5.7-02《检验后样品及废弃物处理程序》

5.2《实验室安全手册》

5.3 GB19489—2008《实验室生物安全通用要求》

编写：朱涛、黄福达　　审核：王伟佳　　批准：王伟佳

批准日期：　　　年　月　日

| 第五节 仪器设备管理程序 | 文件编号：JYZX-PF5.3-01 |
| --- | --- |
| | 版本号：E/1 |
| | 页 码：第 页 共 页 |

## 1 目的

规范仪器设备的安装、验收试验、标识、使用要求、校准、计量学溯源、维护与维修、不良事件报告和记录等方面的要求，确保设备的性能持续满足实验室要求。

## 2 范围

检验医学中心的所有仪器设备。

## 3 职责

3.1 检验医学中心与设备科共同负责对新购进的仪器设备进行验收。

3.2 各专业科主任负责组织本科室仪器设备的验收，负责组织仪器设备使用和维护保养管理程序的建立和实施。

3.3 设备科相关工程师负责仪器设备验收，负责协调重大维护、维修和报废等工作。

3.4 检测人员负责仪器设备的日常保养。

## 4 程序

### 4.1 安装和验收

4.1.1 执行《仪器设备采购管理程序》中的要求，购进的仪器设备，供货方负责确保将其安全运送到检验医学中心，避免损坏，并根据仪器的特点合理存放。设备科相关工程师负责根据标书要求对设备的清单进行核对并对设备的硬件进行验收。验收后需安装调试的仪器设备由供货方的工程师安装调试，安装位置和环境要满足仪器设备本身的要求和检验医学中心的安全要求。

4.1.2 供货方的工程师须对本院设备科相关工程师和检验医学中心的操作人员进行该仪器使用和维护知识的培训。

4.1.3 对检测结果产生重要影响的检测仪器设备，检验医学中心人员负责在设备正式用来检测患者标本、发出检验报告前，对所检测的检验项目进行相应的方法学性能验证，证实合格后方可使用。每个检验项目应根据其方法性质设定合适的性能参数来进行验证，性能可接受标准可依据相关标准的要求或制造商的说明制订。性能验证方法参照各专业科的相关性能验证程序。

4.1.4 新仪器在安装调试验收合格后需由检验医学中心该仪器负责人根据情况确定其试用期，一般为 1～2 个月。在试用期间，仪器设备若有问题，由供货方负责处理，存在重大问题时须报告设备科。试用期结束后，仪器运作正常，由该仪器负责人填写仪器验收报告，交设备科审核并由其落实相关部门付款。

4.1.5 检验医学中心维持一份实验室的仪器设备清单，由质量负责人负责，在新购仪器付款正式确认后应及时更新《仪器设备一览表》内容。

### 4.2 仪器设备的标识

4.2.1 检验医学中心的所有仪器设备均应有状态标识和唯一性标识。

| | |
|---|---|
| **第五节　仪器设备管理程序** | 文件编号：JYZX-PF5.3-01 |
| | 版本号：E / 1 |
| | 页　码：第　页　共　页 |

4.2.2 设备科为检验医学中心的所有仪器设备制作仪器设备标签（设备卡），以此作为仪器设备的唯一性标识，并张贴在仪器设备的醒目处。标签的内容包括：编号、名称、型号、产地、开始使用日期、使用科室、是否为计量设备等。

4.2.3 仪器状态采用"三色标识状态卡"进行标识，标识上注明设备名称、编号、责任人、校准周期、最新校准日期、下次校准日期、设备状态、温度范围、湿度范围、需维修时暂停使用时间和维修负责人。绿色状态卡表明仪器设备可正常运行，为"合格"状态；黄色状态卡表明仪器设备只有部分功能可正常运行，为"准用"状态；红色状态卡表明仪器无法正常运行，为"停用"状态。

4.3 仪器设备使用

4.3.1 仪器设备的使用授权

（1）各专业科主任或仪器设备负责人负责对新使用该仪器的人员进行仪器相关操作知识的培训与考核。

（2）技术管理层成员根据培训与考核结果对仪器设备使用人员进行授权，只有被授权人员才可以操作仪器。

（3）各专业科应按实际情况及时更新《仪器使用授权记录表》。

4.3.2 设备相关说明的获取

（1）仪器设备安装后，由其所在专业科室主任负责组织编写仪器设备的操作文件，包括操作程序和操作卡，在操作程序中应包括设备运输和储存注意事项、如何检查电气安全、如何使用紧急停止装置、如何处置化学品和放射性材料、如何处置生物材料的危险性生物因子、工作人员的防护措施等内容。

（2）仪器设备的操作文件（操作程序、操作卡、设备制造商提供的操作说明手册）应放置在操作人员随时方便取阅的地方。

4.3.3 设备的安全操作

被授权的操作人员必须严格按照仪器的操作文件要求进行仪器设备的安全操作，包括检查和维持设备的安全工作状态。

4.3.4 设备的保管

（1）各专业科主任应指定各仪器设备的负责人进行该仪器的保管。

（2）仪器设备内置软件的管控：a）仪器设备内置软件原则上使用配套软件，当特殊情况需更换时，应由该仪器负责人对拟更换的新软件作适用性评价，经技术管理层审批后实施更换，其他人员不能随意更换；软件的适用性评价记录应保存。b）仪器设备软件的各种功能应设有操作权限，设置密码防止无操作权限人员改变软件的设置内容。

（3）仪器设备的各种零件类型和位置、配合仪器设备在用的参考物质、消耗品、试剂和分析系统未经授权不得随意进行调整或改动，避免因未授权的调整或改动而使检验

| 第五节 仪器设备管理程序 | 文件编号：JYZX-PF5.3-01 |
| --- | --- |
| | 版本号：E/1 |
| | 页　码：第　页　共　页 |

结果无效。

4.3.5 仪器设备的报废

（1）当仪器设备严重老化不能使用、无法维修或无维修价值时，各专业科主任按医院规定填写报废申请，经检验医学中心主任批准后，通过设备科办理相关手续。

（2）仪器设备在报废前应按本程序"4.5.5"安全措施进行消毒。

（3）在有仪器设备被报废后，质量负责人应及时更新《仪器设备一览表》内容。

4.3.6 设备故障应急预案

（1）发现故障后应立即进行处理，能力范围内不能解决的，联系医院维修工程中心人员进行维修。

（2）同一检验项目可以用其他仪器检测的，用其他仪器检测标本，以避免影响检验报告发布时间。

（3）同一检验项目不能用其他仪器检测的，视故障修复时间长短，必要时通知相应临床科室结果延发。

4.4 设备校准和计量学溯源

设备应定期校准并进行相应的计量学溯源，确保设备检测结果的准确性，具体操作要求详见《设备校准程序》和《计量学溯源性管理程序》。

4.5 设备的维护与维修

4.5.1 针对不同的仪器，相关专业科应编写相应的预防性维护程序，该程序至少应遵循制造商说明书的要求。

4.5.2 各专业科主任负责组织在每年年底制订本科内仪器设备下一年度的保养计划，填写《仪器设备保养计划表》，交技术负责人审核，组织按时落实被批准的保养计划，相关人员按设备的预防性维护程序做好设备的保养，并做好相应的记录。

4.5.3 设备应按操作程序的要求，检查电气安全、紧急停机装置（如有），以及由授权人员安全操作和处理化学品、放射性物质和生物材料，维护设备处于安全的工作条件和工作状态。

4.5.4 设备的故障处理

（1）工作人员在发现仪器设备故障后，应停止使用，通知本院医学工程中心相关工程师负责协调维修，维修人员必须具备相应的资格。当需要换零配件或需支付维修费用时，须征得设备科同意，并由二级科主任以上人员签名确认。

（2）仪器设备发生故障后，除通知维修人员进行维修外，还应及时向仪器负责人或专业科主任汇报，由其贴上停用标识，并妥善存放至其被修复。

（3）设备修复后，当故障对检验结果的准确性有影响时，根据影响的程度选择进行校准、室内质控验证、至少5份标本与其他仪器的检测比对或留样再测等方式中的合适

| | 文件编号： JYZX-PF5.3-01 |
|---|---|
| **第五节　仪器设备管理程序** | 版本号： E／1 |
| | 页　码：第　页　　共　页 |

方式，在表明仪器设备满足规定的可接受标准后，由技术管理层成员批准恢复仪器的使用。相关人员应填写《仪器设备维修登记表》。

（4）仪器设备故障发生后，相关工作人员应评估故障对之前检验的影响，具体方法如下

a）实施评估的判断：分析仪器故障的类型对检验结果的准确性是否有影响，当没有影响时无须对故障前检验结果进行评估，当故障可能影响检测结果时需对故障前检验结果进行评估。

b）在评估时，至少抽取仪器故障发生前的最后 5 份标本，相关检测项目重测一次，填写《仪器故障前后样本结果比对记录表》。

c）以该次检验结果为靶值，计算故障前检测结果与该次检测结果的相对百分偏倚。当检测项目有大于或等于80%标本的结果在允许相对百分偏倚范围内时，说明故障前检测结果未受影响；否则，再向前分批检测部分标本（每批至少 5 份标本）并进行分析，找出所有可能受影响的标本。重测所有这些标本或只重测当中结果在生物参考区间两端和医学决定水平附近的标本。

d）当故障仪器有检测相同项目的另一相同型号仪器时，在确认其仪器性能正常的条件下，可以短时间内用其来进行仪器故障发生前标本的检测。

e）当故障仪器唯一时，根据故障排除时间的长短，对故障前的标本做适当保存，确保标本的稳定性，待故障仪器的性能经确认正常后进行仪器故障发生前标本的检测。

f）各专业科也可根据专业特点制订评估故障对之前检验影响的方法。

（5）经评估确认故障前检测结果未受影响，检验报告无须作任何处理；假如仪器设备故障会对之前的检测结果造成影响，当其影响到临床的疾病诊断或治疗时，收回或适当标识已发出的不符合检验结果，重新发布正确报告，填写《不符合检测报告评审记录表》。

4.5.5 设备的生物安全措施

（1）工作人员必须执行仪器操作程序中关于个人防护的措施，防止被污染。

（2）专业科主任或仪器负责人根据已制订的个人防护措施配置个人防护装置。

（3）仪器设备在摆放时，应留有足够的防污染的过渡空间供设备维修和安放适当的个人防护用品。

（4）仪器设备在投入使用、修理或报废之前要进行消毒处理，注意生物危害，防止污染。消毒流程如下

a）去污染前工作人员应穿戴适当的个体防护装备。

b）设备表面清洁采用 1 000mg/L 健之素的消毒液擦拭，或用 75% 的乙醇擦拭，保持设备表面湿润至少 15 分钟。

| | 文件编号：JYZX-PF5.3-01 |
|---|---|
| **第五节　仪器设备管理程序** | 版本号：E/1 |
| | 页　码：第　页　　共　页 |

c）使用清水清洗所有消毒剂涂敷的表面，清除残留的消毒剂，然后擦干。

d）仪器内部管道消毒具体参见各仪器设备说明书要求。

4.5.6 脱离实验室控制设备的重新使用要求

如果设备脱离实验室直接控制（租出、借出或其他情况），该设备在返回实验室重新使用之前，设备负责人应对其进行核查，并确保其功能和性能指标正常，性能验证要求按本程序"4.1.3"中内容执行。

4.6 设备不良事件报告

4.6.1 设备不良事件的定义：设备不良事件，是指获准上市的质量合格的设备在正常使用情况下发生的，导致或者可能导致人体伤害的各种有害事件。

4.6.2 报告原则：采用可疑即报原则，在不清楚是否属不良事件时，按可疑不良事件报告。

4.6.3 设备不良事件报告流程

（1）根据医院要求，重要大型设备维修影响临床诊疗时也应作为不良事件上报。

（2）相关专业科负责人负责组织调查，对事件发生的原因及事件与设备的关系进行分析。

（3）填写《医院安全（不良）事件报告表》，通过院内网上报设备科和医务科。

（4）医院设备科负责联系设备制造商和上报上级管理部门。

4.6.4 设备不良事件防范：针对每次发生的设备不良事件进行分析，采取防范措施。

4.7 设备记录的保存

4.7.1 各专业科主任组织人员编制影响检验性能的每件重要仪器设备档案记录。内容包括：

（1）设备标识；

（2）制造商名称、型号和序列号或其他唯一标识；

（3）供应商或制造商的联系方式；

（4）接收日期和投入使用日期；

（5）放置地点；

（6）接收时的状态（如新设备、旧设备或翻新设备）；

（7）制造商说明书或其存放处；

（8）证明设备纳入实验室时最初可接受使用的记录，如性能验证报告；

（9）预防性保养计划和已完成的保养的记录；

（10）确认设备可持续使用的性能记录，应包括全部校准和（或）验证的报告/证书复件，包含日期、时间、结果、调整、接受标准以及下次校准和（或）验证日期；

| | 文件编号： JYZX-PF5.3-01 |
|---|---|
| 第五节 仪器设备管理程序 | 版本号： E／1 |
| | 页 码：第 页 共 页 |

（11）设备的损坏、故障、改动或修理记录；

（12）设备的三证资料，包括设备生产商生产许可证、设备生产商营业执照、设备注册证。

其中（1）～（7）项内容以填写《仪器设备履历表》的形式记录。

4.7.2 仪器设备档案的记录应在设备使用期或国家法规要求的时间内保存并易于获取。

## 5 支持文件

5.1 JYZX-PF4.6-02《仪器设备采购管理程序》

5.2 JYZX-PF5.3-02《设备校准程序》

5.3 JYZX-PF5.3-03《计量学溯源性管理程序》

5.4 JYZX-PF4.9-01《不符合的识别与控制程序》

## 6 技术记录表格

6.1 PF5.3-01-TAB-001《仪器设备一览表》（表 9-5-1）

6.2 PF5.3-01-TAB-002《仪器设备履历表》（表 9-5-2）

6.3 PF5.3-01-TAB-003《仪器使用授权记录表》（表 9-5-3）

6.4 PF5.3-01-TAB-004《仪器设备保养计划表》（表 9-5-4）

6.5 PF5.3-01-TAB-005《仪器设备维修登记表》（表 9-5-5）

6.6 PF5.3-01-TAB-006《仪器故障前后样本结果比对记录表》（表 9-5-6）

6.7 PF4.9-01-TAB-002《不符合检测报告评审记录表》（表 8-13-2）

### 表 9-5-1  仪器设备一览表

表格编号：PF5.3-01-TAB-001

| 设备名称 | 数量 | 价格 | 设备型号 | 启用日期 | 设备编号 | 产地 | 所在科室 |
|---|---|---|---|---|---|---|---|
| | | | | | | | |
| | | | | | | | |
| | | | | | | | |
| | | | | | | | |
| | | | | | | | |
| | | | | | | | |

| 第五节  仪器设备管理程序 | 文件编号：JYZX-PF5.3-01 |
| --- | --- |
| | 版本号：E/1 |
| | 页 码：第 页  共 页 |

## 表 9-5-2  仪器设备履历表

表格编号：PF5.3-01-TAB-002

| 仪器名称 | | 型 号 | | 仪器编号 | |
| --- | --- | --- | --- | --- | --- |
| 制造商 | | 出厂编号 | | 出厂日期 | |
| 购置部门 | | 仪器价格 | | 接收日期 | |

供应商或制造商的联系方式：
制造商说明书存放处：

| 投入使用日期 | 使用部门 | 仪器位置 | 设备负责人 | 接收时状态 |
| --- | --- | --- | --- | --- |
| | | | | |
| | | | | |
| | | | | |
| | | | | |

仪器调动记录

| 交接日期 | 移交部门 | 移交人 | 接收部门 | 接收人 | 仪器放置位置 | 仪器移交时状态 |
| --- | --- | --- | --- | --- | --- | --- |
| | | | | | | |
| | | | | | | |
| | | | | | | |
| | | | | | | |

备注：

## 表 9-5-3  仪器使用授权记录表

表格编号：PF5.3-01-TAB-003

| 仪器名称 | | | | | | | |
| --- | --- | --- | --- | --- | --- | --- | --- |
| 仪器编号 | | | | 所属科室 | | | |
| 被授权使用人 | 培训考核 | 考核结果 | 考核日期 | 授权人 | 授权日期 | 权限取消原因及日期 | |
| | | | | | | | |
| | | | | | | | |

| | 文件编号：JYZX-PF5.3-01 |
|---|---|
| **第五节　仪器设备管理程序** | 版本号：E/1 |
| | 页　码：第　页　共　页 |

### 表 9-5-4　仪器设备保养计划表

专业科：　　　　　　　　　　年度：　　　　年　　　　　　　　　　　　表格编号：PF5.3-01-TAB-004

| 仪器设备名称 | 仪器设备编号 | 保养类型 | 保养周期 | 计划保养日期 | 保养执行方法 |
|---|---|---|---|---|---|
| | | | | | |
| | | | | | |

制订人：　　　　　　　制订日期：　　　　　　　审批人：　　　　　　　审批日期：

### 表 9-5-5　仪器设备维修登记表

专业科：　　　　　　　　　　　　　　　　　　　　　　　　　　表格编号：PF5.3-01-TAB-005

| 　　　年　　月　　　日　　　　　　　　　　　故障仪器： |
|---|
| 故障描述（详细说明故障发生日期和时间及故障内容）： |
| 报告人：　　　　　　　通知时间：　　　　　　　维修工程中心受话者： |
| 故障排除情况（详细说明故障处理方法、处理结果、处理完成日期和时间）： |
| 　维修工程师或排除人：　　　　　　　　　　　日期： |
| 排障后性能核查情况： |
| 恢复使用日期和时间：　　　　　　　　　　　恢复使用授权人签名： |

### 表 9-5-6　仪器故障前后样本结果比对记录表

仪器名称：　　　　　　　　　　仪器编号：　　　　　　　　　　表格编号：PF5.3-01-TAB-006

| 标本编号 | 项目 | 故障前结果 | 故障后结果 | 偏倚（%） | 判断标准 | 结果判断 |
|---|---|---|---|---|---|---|
| | | | | | | |
| | | | | | | |
| | | | | | | |

| 评估结论： |
|---|
| 受影响检验结果处理情况（需要时）： |

评估日期：　　　　　　　　　　评估人：　　　　　　　　　　科室负责人：

编写：徐全中、黄福达　　审核：王伟佳　　批准：王伟佳

批准日期：　　　　年　　月　　日

| | 文件编号：JYZX-PF5.3-02 |
|---|---|
| 第六节 设备校准管理程序 | 版本号：E/2 |
| | 页 码：第 页 共 页 |

## 1 目的

对直接或间接影响检验结果的设备进行校准，确保仪器检测结果的准确性。

## 2 范围

检验医学中心直接或间接影响检验结果的设备。

## 3 职责

3.1 各专业科主任负责其所管理设备校准计划的制订和被批准后计划的组织实施。

3.2 技术负责人负责设备校准计划的批准。

## 4 程序

4.1 设备校准操作程序的要求

4.1.1 不同品牌和型号的设备均应有文件化的校准操作程序。

4.1.2 校准操作程序应根据实验室的要求和制造商的使用说明或相关标准的要求，明确设备需校准的内容和各校准指标的判断标准。对于直接影响检验结果的设备，需校准内容至少包括加样系统、检测系统和温控系统。

4.1.3 校准操作程序应详细描述校准的过程，包括如何进行校准后验证。

4.1.4 直接影响检验结果的设备（如生化分析仪、血细胞计数仪、化学发光分析仪等）的校准操作程序由设备的使用科室负责编写，归入各专业的 SOP 文件中。间接影响检验结果的设备（如离心机、移液器、移液管、温湿度计、纯水电阻率表）的校准操作程序见本程序"4.9"中的内容。

4.2 设备校准记录的要求

4.2.1 每次设备校准必须记录校准品的溯源性，说明计量学溯源性追溯至计量学级别的参考物质或参考程序。

4.2.2 每次设备校准须编写校准报告，记录校准的过程、校准指标、校准指标的结果、校准指标的结论，同时附上相关指标的原始数据。

4.2.3 设备校准报告完成后，校准人员应在校准报告上签字，相关专业科负责人或设备负责人对校准报告进行审核并签名确认。

4.3 测量准确度和测量系统功能的定期验证

4.3.1 实施期间核查，确保测量准确度。

（1）期间核查是指对在用的测量仪器设备在两次校准/检定周期之间进行运行检查，保持其检测/校准状态具有良好的置信度。

（2）各专业科主任应根据仪器的特点，在需要时，制订相应的仪器期间核查计划，填写《仪器设备期间核查计划表》，交技术负责人审核，组织按时落实被批准的计划，并保存相关的记录。

（3）期间核查的方法可包括但不限于仪器间比对、实验室间比对、标准物质检测核

| | |
|---|---|
| 第六节 设备校准管理程序 | 文件编号：JYZX-PF5.3-02 |
| | 版本号：E/2 |
| | 页　码：第　页　　共　页 |

查等。

4.3.2 实施设备检测项目的室内质量控制，定期分析室内质控数据，确保测量系统的精密度符合要求。

4.4 校准状态记录

设备在校准后应贴上表示设备经校准后可以正常使用的状态卡（绿色状态卡），在卡上标明下次校准的日期。

4.5 校准因子的更新确认

当校准给出一组修正因子时，记录之前的校准因子和新的校准因子，在设备中修改校准因子后，进行双人核对。

4.6 安全防护以防止因调整和篡改而使检验结果失效

设备中的校准因子的更改程序应设置密码，避免操作人员无意或故意修改校准因子。

4.7 设备的检定

4.7.1 按《中华人民共和国强制检定的工作计量器具检定管理办法》要求对强制检定的设备进行检定，检定由中山市质量计量监督检测所按相应的检定规程进行，并由其出具检定报告。

4.7.2 检验医学中心需要强检的设备为血细胞计数仪。

4.8 校准/检定的策划与实施

4.8.1 校准/检定的策划

各专业科主任负责组织在每年年底制订本科内设备下年度的校准/检定计划（包括需校准/检定的仪器、校准或检定、周期、机构、拟执行日期等），填写《仪器设备校准/检定计划表》，交技术负责人审核。

4.8.2 校准/检定的实施

（1）各专业科负责人负责组织批准后的《仪器设备校准/检定计划表》的实施，校准/检定必须按相应的标准程序进行。

（2）设备的检定由相关设备负责人告知设备科下属的医学工程中心检定的日期，由其负责联系中山市质量计量监督检测所人员实施检定。

（3）由设备生产商或供应商工程师到实验室实施的校准，设备负责人或其指定人员参与整个校准过程，对校准过程进行监控，确保设备的校准按既定的标准实施。

（4）对设备实施校准的设备生产商或供应商工程师，必须具备正确实施校准的能力，实验室应保存其能力的证明材料，如校准资格授权书。

4.9 间接影响检验结果设备的校准操作程序

4.9.1 间接影响检验结果的设备主要包括用于处理对离心有严格要求的标本离心机、移液器、移液管、温湿度计、纯水电阻率表。

| 第六节  设备校准管理程序 | 文件编号：JYZX-PF5.3-02 |
|---|---|
| | 版本号：E／2 |
| | 页　码：第　页　共　页 |

4.9.2 间接影响检验结果的设备校准由设备科下属的医学工程中心负责联系中山市质量计量监督检测所或其他机构进行校准。

4.9.3 校准内容

（1）离心机：转速；

（2）移液器、移液管：移液量；

（3）温湿度计：温湿度示值；

（4）纯水电阻率表：电导率。

4.9.4 校准周期

离心机、移液器、移液管、温湿度计、纯水电阻率表每 12 个月校准 1 次。

**5 支持文件**

《中华人民共和国强制检定的工作计量器具检定管理办法》

**6 技术记录表格**

6.1 PF5.3-02-TAB-001《仪器设备校准／检定计划表》（表 9-6-1）

6.2 PF5.3-02-TAB-002《仪器设备期间核查计划表》（表 9-6-2）

**表 9-6-1　仪器设备校准／检定计划表**

专业科：　　　　　　　　年度：　　　年　　　　　　　　　　表格编号：PF5.3-02-TAB-001

| 仪器设备名称及编号 | 校准或检定 | 校准／检定周期 | 校准／检定机构 | 拟执行日期 |
|---|---|---|---|---|
| | | | | |
| | | | | |

制订人：　　　　　　制订日期：　　　　　　　　审批人：　　　　　　审批日期：

**表 9-6-2　仪器设备期间核查计划表**

专业科：　　　　　　　　年度：　　　年　　　　　　　　　　表格编号：PF5.3-02-TAB-002

| 仪器设备名称及编号 | 核查方法 | 核查周期 | 执行核查日期 | 执行者 |
|---|---|---|---|---|
| | | | | |
| | | | | |
| | | | | |

制订人：　　　　　　制订日期：　　　　　　　　审批人：　　　　　　审批日期：

编写：温冬梅、黄福达　　审核：王伟佳　　　批准：王伟佳

批准日期：　　　　年　　月　　日

| | 文件编号： JYZX-PF5.3-03 |
|---|---|
| **第七节　计量学溯源性管理程序** | 版本号： E / 1 |
| | 页　码：第　页　共　页 |

### 1 目的

建立和实施检验项目的量值溯源程序，使患者标本的测量结果能够通过一条具有规定不确定度的连续比较链，与测量基准联系起来，从而使测量结果的准确性得到技术保证。

### 2 范围

适用于检验医学中心开展的检验项目。

### 3 职责

3.1 各专业科主任负责组织检验项目配套校准品校准计划和检验项目结果可信度证明计划的制订和实施。

3.2 检验医学中心主任负责检验项目配套校准品校准计划和检验项目结果可信度证明计划的审批。

### 4 程序

4.1 量值溯源的方法选择

4.1.1 选择配套检测系统（完成一个检验项目所涉及的仪器、试剂、校准品、质控物、操作程序、质量控制程序、维护保养程序等组合），使用厂家生产的其定值具有溯源性的产品校准品进行检验项目的校准。

4.1.2 无法使用配套校准品进行校准的项目，通过以下方法提供对结果的可信度：

（1）参加适当的实验室间比对计划；

（2）使用有证书说明其材料特性的适当参考物质；

（3）用其他程序进行检验或校准；

（4）比率或倒易型测量；

（5）使用已明确建立的、经规定的、性能已确定的、被各方承认的协议标准或方法；

（6）由供应商或制造商提供试剂、程序或检验系统溯源性的声明文件来说明检验项目的溯源性。

4.2 量值溯源计划的制订

4.2.1 各专业科主任负责组织在每年年底制订下一年度检验项目配套校准品校准计划和检验项目结果可信度证明计划，上报检验医学中心主任审批。

4.2.2 检验项目配套校准品校准计划应说明检验项目、仪器名称及编号、选用的校准品、校准执行方、校准周期、校准日期等内容。设备校准时必须进行检验项目校准，检验项目也可在非设备校准时进行，例如生化常规项目的定期（7 天、21 天、30 天）项目校准。

4.2.3 检验项目结果可信度证明计划应说明检验项目、仪器名称及编号、采用的证明方法、执行方、执行周期、执行日期等内容。

| 第七节 计量学溯源性管理程序 | 文件编号：JYZX-PF5.3-03 |
| | 版本号：E / 1 |
| | 页 码：第 页 共 页 |

4.3 检验项目配套校准品校准

4.3.1 在检验项目操作程序中应有该项目的校准程序，工作人员按计划进行校准时应执行程序中的相关规定。

4.3.2 选择的校准品（指制造商产品校准品）应符合以下要求中的任一条，确保计量学溯源性应追溯至可获得的较高计量学级别的参考物质或参考程序：

（1）校准品使用一级参考测量程序和一级参考物质溯源至 SI 单位；

（2）校准品溯源至国际约定的参考测量程序（不能称为一级参考测量程序）和由此程序赋值的国际约定校准品；

（3）校准品溯源至没有国际约定校准品的国际约定的参考测量程序；

（4）校准品溯源至国际约定校准物和定值方案，但没有国际约定参考测量程序；

（5）既无参考测量程序又无用作校准的参考物质，制造商自行建立"自用"测量程序和校准品，为产品校准品定值。

4.3.3 完成与检验项目校准相关的记录，保存产品校准品的溯源性证明材料，材料应含校准品定值的不确定度的信息，还应提供产品校准品互换性资料，说明为产品校准品定值的测量程序和使用该校准品的常规测量程序的互换性。

4.4 无配套校准品检验项目结果可信度证明

4.4.1 参加适当的实验室间比对计划：执行《实验室间比对程序》中有关实验室间比对的要求，确保检验项目比对结果合格。

4.4.2 使用有证书说明其材料特性的适当参考物质：使用正确度控制品进行正确度验证。

4.4.3 用其他程序进行检验或校准

（1）与具有溯源性的检验程序测量结果进行比较，执行《实验室内部比对程序》中有关实验室内部比对的要求，确保检验项目比对结果合格；

（2）运用通过具有溯源性的检验程序定值的新鲜临床标本进行检验项目校准（自校准）。适用此方法时，在检验项目的操作程序中应有如何进行该类自校准的方法说明，并按文件化规定实施。

4.4.4 比率或倒易型测量：通过测量若干相关量，从这些量的内在联系中得到所要测量的量，再与实际检测结果比较，确保符合相应的质量目标。例如，实验室建立了直接测血液平均红细胞血红蛋白浓度的方法并欲验证检验结果，同时实验室有测定血液血红蛋白浓度和测定血液血细胞比积的公认方法，可以利用分别测量血液样品中血红蛋白浓度和血细胞比积的量而得到的结果与直接测定的结果进行比较。

4.4.5 使用已明确建立的、经规定的、性能已确定的、被各方承认的协议标准或方法：如使用国家规定的特定疾病的检验方法（如 SARS 期间国家提供的用于确诊 SARS 病例

| | 文件编号：JYZX-PF5.3-03 |
|---|---|
| **第七节　计量学溯源性管理程序** | 版本号：E／1 |
| | 页　码：第　页　共　页 |

的检验）。

4.4.6 利用供应商或制造商提供的试剂、程序或检测系统对溯源性的说明，形成实验室的溯源性文件，说明检验项目的溯源性。供应商提供的试剂、程序或检测系统应是被国家权威机构认可的。

**5 支持文件**

5.1 JYZX-PF5.6-02《实验室间比对程序》

5.2 JYZX-PF5.6-03《实验室内部比对程序》

**6 技术记录表格**

6.1 PF5.3-03-TAB-001《检验项目校准计划表》（表9-7-1）

6.2 PF5.3-03-TAB-002《检验项目结果可信度证明计划表》（表9-7-2）

表 9-7-1　检验项目校准计划表

专业科：　　　　　　　　　年度：　　　　年　　　　　　　　　　　　表格编号：PF5.3-03-TAB-001

| 检验项目 | 仪器名称 | 仪器编号 | 校准品 | 执行方 | 校准周期 | 校准日期 |
|---|---|---|---|---|---|---|
| | | | | | | |
| | | | | | | |
| | | | | | | |
| | | | | | | |

计划制订人：　　　　　　制订日期：　　　　　　　批准人：　　　　　　批准日期：

表 9-7-2　检验项目结果可信度证明计划表

专业科：　　　　　　　　　年度：　　　　年　　　　　　　　　　　　表格编号：PF5.3-03-TAB-002

| 检验项目 | 仪器名称 | 仪器编号 | 采用的证明方法 | 执行方 | 执行周期 | 执行日期 |
|---|---|---|---|---|---|---|
| | | | | | | |
| | | | | | | |
| | | | | | | |
| | | | | | | |
| | | | | | | |

计划制订人：　　　　　　制订日期：　　　　　　　批准人：　　　　　　批准日期：

编写：李曼、黄福达　　　审核：王伟佳　　　批准：王伟佳

批准日期：　　　　年　月　日

| 第八节　试剂和耗材管理程序 | 文件编号：JYZX-PF5.3-04 |
| --- | --- |
| | 版本号：E/1 |
| | 页　码：第　页　共　页 |

## 1 目的

规范实验室试剂和耗材的验收和使用过程，保证试剂和耗材的质量，避免对检验结果造成不良影响。

## 2 范围

检验医学中心使用的所有试剂和耗材，其中试剂包括参考物质、校准物和质控物，耗材包括培养基、移液器吸头、载玻片等。

## 3 职责

3.1 检验医学中心试剂管理员负责试剂和耗材的接收、储存及库存管理。

3.2 各专业科指定的专人协助中心试剂管理员完成试剂和耗材的接收、储存及库存管理。

3.3 其他工作人员负责使用试剂和耗材时的出库登记和试剂不良事件的报告。

## 4 程序

4.1 试剂和耗材的接收和储存

4.1.1 试剂和耗材的接收

（1）购进的试剂和耗材大部分由供货方安排的人员直接送检验医学中心相关部门，对于少部分由医院物流中心接收的试剂和耗材，医院物流中心接到货物后只作短暂的存放，及时安排工作人员送检验医学中心相关部门。医院物流中心有低温冰箱用于需低温存放试剂的暂时存放，保证购买的试剂不会损坏或变质。

（2）新购的试剂和耗材送达检验医学中心后，检验医学中心试剂管理员或各专业科主任指定的人员负责接收。

（3）接收试剂和耗材时，接收人员应当场核对申购消耗品的名称、数量、规格、生产企业名称、生产批号、生产日期、有效期、注册证号、包装是否完好、运送存储条件是否合适等做初步质量评价，如不符合申购要求，应当场拒收。国家对进口试剂和器械实行注册审批制度，必须由国家食品药品监督管理局批准注册和许可上市，包装上必须有中文名称、生产企业名称及注册证号，有中文说明书，分装试剂还应标明分装企业名称。

（4）试剂和耗材接收后，检验医学中心试剂管理员统一负责《试剂和耗材申购、接收记录表》的填写，填写的内容包括验收数量、批号、有效期、初步质量评价、签收者、签收日期。接收试剂的其他人，应将接收的试剂和耗材送货清单或发票和试剂接收过程中的异常情况提交检验医学中心试剂管理员，协助其填写相关记录表。

4.1.2 试剂和耗材的储存

（1）应按制造商的说明储存收到的试剂和耗材。

（2）需在 2 ～ 8℃保存的消耗品验收后统一在冰库储存，常温保存的消耗品在储物间或相关专业科室区域储存。

| 第八节　试剂和耗材管理程序 | 文件编号：JYZX-PF5.3-04 |
| --- | --- |
| | 版本号：E/1 |
| | 页　码：第　页　　共　页 |

（3）需低温保存的消耗品出库后可暂时存放于各专业科试剂冰箱。

4.2 试剂和耗材的验收试验

4.2.1 试剂的性能验证

（1）每当试剂盒的试剂组分或试验反应过程改变，或使用新批号或新货运号的试剂盒之前，应进行性能验证。

（2）可以通过检测室内质控物、进行标本检验结果比对的方式进行试剂的性能验证，相关检测结果符合要求，为试剂性能符合。

4.2.2 耗材的性能验证

影响检验质量的耗材应在使用前进行性能验证，如微生物培养基在使用前应进行无菌试验和生长试验。

4.2.3 试剂和耗材性能验证方法的文件化要求

各专业科应将试剂和耗材验证试验的要求和方法根据各专业特点写入专业 SOP。

4.3 试剂和耗材的库存管理

4.3.1 试剂和耗材采用"惠侨试剂管理系统"软件进行库存管理,该系统具有采购单、试剂入库、试剂出库、试剂报损、试剂返库、库存统计等管理功能,该软件的具体使用说明详见该系统中"帮助"菜单栏中保存的"操作手册",该手册为受控文件。

4.3.2 试剂入库管理

（1）试剂和耗材接收后，中心试剂管理员或各专业科指定的专人通过系统的"试剂入库"模块进行入库登记；

（2）入库登记时，按试剂和耗材名称、批号、生产日期、有效期、入库日期、数量、存放地点等内容录入，并审核确认，形成入库单；

（3）选择目标入库单，点击"条码打印"按钮打印条形码粘贴在对应的试剂盒上，条形码具唯一性，显示内容包括条码号、试剂名称、有效期、使用科室；

（4）将粘贴好条形码的试剂分地点分类存放，完成入库工作。

4.3.3 试剂出库管理

（1）试剂和耗材需出库时，工作人员用个人用户名登录系统，通过系统的"试剂出库"模块进行出库登记；

（2）出库登记时，通过扫描需出库试剂或耗材的条形码，系统自动记录试剂或耗材的详细信息，操作者保存并审核后可实现试剂或耗材的出库；

（3）试剂或耗材出库时遵循旧批号先出库原则，当还有旧批号时新批号试剂或耗材不能出库。

4.3.4 试剂的报损

（1）当试剂或耗材过期、失效或被损坏时，通过系统的"试剂报损"模块进行报损；

| 第八节　试剂和耗材管理程序 | 文件编号：JYZX-PF5.3-04 |
|---|---|
| | 版本号：E/1 |
| | 页　码：第　页　共　页 |

（2）报损操作时，通过扫描需报损试剂或耗材的条形码，系统自动记录试剂或耗材的详细信息，操作者保存并审核后可实现试剂或耗材的报损；

（3）报损操作完成后，系统会自动减掉被报损的试剂或耗材，更新库存数据。

4.3.5 试剂库存监控

（1）当某试剂或耗材的存量低于实验室设置的下限时，系统会自动提醒工作人员；

（2）采用试剂管理系统的"实时库存统计"功能，定期（每2周）进行库存统计；

（3）发现库存试剂或耗材不足时及时订购，确保库存量充足，避免因试剂不足而影响检验无法进行的情况。

4.3.6 未经检查和不合格试剂、耗材的区分

（1）未经检查的试剂或耗材，原则上不能与已入库的试剂同地方放置，但因特殊情况不能实施检查而又需要放置低温环境中保存的，需做好标记，注明该试剂或耗材未经检查，标记人需签名确认；

（2）不合格的试剂或耗材，经试剂管理系统报损后，如需作除检验外其他用途的，设置专门的位置存放；

（3）未经检查和不合格的试剂、耗材不能通过试剂管理系统出库，日常检验工作中必须使用经过试剂管理系统出库的试剂和耗材，确保不会误用未经检查和不合格的试剂、耗材。

4.4 试剂和耗材的使用说明

4.4.1 检验项目的操作程序应参考所使用的试剂和耗材的说明书进行编写。

4.4.2 应保存试剂和耗材制造商提供的说明书，并作为受控文件进行管理。

4.4.3 编写的检验项目操作程序上传于"临床实验室质量管理系统"，在工作场所的各台计算机中均可查阅。需保存的试剂和耗材制造商提供的说明书集中存放在各专业科工作场所的专用文件盒中，方便员工获取。

4.5 试剂和耗材的不良事件报告

参照《仪器设备管理程序》中"4.6 设备不良事件报告"的相关要求执行。

4.6 试剂和耗材的记录

4.6.1 应保存影响检验性能的每一试剂和耗材的记录，包括但不限于以下内容：

（1）试剂或耗材的标识（如试剂或耗材名称）；

（2）制造商名称、批号或货号；

（3）供应商或制造商的联系方式；

（4）接收日期、失效期、使用日期、停用日期（适用时）；

（5）接收时的状态（例如：合格或损坏）；

（6）制造商说明书；

| | 文件编号：JYZX-PF5.3-04 |
|---|---|
| **第八节　试剂和耗材管理程序** | 版本号：E / 1 |
| | 页　码：第　页　共　页 |

（7）试剂或耗材初始准用记录；

（8）证实试剂或耗材持续可使用的性能记录。

其中（1）～（5）项内容可以在"试剂管理系统"中查找相关的记录。

4.6.2 当实验室使用配制试剂或自制试剂时，记录除上述内容外，还应包括制备人和制备日期，填写《配制试剂或自制试剂记录表》或各专业科根据专业特点编制的相关记录表。

4.6.3 对于部分没有通过"试剂管理系统"记录的标准物质和质控物，通过填写《标准物质和质控物使用记录表》进行使用记录。

### 5 支持文件

5.1 JYZX-PF5.3-01《仪器设备管理程序》

5.2 惠侨试剂管理系统操作手册

### 6 技术记录表格

6.1 PF4.6-01-TAB-002《试剂和耗材申购、接收记录表》（表 8-9-2）

6.2 PF5.3-04-TAB-001《配制试剂或自制试剂记录表》（表 9-8-1）

6.3 PF5.3-04-TAB-002《标准物质和质控物使用记录表》（表 9-8-2）

表 9-8-1　配制试剂或自制试剂记录表

专业科：　　　　　　　　　　　　　　　　　　　　　表格编号：PF5.3-04-TAB-001

| 配制或自制试剂名称 | 配制人 | 配制日期 | 配制时状态 | 有效期 | 开始使用日期 | 使用人 |
|---|---|---|---|---|---|---|
| | | | | | | |
| | | | | | | |

表 9-8-2　标准物质和质控物使用记录表

专业科：　　　　　　　　　　　　　　　　　　　　　表格编号：PF5.3-04-TAB-002

| 标准物质/质控物名称 | 数量 | 生产单位 | 接收日期 | 接收时状态 | 批号 | 有效期 | 使用日期 | 使用人 |
|---|---|---|---|---|---|---|---|---|
| | | | | | | | | |
| | | | | | | | | |
| | | | | | | | | |
| | | | | | | | | |

编写：王娟、黄福达　　　审核：王伟佳　　　批准：王伟佳

批准日期：　　　年　月　日

| 第九节　口头申请检验管理程序 | 文件编号：JYZX-PF5.4-01 |
| --- | --- |
| | 版本号：E／1 |
| | 页　码：第　页　共　页 |

**1 目的**

规范口头申请检验的相关要求，保证口头申请检验结果的准确性。

**2 范围**

适用于检验医学中心所开展的检测项目。

**3 职责**

各专业科工作人员负责口头申请检验的接收判断和标本检测。

**4 程序**

4.1 临床医生根据患者的病情需要，可以采用口头申请的方式对已送检的在保存稳定期内的标本进行附加检验。

4.2 当有附加检验需要时，临床医生应电话联系检验医学中心相关专业科工作人员，由其根据同一原始样品申请附加检验或进一步检验的时限，对用于附加检验的标本在当前保存条件下是否适用于附加检验项目进行评估，决定是否接受口头申请。

4.3 检验医学中心工作人员接受口头申请后，应要求申请医生提供相关信息（包括患者姓名、性别、年龄、送检科室、床号、ID 号、附加的检测项目、申请者姓名、申请日期和时间）填写《口头申请检验记录表》，相关工作人员找到用于附加检验的标本后，认真核对《口头申请检验记录表》上已记录的信息，确认无误后，把该标本的标本号（条码号或编号）记录在《口头申请检验记录表》上。

4.4 当口头申请被接受后，申请医生应立即落实将附加检验申请条形码或手写申请单送达检验医学中心相关专业科。

4.5 附加检验标本的检测：对于急查的检验项目应立即检验，再接收附加检验申请条形码或手写申请单，并核对其与《口头申请检验记录表》登记信息的一致性；非急查项目，可以在收到附加检验申请条形码或手写申请单，并核对其与《口头申请检验记录表》登记信息一致后进行检测。

4.6 在报告附加检验结果时，应确保标本的采集时间、送检时间、接收时间与用于附加检验的标本的相关信息一致，必要时作修正。

**5 技术记录表格**

PF5.4-01-TAB-001《口头申请检验记录表》（表 9-9-1）

表 9-9-1　口头申请检验记录表

年度：　　年　　　　　　　　　　　　　　　　　　　　　表格编号：PF5.4-01-TAB-001

| 日期和时间 | 患者姓名 | 科室 | 床号 | ID 号 | 口头申请项目 | 用于附加检验的标本号 | 申请人 | 受理人 |
| --- | --- | --- | --- | --- | --- | --- | --- | --- |
| | | | | | | | | |
| | | | | | | | | |

编写：范勇利、黄福达　　审核：王伟佳　　批准：王伟佳

批准日期：　　年　月　日

| | 文件编号：JYZX-PF5.4-02 |
|---|---|
| **第十节　样品采集管理程序** | 版本号：E/1 |
| | 页　码：第　页　共　页 |

## 1 目的

对样品采集活动进行管理，确保样品的正确采集。

## 2 范围

适用于检验医学中心受理的各种样品。

## 3 职责

3.1 质量负责人负责组织《临床检验标本采集手册》的编写、发放与培训考核。

3.2 样品采集人员负责样品的正确采集。

## 4 程序

4.1《临床检验标本采集手册》的编写

4.1.1 由质量负责人负责组织编写。

4.1.2《临床检验标本采集手册》的内容应包括 JYZX-QM-028《检验前过程》中"2.1"规定的内容。

4.2《临床检验标本采集手册》的发布

采用由授权人在 LIS 中导入电子版内容或上传至院内网站的方式发布，导入的内容视为受控且不能被非授权人修改。当内容有改动时，在 LIS 中或院内网站上公告相关更新内容。

4.3《临床检验标本采集手册》的培训

4.3.1 培训时机

（1）《临床检验标本采集手册》新发布或改版时；

（2）医院每年新招聘的护理人员上岗前。

4.3.2 培训人员：由质量负责人或其指定人员进行培训。

4.3.3 培训方式

（1）集中授课：要求各临床科室护士长或责任护士参加，其他非当班护理人员参加；

（2）临床科室内部传达：对于因工作原因不能参加集中授课培训的护理人员，由参加过培训的护士长或责任护士将培训内容进行传达，传达时可参考检验医学中心在 LIS 中上传的培训课件。

4.3.4 培训的记录：填写《外部人员培训记录表》，记录培训情况。

4.4《临床检验标本采集手册》的考核

4.4.1 考核方式：理论考核。

4.4.2 考核的组织：质量负责人或其指定人员编制考核试卷，护理部根据日常工作情况组织考核。

4.4.3 考核不合格的处理：考核成绩未达 60 分者为考核不合格，不合格人员由护理部组织再次培训和考核，由检验医学中心实施培训。

| 第十节 样品采集管理程序 | 文件编号：JYZX-PF5.4-02 |
| | 版本号：E/1 |
| | 页 码：第 页 共 页 |

4.4.4 考核的记录：护理部将考核的答卷送交质量负责人或其指定人员，由其对答卷进行评分和成绩汇总，保存答卷和成绩汇总，并将电子版的成绩汇总表发送护理部告知考核结果；也可采用检验医学中心提供答案，护理部批改后将成绩汇总表加盖护理部印盖后交检验医学中心存档的方式。

4.5《患者留取样品须知》的编写与提供

4.5.1 文件的编写：由质量负责人组织根据《临床检验标本采集手册》中的内容整理，内容应包括患者自我准备的说明和自行留取标本事项的说明，例如住院患者自行留取大小便标本后，应及时通知当班护士收取，当班护士在接到通知后应及时到病房收取标本，并登记标本采集日期和时间。

4.5.2 文件的提供：上传 LIS 由护士告知病人或印制单张纸质版内容发给患者。

4.6 样品采集活动的监控与持续改进

4.6.1 由检验医学中心科秘书每月初对上月不合格的标本数据进行统计分析：

（1）按《质量指标管理程序》中的要求统计不合格标本拒收率；

（2）按以下不合格标本的类型进行分析：标本与检验项目不符、申请表信息不全、标本标识不当、标本容器不当、血液标本凝固、标本抗凝剂比例不当、脂血、溶血、标本受污染、采集量不足、送检时间超时、运送保存温度不当、采集部位不当、患者自我准备不当时采集、痰标本质量不合格、其他不适合检验的标本；

（3）分析数据获取：在 LIS 打开"统计分析"，选择日期范围，统计类型下拉菜单选择"检验科回退标本汇总"，点击"统计"即可获取相关数据；

（4）针对各类型的不合格标本，对涉及的临床科室具体统计其占某类型不合格标本的百分比；

（5）以科室为单位进行分析，统计某科室不合格标本数占总不合格标本数的比例；

（6）以上（4）、（5）点分析数据获取：在 LIS 打开"统计分析"，选择日期范围，统计类型下拉菜单选择"检验科回退标本清单"，点击"统计"即可获取相关数据。

4.6.2 将以上统计结果发送护理部，必要时（不合格标本拒收率超标时、某科室连续 2 个月不合格标本比例排前三名时）由护理部协助检验医学中心与相关临床科室沟通，进行原因分析和采取纠正措施。

**5 支持文件**

5.1 JYZX-QM-028《检验前过程》

5.2《临床检验标本采集手册》

5.3 JYZX-PF4.14-07《质量指标管理程序》

**6 技术记录表格**

PF5.4-02-TAB-001《外部人员培训记录表》（表 9-10-1）

| 第十节　样品采集管理程序 | 文件编号：JYZX-PF5.4-02 |
| | 版本号：E/1 |
| | 页　码：第　页　共　页 |

表 9-10-1　外部人员培训记录表

表格编号：PF5.4-02-TAB -001

| 培训主题 | | | |
|---|---|---|---|
| 时间 | | 地点 | |
| 培训人： | | | |
| 参加人员： | | | |
| 培训内容： | | | |

参加会议人员签到

| 签　　名 | 部门 | 签　　名 | 部门 |
|---|---|---|---|
| | | | |
| | | | |
| | | | |
| | | | |
| | | | |
| | | | |
| | | | |
| | | | |

编写：王娟、黄福达　　审核：王伟佳　　批准：王伟佳

批准日期：　　年　月　日

| | 文件编号：JYZX-PF5.4-03 |
|---|---|
| **第十一节 标本运送、接收与处理程序** | 版本号：E/1 |
| | 页　码：第　页　共　页 |

## 1 目的

规范样品从开始运送到被检测前过程中实验室所执行的活动，确保样品的质量。

## 2 范围

适用于检验医学中心受理的各种样品。

## 3 职责

3.1 运送人员负责按要求将样品安全及时运送到检验医学中心。

3.2 检验医学中心工作人员负责样品的接收和处理。

## 4 程序

### 4.1 样品运送

4.1.1 样品运送人员的规定

（1）原则上所有采集的标本均由 ××× 公司派专人负责运送。

（2）适当时，患者自行留取的标本（如尿液、粪便、精液等）可由本人送检。

（3）外单位送检标本由医院选定的运送公司负责运送。

4.1.2 样品运送人员的培训

（1）质量负责人负责组织每年至少一次对负责运送外单位标本的人员，进行相关标本接收标准和送检要求的培训，考核合格后方可参与标本运送。

（2）对于运送部门新招入的标本运送人员，运送单位应通知检验医学中心质量负责人对其进行培训和考核，合格后参与标本运送。

（3）每次培训应填写《外部人员培训记录表》，记录培训情况。

4.1.3 样品的运送要求

（1）保证运送时间适合于申请检验的性质和实验室专业特点：不同检验项目样品的运送时间按《临床检验标本采集手册》中的相关规定执行，通过 LIS 进行监控。

（2）保证收集、处理样品所需的特定温度范围，使用指定的保存剂，以保证样品的完整性：不同检验项目样品的保存温度、保存剂按《临床检验标本采集手册》中的相关规定执行，通过标本接收时核查进行监控。

（3）确保样品完整性，确保运送者、公众及接收实验室安全，并符合规定要求：所有标本均用密封的容器采集，样品运送人员在收集样品时应检查样品容器的完整性，所有标本应盖口朝上竖立放置于专用样品运输箱内，防止阳光直射，运输箱外标贴生物危害标识，避免在运送过程中剧烈振动标本。高致病性传染病（HIV、霍乱、SARS 等）标本上送疾病控制中心时要按照《病原微生物实验室生物安全管理条例》要求，标本采取适当的密封防泄漏措施，由医院防保科专人专车运送。

（4）标本运送安全性的监管：实验室人员在接收标本时进行标本运送是否符合生物安全的监控，对不符合生物安全的情况进行记录，填写《标本运送生物安全监控记录表》，

| | 文件编号： JYZX-PF5.4-03 |
|---|---|
| 第十一节　标本运送、接收与处理程序 | 版本号：E/1 |
| | 页　码：第　页　共　页 |

并上报质量负责人，由其向标本运送部门和医院感染管理科沟通，采取整改措施。

4.1.4 样品运送目的地说明

（1）白天标本（时间段为 7：30—17：00）：急复标本、条形码上标有"门检"字样的标本送门诊二楼临床检验科；条形码上标有"临检""生化""细菌""免疫"字样的标本送检验医学中心。

（2）夜班标本（时间段为 17：00—第二天 7：30）：17：00—17：30 免疫科标本和分子诊断中心标本送检验医学中心；生化科和微生物科标本送门诊二楼临床检验科；17：30 后所有标本送门诊二楼临床检验科。

4.2 样品接收

4.2.1 样品的标识要求

所有标本通过条形码或手写检验申请单可以明确追溯到确定的患者或地点，具体操作要求见《临床检验标本采集手册》中的相关内容。

4.2.2 样品的拒收标准

（1）条形码或手写申请表信息不全。

（2）标本标识不当，包括标本没有贴条形码或无其他标识、标本标识与手写申请表标识不一致、标识字迹不清等。

（3）标本容器不当，包括容器错用、容器破损。

（4）标本与检验项目不符，如用大便标本做尿沉渣分析。

（5）需抗凝的标本发生凝固。

（6）标本采集量不足，指标本量少而导致不能满足检测需要的加样量，包括检验结果需复查时标本量不能满足一次复查所需的加样量。

（7）标本抗凝比例不当，指需抗凝的标本量过多或过少，使抗凝剂与标本的比例不符合要求。

（8）标本送检前保存温度不当，如乳酸、血氨检测标本未冰浴送检，用作淋球菌培养的标本、脑脊液培养标本在送检前未室温保存。

（9）标本送检时间超时，指标本由采集到检验医学中心接收经历的时间超出规定的范围。

（10）标本溶血。

（11）标本脂血。

（12）标本采集部位不当，如在输液侧采血、通过留置针头采血等。

（13）患者自我准备不当时采集的标本，如要求空腹采血标本未空腹采血。

（14）微生物检验标本受污染。

（15）痰标本质量不合格，如仅见唾液而无痰成分。

（16）标本的其他不适合检验原因。

4.2.3 样品的接收登记

（1）样品运送人员按要求将样品送到检验医学中心，接收人员按上述拒收标准进行样品的核查和接收登记。

（2）条形码标本的签收：对于合格标本，由接收人员利用"南方惠桥条码双签系统"进行签收，其接收流程是：进入"南方惠桥条码双签系统"→扫描一个标本后，在弹出的对话框中输入接收者用户名和密码→继续完成一批标本扫描→单击"确定"→在弹出对话框中输入送检者工号及密码→完成一批签收。系统会自动记录收到样品的日期时间和样品接收人。对于不合格标本，接收人员应及时与临床医护人员沟通，进入LIS"条码管理——标本确认"菜单中进行标本回退，系统自动形成回退记录。回退方法如下：

（a）登录南方惠桥检验信息系统，点击"条码管理"——"标本确认"，打开回退标本界面（图9-11-1）。

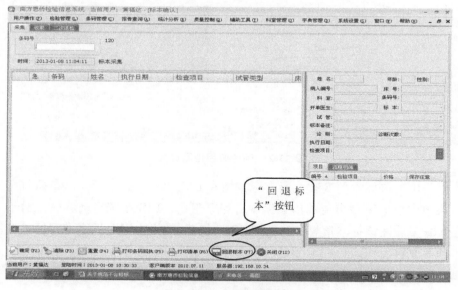

**图9-11-1 回退标本界面**

（b）点击上图中"回退标本"按钮，出现"回退条码"对话框（图9-11-2），在"回退条码"栏中录入需回退标本的条码，点击"回退原因"栏右侧滑动条，出现回退原因下拉列表，选择适合的信息后，在"回退原因"栏中会显示你所选择的内容；该内容可根据具体情况作编辑，在编辑时注意下拉列表选项中冒号前的内容不能修改，该内容作为统计的关键字段，修改会导致统计错误，举例：如图9-11-2中选择的原因中，"标本

| 第十一节　标本运送、接收与处理程序 | 文件编号： JYZX-PF5.4-03 |
| --- | --- |
| | 版本号： E／1 |
| | 页　码：第　页　共　页 |

容器不当"不能修改，"容器错用（如血常规用干燥管采血）、容器破损。"可以增减内容修改，可增加录入被通知人身份标识（姓名或工号）。

（c）对于非标本不合格原因需回退的标本（如实验室仪器故障、医生取消检验申请、送错目的地等），回退原因模板中无备选项，可在"回退原因"栏中直接填写。

（d）完成回退原因填写后，点击"回退"按钮即可。

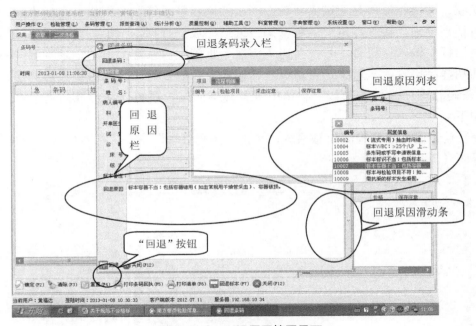

**图 9-11-2　回退原因填写界面**

（3）手写申请单标本的签收：所有标本均在 LIS 中"条码管理——条码打印——手工条码"菜单中根据手写申请单信息编制打印条形码，LIS 系统自动签收。对于不合格标本，在 LIS 中删除该标本信息，执行"4.2.3（2）"中标本回退程序进行标本退签。

（4）各专业科工作人员在检测过程中发现已签收的标本不合格时，在 LIS 中删除该标本信息，执行"4.2.3（2）"中标本回退程序进行标本退签。

4.2.4 特殊不合格标本的签收与处理

如果患者识别或样品识别有问题，运送延迟或容器不适当导致样品不稳定，样品量不足，但样品对临床很重要或样品不可替代，与临床沟通后要求进行检测的，可以按以下的程序接收和处理该类样品。

（1）缺乏正确标识原始样品的处理：原始样品应可追溯到具体的患者，以保证检验报告的唯一性，通过正确且完整地填写检验申请表实现。通常在不明确责任的情况下，检验医学中心不应接受或处理缺乏正确标识的原始样品；但当缺乏正确标识原始样品的

| | |
|---|---|
| 第十一节 标本运送、接收与处理程序 | 文件编号：JYZX-PF5.4-03 |
| | 版本号：E/1 |
| | 页 码：第 页 共 页 |

被分析物不稳定（如脑脊液、活检标本、血气标本等），以及原始样品不可替代（不可再次获得，如患者特殊病理状态下采集的标本）或很关键（指其具有重要的临床价值，如急诊抢救状态下患者的标本），相关专业科工作人员可以选择优先处理样品，再及时与临床申请医师或采集原始样品人员进行联系，让其对标本进行识别，承担确认标本是属于相应患者的责任后，再发报结果，并在报告备注栏简要标明标本确认情况。上述联系情况相关工作人员应在《不合格标本及处理情况登记表》登记。留待进一步检验的样品也应标识清楚。

（2）其他特殊不合格标本的处理：运送延迟或容器不适当导致样品不稳定，样品量不足，但样品对临床很重要或样品不可替代的，临床医师要求对其进行检测时，相关专业科工作人员应对临床医师进行不合格因素对检验结果的影响作必要的说明，并在最终的报告中说明问题的性质。相关沟通情况填写《不合格标本及处理情况登记表》。

4.2.5 急诊样品的签收与处理

按照《急诊样品处理程序》中的要求执行。

4.2.6 取自原始样品的部分样品的溯源

取自原始样品的部分样品可通过标记条码号和姓名的方法确保可追溯至最初的原始样品。

4.3 样品前处理、准备和储存

4.3.1 样品的交接

（1）标本接收人员将收集来的标本按照检测专业科进行分类，及时将标本分流至各专业科室，急诊标本必须即时移交相关工作人员；

（2）对外送至受委托实验室检测的标本，由标本接收人员按照本程序"4.2.3"的要求进行接收后按要求存放，由受委托实验室工作人员定期签收，签收时根据《委托标本检测程序》中的要求进行登记。

4.3.2 样品的处理

（1）检测科室在收到标本后，应将其按区域放置，放置在"待检标本"区，防止与"检测中标本"区和"检测后标本"区的标本混淆，及时进行检测；

（2）对于因检测系统故障而不能及时检测的标本，应根据不同检测项目对标本的保存要求进行保存并做好标记，例如分离血清、低温保存、冷冻保存等；

（3）各专业科根据不同检验项目的要求规定同一原始样品申请附加检验或进一步检验的时限，具体内容详见《临床检验标本采集手册》中相关内容。

**5 支持文件**

5.1 《临床检验标本采集手册》

5.2 JYZX-PF4.5-02《委托标本检测程序》

| | 文件编号：JYZX-PF5.4-03 |
|---|---|
| **第十一节 标本运送、接收与处理程序** | 版本号：E / 1 |
| | 页 码：第 页 共 页 |

5.3 JYZX-PF5.4-04《急诊样品处理程序》

**6 技术记录表格**

6.1 PF5.4-02-TAB-001《外部人员培训记录表》（表9-10-1）

6.2 PF5.4-03-TAB-001《不合格标本及处理情况登记表》（表9-11-1）

6.3 PF5.4-03-TAB-002《标本运送生物安全监控记录表》（表9-11-2）

**表 9-11-1　不合格标本及处理情况登记表**

专业科：　　　　　　　　　　年　　月　　　　　　　　　　　　表格编号：PF5.4-03-TAB-001

| 日期 | 患者姓名 | 科别 | ID号 | 标本类型 | 检测项目 | 不合格原因 | 处理情况 | 被通知者 | 通知时间 | 通知人 |
|---|---|---|---|---|---|---|---|---|---|---|
| | | | | | | | | | | |
| | | | | | | | | | | |
| | | | | | | | | | | |
| | | | | | | | | | | |

　　填表说明：不合格原因请选择填写以下原因，需要时作补充说明：(1) 申请表信息不全；(2) 标本标识不当；(3) 标本容器不当；(4) 标本与检验项目不符；(5) 需抗凝的标本发生凝固；(6) 标本采集量不足；(7) 标本抗凝比例不当；(8) 标本送检前保存温度不当；(9) 标本送检时间超时；(10) 标本溶血；(11) 标本脂血；(12) 标本采集部位不当；(13) 患者自我准备不当时采集的标本；(14) 微生物检验标本受污染；(15) 痰标本质量不合格；(16) 标本的其他不适合检验原因。

**表 9-11-2　标本运送生物安全监控记录表**

年度：　　　年　　　　　　　　　　　　　　　　　　　　　　表格编号：PF5.4-03-TAB-002

| 日期 | 标本运送人 | 不符合要求情况 | 记录人 | 备注 |
|---|---|---|---|---|
| | | | | |
| | | | | |
| | | | | |

编写：李莎、黄福达　　审核：王伟佳　　批准：王伟佳

批准日期：　　　年　　月　　日

| 第十二节　急诊样品处理程序 | 文件编号：JYZX-PF5.4-04 |
| --- | --- |
| | 版本号：E/1 |
| | 页　码：第　页　共　页 |

## 1 目的

规范急诊样品的接收、标记、处理和报告流程，确保急诊样品能被及时检测和报告结果。

## 2 范围

适用于检验医学中心所有的急诊样品。

## 3 职责

3.1 检验医学中心主任负责与医务科及临床科室共同制订急诊检验项目的范围和报告周期。

3.2 检验人员负责本岗位急诊检验项目的检测及报告。

3.3 每天24小时送检的急诊标本，检验人员必须及时接收、检测和按标本报告周期发布检验报告。

## 4 程序

4.1 急诊项目和报告周期的确定

4.1.1 检验医学中心主任负责组织与医务科及临床科室按《服务协议建立与评审程序》中的要求，共同制订急诊检验项目的范围和报告周期。

4.1.2 急诊检验项目的范围

（1）血液常规检验：血常规、血型、疟原虫、凝血四项、D-二聚体定量、3P试验。

（2）尿液常规检验：尿液分析＋沉渣、尿HCG定性、尿淀粉酶。

（3）大便常规检验：大便常规、大便隐血。

（4）脑脊液及各种穿刺液检验：理学检验、细胞计数及分类计数、蛋白定性等。

（5）生化检验：离子六项、心酶六项、肾功能六项、血氨、乳酸、血淀粉酶、脂肪酶、胆红素、血糖、血胆碱酯酶、血气分析、脑脊液生化、胸（腹）水生化、急复生化14项（$K^+$、$Na^+$、$Cl^-$、$Ca^{2+}$、二氧化碳结合力、肌酐、尿素氮、胱抑素C、葡萄糖、β-羟丁酸、血清丙氨酸转氨酶、天冬氨酸转氨酶、总胆红素、直接胆红素）、心肌梗死三项（肌钙蛋白T、肌红蛋白，CK-MB定量）、NT-proBNP。

（6）免疫学检验：感染八项［乙型肝炎表面抗原（HBsAg）测定、乙型肝炎表面抗体（Anti-HBs）测定、乙型肝炎e抗原（HBeAg）测定、乙型肝炎e抗体（Anti-HBe）测定、乙型肝炎核心抗原（HBcAg）测定、人免疫缺陷病毒抗体（Anti-HIV）测定、丙型肝炎抗体（Anti-HCV）测定、梅毒螺旋体特异性抗体（TP）检测］。

（7）胃液、呕吐物等的隐血试验。

4.1.3 急诊项目报告周期：见表9-12-1。

4.2 急诊样品的标记说明

4.2.1 临床医师在填写检验申请表时，必须将急诊的项目设置为"急诊"，所产生的

| | 文件编号： JYZX-PF5.4-04 |
| 第十二节　急诊样品处理程序 | 版本号： E/1 |
| | 页　码：第　页　　共　页 |

条码上会显示"急"字样，对于手写检验申请单，应在申请表上标记"st"或"急"等字样。

4.2.2 标本采集人员可于采集标本后在采集容器上空白处贴上急诊标本专用绿色标签，或采用黄色的条码纸打印条码，以便各相关部门人员识别（图 9-12-1）。

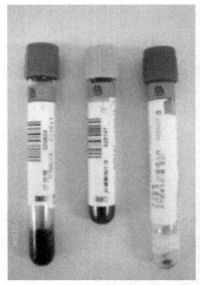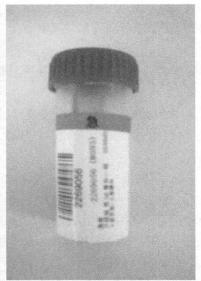

**图 9-12-1　急诊样品专用标签粘贴示意图**

4.3 急诊样品的接收与转送

4.3.1 送达实验室的急诊样品通过 LIS 接收时，系统中该标本信息列表中会有"急"字显示，样品接收人员应留意，同时根据急诊样品条形码或手写申请单上的特殊标记识别急诊样品，将接收后的急诊样品与非急诊样品分开放置。

4.3.2 接收人员在接收到急诊样品后，应通知相关检测岗位工作人员前来取样品或亲自将样品送达相关检测岗位。

4.4 急诊样品的快速处理

4.4.1 相关专业科应制订不同检测仪器的急诊样品处理流程，确保急诊样品能优先检测。

4.4.2 相关工作人员必须按照急诊样品处理流程进行标本的检测。

4.5 急诊样品结果的报告

4.5.1 结果的报告、发布按《结果报告程序》《结果发布程序》《危急值报告程序》中相关要求执行。

4.5.2 在 LIS 中，急诊样品资料会有橙红色背景，可与其他非急诊样品明显区分，工作人员审核结果时优先审核该部分样品的结果。

| | 文件编号：JYZX-PF5.4-04 |
|---|---|
| **第十二节　急诊样品处理程序** | 版本号：E/1 |
| | 页　码：第　页　　共　页 |

4.5.3 急诊样品检验报告应在规定时间内发出，所有急诊检验在承诺的时间内发出检验报告的及时率大于 90%。

**5 支持文件**

5.1 JYZX-PF4.4-01《服务协议建立与评审程序》

5.2 JYZX-PF5.8-01《结果报告程序》

5.3 JYZX-PF5.9-01《结果发布程序》

5.4 JYZX-PF5.9-02《危急值报告程序》

**表 9-12-1　急诊检验项目报告周期表**

| 检验项目 | 正常情况下报告时间 |
|---|---|
| 血常规、大便常规、大便隐血、胃液潜血、血型、尿液分析＋沉渣、尿 HCG 定性 | 24 小时送检，收到标本 30 分钟发出报告 |
| 脑脊液常规、胸（腹）水常规、胸（腹）水生化、凝血四项、D-二聚体定量、3P 试验、离子六项、心酶六项、血氨、乳酸、肾功能六项、血或尿淀粉酶、脂肪酶、胆红素、血糖、急复生化 14 项、血胆碱酯酶、心肌梗死三项、NT-proBNP | 24 小时送检，收到标本 60 分钟发出报告 |
| 找疟原虫、感染八项 | 24 小时送检，收到标本 120 分钟发出报告 |
| 血气离子分析 | 24 小时送检，收到标本 30 分钟发出报告 |

编写：陈康、黄福达　　审核：王伟佳　　批准：王伟佳

批准日期：　　　年　月　日

| 第十三节　检验程序的选择、验证和确认管理程序 | 文件编号：JYZX-PF5.5-01 |
| --- | --- |
| | 版本号：E／1 |
| | 页　码：第　页　共　页 |

### 1 目的

规范检验程序的选择、验证和确认流程，确保实验室选用的检验程序能满足临床诊疗要求和符合预期的用途。

### 2 范围

检验医学中心各专业科的检验程序。

### 3 职责

3.1 各专业科主任负责组织本专业相关检验程序的验证方法或确认方法的操作程序的编写，组织实施检验程序的验证或确认试验。

3.2 各专业科工作人员负责检验程序的验证或确认试验的操作。

### 4 程序

4.1 检验程序的选择

4.1.1 应选择预期用途经过确认的检验程序。首选的检验程序可以是体外诊断医疗器械使用说明中规定的程序，公认／权威教科书、或经同行审议过的文章或杂志发表的，国际公认标准或指南中的，或国家、地区法规中的程序。

4.1.2 每一检验程序的规定要求（性能特征）应与该检验的预期用途相关。检验项目预期用途包括该项目是筛查试验、确认试验、或是用于诊断和治疗等。

4.1.3 各专业科应根据所开展的每一项检验项目的预期用途，确定该项目所用方法的操作程序的性能特征，如测量正确度、测量准确度、测量精密度（含测量重复性和测量中间精密度）、测量不确定度、分析特异性（含干扰物）、分析灵敏度、检出限和定量限、测量区间、诊断特异性和诊断灵敏度等。

4.2 检验程序的验证

4.2.1 在常规应用前，对未加修改而使用的已确认的检验程序应进行独立验证。

4.2.2 从制造商或方法开发者获得相关信息，帮助确定检验程序的性能特征。

4.2.3 检验程序的性能特征的验证需要进行相关试验以得出客观的数据，试验结果应与检验程序声明相符。

4.2.4 验证试验的实施

（1）各专业科应编写本专业需要验证的检验程序的验证试验的操作程序，用于指导工作人员进行相关试验，编写工作由各专业科主任负责组织；

（2）进行验证试验时，应按编写好的操作程序的要求进行；

（3）应记录验证结果和相关的从事操作活动的人员身份，宜通过填写相应表格和保存原始数据的方式进行记录；

（4）进行验证试验的人员负责编写性能验证报告，由各专业科负责人结合试验的原始数据、相关统计结果记录，从试验结果的真实性和符合性方面进行审核，并在性能验

| 第十三节 检验程序的选择、验证和确认管理程序 | 文件编号：JYZX-PF5.5-01 |
| --- | --- |
| | 版本号：E/1 |
| | 页　码：第　页　共　页 |

证报告上签字确认。

4.3 检验程序的确认

4.3.1 应对以下来源的检验程序进行确认：非标准方法、实验室设计或制订的方法、超出预定范围使用的标准方法、修改过的确认方法。

4.3.2 方法确认应尽可能全面，相关的性能特征需要进行相关试验以得出客观的数据，证实满足检验预期用途的特定要求。

4.3.3 确认试验的实施

（1）各专业科应编写本专业需要确认的检验程序的确认试验的操作程序，用于指导工作人员进行相关试验，编写工作由各专业科主任负责组织；

（2）进行确认试验时，应按编写好的操作程序的要求进行；

（3）应记录确认结果和相关的从事操作活动的人员身份，宜通过填写相应表格和保存原始数据的方式进行记录；

（4）进行确认试验的人员负责编写性能确认报告，由各专业科负责人结合试验的原始数据、相关统计结果记录，从试验结果的真实性和符合性方面进行审核，并在性能确认报告上签字确认。

4.3.4 当对确认过的检验程序进行变更时，应将改变所引起的影响文件化，适当时，应重新进行确认。而导致检验结果或其解释可能明显不同时，在对程序进行确认后，应向实验室服务的用户解释改变所产生的影响。

4.4 检验程序性能定期评审

4.4.1 检验程序的性能要定期进行评审，但当检验程序的检测系统改变时，或者检测设备脱离实验室控制返回实验室重新使用时，需对检验程序的性能重新按以上验证或确认的方法进行评价。

4.4.2 评审周期：每年 1 次。

4.4.3 评审方法

（1）各专业科主任负责组织本专业科检验程序的评审工作；

（2）根据检验程序室内质控、室间比对和定期校准的数据进行评审；

（3）将评审的结果文件化。

## 5 支持文件

各专业科中关于检验程序验证或确认方法的操作程序

编写：冯砚平、黄福达　　审核：王伟佳　　批准：王伟佳

批准日期：　　年　月　日

| 第十四节　测量不确定度评定程序 | 文件编号：JYZX-PF5.5-02 |
| --- | --- |
| | 版本号：E/1 |
| | 页　码：第　页　共　页 |

### 1 目的

确定用于报告患者样品被测量值的每个测量程序的测量不确定度，为检验结果的临床应用提供评估标准。

### 2 范围

适用于检验医学中心所有定量检验项目。

### 3 职责

3.1 各专业科主任负责组织本专业需要评定测量不确定度的测量程序进行测量不确定度的评定，组织对已评定的测量不确定度进行定期评审。

3.2 技术负责人负责测量不确定度评定报告和定期评审报告的审核。

### 4 程序

4.1 测量不确定度的评定方法

4.1.1 评定的范围：检验过程中用于报告患者样品被测量值的每个测量程序。

4.1.2 相关定义

（1）测量不确定度：简称不确定度，根据所用到的信息，表征赋予被测量值分散性的非负参数。

（2）标准测量不确定度：又称测量的标准不确定度，简称标准不确定度，是指以标准偏差表示的测量不确定度。

（3）相对标准不确定度：是指标准不确定度除以测得值的绝对值。

（4）不确定度的 A 类评定：简称 A 类评定，是指对在规定测量条件下测得的量值用统计分析的方法进行的测量不确定度分量的评定。定义中的"规定测量条件"是指重复性测量条件、期间精密度测量条件或复现性测量条件。当管理机构通过或批准器具，可同时用 A 类和 B 类评定方法处理时，只要实际可用，一般选用 A 类评定。

（5）不确定度的 B 类评定：简称 B 类评定，是指用不同于测量不确定度 A 类评定的方法对测量不确定度分量进行的评定。评定可基于以下信息：权威机构发布的量值；有证标准物质的量值；校准证书；关于漂移；经检定的测量仪器的准确度等级；人员经验推断的极限值等。

（6）合成标准测量不确定度：简称合成标准不确定度，是指在一个测量模型中，由各输入量的标准测量不确定度获得的输出量的标准测量不确定度。通常用符号 $u_c$ 表示，在数学模型中输入量相关的情况下，当计算合成标准不确定度时应考虑协方差。

（7）扩展测量不确定度：简称扩展不确定度，即合成标准不确定度与一个大于 1 的数字因子的乘积。扩展不确定度又称为"总不确定度"（GUM）和"不确定度"（IEC 文件）。本定义中的"因子"是指包含因子，该因子取决于测量模型中输出量的概率分布类型及所选取的包含概率。

| 第十四节　测量不确定度评定程序 | 文件编号：JYZX-PF5.5-02 |
| --- | --- |
| | 版本号：E／1 |
| | 页　码：第　页　　共　页 |

（8）包含因子：为获得扩展不确定度，而对合成标准不确定度所乘的大于 1 的数。包含因子一般以 $k$ 表示，推荐 $k$ 为 2，用来确定 95% 的置信水平的扩展不确定度。

（9）包含区间：是指基于有用信息，给出了概率的一组被测量真值所包含的区间。

（10）包含概率：是指规定的包含区间内包含被测量的一组真值的概率。

4.1.3 采用的方法

（1）测量不确定度表达指南（guide to the expression of uncertainty in measurement，GUM）和化学分析中不确定度的评定指南（guidance on evaluating the uncertainty in chemical analysis，QUAM）是经典的测量不确定度评定理论，据此发展的测量不确定度评定方法有多种。

（2）主要有"自上而下"和"自下而上"两种测量不确定度评定方法。

（3）"自下而上"的方法更适用于参考实验室对参考方法测量不确定度的评定，在一定条件下也可用于常规实验室常规方法测量不确定度的评定。

（4）"自上而下"的方法只适用于常规实验室对常规方法测量不确定度的评定。其特点是只需评定重要的不确定度来源，不需要了解并评定每个单一因素的测量不确定度。

（5）本实验室对于定量检验项目测量不确定度的评定方法主要采用"自上而下"的方法。

（6）方法原理：通过从实验室外、实验室常规工作和实验室间能力验证 3 种途径中获得不确定度评定相关的数据，分别计算由校准和重复性因素引入的测量不确定度，按照传播率有关规则进行合成，通过乘以包含因子得到扩展不确定度。其中校准对测量的影响属系统效应，与测量结果正确度高度相关，通常用偏移（bias）定量表示；重复性因素对测量的影响属随机效应，与测量结果精密度密切相关，以实验室内测量复现性 $[s(R_w)]$ 定量表示。

4.1.4 所用方法评定的不确定度来源

（1）一个完整的测量过程应包括测量前、测量和测量后 3 个阶段，理论上这 3 个阶段均存在测量不确定度，但目前测量前和测量后阶段不确定度评估尚存在困难。"自上而下"的测量不确定度评定方法主要评定测量阶段的不确定度。

（2）测量阶段不确定度大致来源于以下因素：校准、测量重复性、试剂、仪器及环境等，虽然有些因素不直接作用于被测量，但控制不理想也可能对测量量值产生影响，这类因素也应识别。其中校准和测量重复性因素是医学实验室测量阶段最重要的不确定度来源。

4.1.5 所用方法的不确定度数据的来源

（1）从实验室外取得数据

a）国际／国家计量机构参考物质证书上的数据。

| 第十四节　测量不确定度评定程序 | 文件编号：JYZX-PF5.5-02 |
| --- | --- |
| | 版本号：E/1 |
| | 页　码：第　页　　共　页 |

b）厂家或实验室提供的测量程序开发时的确认数据。

（2）从实验室常规工作中取得数据

a）室内质量控制（IQC）数据：用于评定由随机效应引入的测量不确定度分量，推荐使用 6 个月或更长时间的实验室内测量复现性来评定重复性因素的影响。

b）各测量项目的正确性核查数据：用于评定由系统效应引入的测量不确定度分量，推荐使用实验室采用有权威的具有互换性的国际、国内有证标准物质对测量项目是否存在偏移进行评定的数据。

（3）实验室间能力验证（proficiency testing，PT）取得数据：实验室间 PT 计划组织者提供的 PT 数据，建议至少 6 次。

4.1.6 评定步骤

（1）评定实验室内测量复现性引入的测量不确定度分量

a）根据 IQC 数据进行评定。

b）从质控数据计算出来的标准偏差就是实验室内测量复现性 $[s(R_w)]$ 引入的测量不确定度分量，用 $[u(R_w)]$ 表示。

c）从质控数据计算出来的变异系数就是实验室内相对测量复现性 $[RSD(R_w)]$ 引入的相对测量不确定度分量，用 $[u_{rel}(R_w)]$ 表示。

d）如果在统计的产生室内质控数据的时间段内，某测量程序采用多个批号的室内质控物进行检测，在评定时先分为亚组作统计处理，然后再合并计算，可以减小过高和过低评定测量不确定度的风险。例如：某台 XE-2100 血细胞分析仪血红细胞计数测量程序在 6 个月时间内使用了两个批号（标记为 1 和 2）的室内质控物，那么合并计算不确定度结果如下：

$u(R_w) = \sqrt{u^2(R_w)(1) + u^2(R_w)(2)}$，其中 $[u^2(R_w)(1)]$ 为第 1 个批号的标准偏差的平方，其他如此类推；

$u_{rel}(R_w) = \sqrt{u_{rel}^2(R_w)(1) + u_{rel}^2(R_w)(2)}$，其中 $[u_{rel}^2(R_w)(1)]$ 为第 1 个批号的变异系数的平方，其他如此类推。

e）同一测量程序可以对不同浓度的检测结果进行不确定度的评定。

（2）评定偏移（bias）引入的标准不确定度

1）根据 PT 数据进行评定

a）每次参加 PT 计划可得到下列参数：PT 组织者给出的公认值（靶值）、实验室本身检测结果的值、由全部 PT 数据得出的测量复现性，以上数据是对每次检测的多份标本检测数据统计得出；

b）按下列公式计算每次 PT 的偏移量值和相对偏移量值：

$$b_i = x_i - C_{cons,i}$$

# 第十四节　测量不确定度评定程序

$$b_{rel,i} = \frac{(x_i - C_{cons,i}) \times 100}{C_{cons,i}}$$

式中，$b_i$ 表示每次 PT 的偏移量值，$b_{rel,i}$ 表示每次 PT 的相对偏移量值，$x_i$ 表示实验室本身每次测量值，$C_{cons,i}$ 表示每次 PT 的公认值。另外，由于每次 PT 的公认值很难一致，所以通常采用相对值进行计算；

c）按下列公式计算"方法和实验室偏移"，即多次 PT 的偏移量值和相对偏移量值：

$$RMS(bias) = \sqrt{\frac{\sum\limits_i^n b_i^2}{n}} \qquad RMS_{rel}(bias) = \sqrt{\frac{\sum\limits_i^n b_{rel,i}^2}{n}}$$

式中，$RMS(bias)$ 表示方法和实验室偏移量值，$RMS_{rel}(bias)$ 表示方法和实验室相对偏移量值，$n$ 表示 PT 总次数。另外，在实际计算工作中，通常采用相对值进行计算；

d）按下列公式计算每次 PT 公认值的测量复现性引入的相对测量不确定度：

$$u_{rel}(cons,i) = \frac{RSD_{R,i}}{\sqrt{m}}$$

式中，$u_{rel}(cons,i)$ 表示每次 PT 公认值的测量复现性引入的相对测量不确定度，$RSD_{R,i}$ 表示每次 PT 的测量复现性，$m$ 表示参加每次 PT 的实验室数量；

e）按下列公式计算多次 PT 公认值的测量复现性引入的相对测量不确定度：

$$u_{rel}(Cref) = \frac{\sum\limits_{i=1}^n u_{rel}(cons,i)}{n}$$

f）按下列公式计算偏移引入的相对测量不确定度分量：

$$u_{erel}(bias) = \sqrt{RMS_{rel}^2(bias) + u_{rel}^2(Cref)}$$

g）某些情况下，应用 PT 数据评定的偏移引入的测量不确定度与目标不确定度相比过大，此时可能要放弃"应用 PT 数据评定"方法，改用其他方法或暂不评定该测量不确定度分量。

2）根据厂商提供的校准品赋值的不确定度进行评定

a）当某测量程序没有 PT 数据时，可考虑采用这种方法；

b）$u_c(bias)$ 或 $u_{crel}(bias)$ 直接采用校准品赋值的不确定度数据。

（3）计算合成标准不确定度及扩展不确定度

a）按下列公式计算测量阶段合成标准不确定度（$u_c$）和相对合成标准不确定度（$u_{crel}$）：

$$u_c = \sqrt{u_c^2(bias) + u^2(R_w)} \qquad u_{crel} = \sqrt{u_{crel}^2(bias) + u_{rel}^2(R_w)}$$

b）依据 GUM 原则，扩展不确定度 $U$ 是由合成标准不确定度乘以包含因子得到，是使合理赋予被测量的值大部分包含于其中。在大多数情况下，包含因子 $k=2$，相对应的置信水平约为 95%。按以下公式计算扩展不确定度：

$$U = k \times u_c$$

| 文件编号：JYZX-PF5.5-02 |
| 第十四节　测量不确定度评定程序 |
| 版本号：E/1 |
| 页　码：第　页　　共　页 |

4.2 测量不确定度的重新评定

4.2.1 如果测量阶段的任何重要不确定度来源出现显著变化，如变更试剂、改变校准品厂家或货号、仪器进行维修并更换重要部件或更新等，这些变化的影响可反映在内部质量控制体系中。原则上，应重新评定测量不确定度。

4.2.2 评定的不确定度不在测量程序期望的性能范围或者未达到目标不确定度的要求，需要系统审核不确定度的来源和组分。此时采取"自下而上"方法评定测量不确定度常可帮助找出需改进的重要不确定度来源。修正后重新评定。

4.2.3 当采用"自上而下"方法评定的测量不确定度明显不同于采用"自下而上"方法的评定结果时，应查明是否因为"自下而上"方法所采用的测量模型不完善导致测量不确定度评定结果偏低。

4.2.4 供应商或生产商提供的校准品定值中测量不确定度通常是医学实验室测量不确定度中的一个重要来源。实验室在初次选择厂家校准品前，应审核其测量不确定度所依据的数据是否可靠、评定方法是否科学。在更换新批号校准品、质控物时，只有在供应商或生产商验证了新批号的性能和储存稳定性达到曾用批号要求时，才能在使用新批号校准品、质控物时保留原批号的测量不确定度；否则，实验室应要求供应商或生产商提供重新评定的测量不确定度数据，实验室要根据新数据重新评定本实验室的测量不确定度。

4.2.5 测量不确定度重新评定后应及时与临床医师沟通，并重新制订目标不确定度。

4.3 测量不确定度性能要求

4.3.1 实验室规定每个测量程序的测量不确定度的性能要求。

（1）国际认可的设定不确定度性能目标的方法是基于被测量个体内生物变异。基于测量个体内生物变异，不精密度的分析目标有三个等级：

a）最佳：$CV_A \leq 0.25CV_I$

b）希望：$CV_A \leq 0.50CV_I$

c）最低：$CV_A \leq 0.75CV_I$

其中，$CV_A$ 是变异系数，来源于长期不精密度；$CV_I$ 是个体内变异系数，来自个体内该特定被测量（分析物）的生物变异。对常规方法评定了测量的不确定度应满足最低等级的要求。

（2）如果通过与不同方法确定的参考值或临床决定值进行比较以解释检测结果，则还要考虑将偏差作为测量不确定度的一部分，并设置相应的分析目标。以生物变异为偏差分析目标，有三个等级：

a）最佳：$B_A < 0.125 \ (CV_I^2 + CV_G^2)^{1/2}$

b）希望：$B_A < 0.250 \ (CV_I^2 + CV_G^2)^{1/2}$

# 第十四节　测量不确定度评定程序

c）最低：$B_A < 0.375 (CV_I^2 + CV_G^2)^{1/2}$

其中，$B_A =$ 偏差（准确性，系统变异）；$CV_I =$ 变异系数（体内），来自个体内特定被测量（分析物）的生物变异；$CV_G =$ 个体间生物变异的 CV（参阅参考文献）。大多数可设置在上述三项中的最低偏差上，一般已可适合临床与技术目标。如果在 PT 中，无法与其他方法、其他实验室相比较，或者认为所选目标不合适，则应考虑改为更现实的目标或者改变现用的方法。对于已有国际权威机构推荐的分析目标的方法，可采用此目标作为最低要求。

（3）对于偏差和不精密度都须符合临床应用性能标准的方法，两个参数可方便地合并为允许总误差（TEa），可设置分析目标等级为：

a）最佳：$TEa < 1.65 (0.25CV_I) + 0.125 (CV_I^2 + CV_G^2)^{1/2}$

b）希望：$TEa < 1.65 (0.50CV_I) + 0.250 (CV_I^2 + CV_G^2)^{1/2}$

c）最低：$TEa < 1.65 (0.75CV_I) + 0.375 (CV_I^2 + CV_G^2)^{1/2}$

4.3.2 测量不确定度评定所需的严密程序取决于：检测方法的要求；用户的要求；用来确定是否符合某规范所依据的误差限的宽窄。

4.3.3 测量不确定度（长期不精密度）评定后，应判断其是否符合规定的性能要求。

4.4 不确定度的报告

4.4.1 完整的测量量值报告通常应包括以下 4 项主要信息：被测量的最佳估计值、扩展不确定度、计量单位以及相应的置信水平。

4.4.2 除非另有要求，测量量值结果应与使用包含因子 $k = 2$ 计算的扩展不确定度 $U$ 一起给出。采用以下方式：（测量量值结果）：$(x \pm U)$（单位）$(k = 2)$。

4.5 不确定度评定的其他规定

当检验过程包括测量步骤但不报告被测量值时，实验室宜计算有助于评估检验程序可靠性或对报告结果有影响的测量步骤的测量不确定度。

4.6 测量不确定度的应用

4.6.1 在解释测量结果量值时应考虑测量不确定度。

4.6.2 当不确定度与检测结果的有效性或应用有关、或在用户有要求时、或当不确定度影响到对规范限度的符合性时、当测试方法中有规定时和 CNAS 有要求时（如认可准则在特殊领域的应用说明中有规定），检验报告单中必须提供测量结果的不确定度。

4.7 测量不确定度的定期评审

4.7.1 评审时机：每 12 个月评审 1 次。

4.7.2 评审内容

（1）不确定度的性能目标是否持续适用；

（2）客户是否对实验室提供的测量程序的不确定度有异议；

| | 文件编号：JYZX-PF5.5-02 |
|---|---|
| **第十四节　测量不确定度评定程序** | 版本号：E／1 |
| | 页　码：第　页　　共　页 |

（3）测量程序及其控制状态。

4.7.3 评审实施：各专业科主任负责组织本专业相关测量程序不确定度的评审。

4.7.4 评审发现不符合的处理：对评审中发现有测量程序的不确定度不适用时，应重新进行该测量程序不确定度的评定。

4.8 不确定度评定和评审的记录

4.8.1 进行测量程序的测量不确定度评定后，要编写不确定度评定报告，报告应包括以下内容：

（1）测量程序名称、使用仪器设备名称、试剂来源；

（2）不确定度评定方法及操作过程；

（3）测试结果的统计计算：包括标准不确定度、相对不确定度、扩展不确定度、合成不确定度的计算；

（4）不确定度性能的判断。

4.8.2 进行不确定度评审时，应编写评审报告。

4.8.3 所有报告应上交技术负责人审核。

**5 支持文件**

5.1《定量医学检测中的测量的不确定度》实验室应用指南，澳大利亚临床生物化学家协会（AACB）2004 年颁布。

5.2《评定不确定度的替代方法》，欧洲各国家测量、检测和分析实验室学会的联合会（EUROLAB）2007 年颁布。

5.3 张秀明，黄宪章，曾方银，等.临床生化检验诊断学.北京：人民卫生出版社，2012：739-777.

编写：温冬梅、黄福达　　审核：王伟佳　　批准：王伟佳

批准日期：　　　年　月　日

| 第十五节 生物参考区间建立与评审程序 | 文件编号：JYZX-PF5.5-03 |
| | 版本号：E/1 |
| | 页　码：第　页　共　页 |

**1 目的**

保证各检验项目生物参考区间的适用性。

**2 范围**

检验医学中心须确定生物参考区间的检验项目。

**3 职责**

3.1 各专业科主任负责各科检验项目的生物参考区间的建立，将建立的依据文件化，并通知用户。

3.2 检验医学中心主任负责组织生物参考区间的评审。

**4 程序**

4.1 生物参考区间建立的原则

4.1.1 各专业科应为所开展的检验项目根据需要确定生物参考区间，将此规定的依据文件化，并通知用户。

4.1.2 在下列情况下，应考虑建立检验项目的生物参考区间：

（1）在开展新的检验项目时；

（2）改变检验程序或检验前程序，经评审确定相关检验项目的生物参考区间不适用时；

（3）在生物参考区间定期评审中发现检验项目的生物参考区间不适用时。

4.1.3 定量检验项目生物参考区间的建立方法可采用自行建立生物参考区间、生物参考区间的转移验证等方法。自建生物参考区间是一项昂贵和艰巨的工作，每个检验项目都自建参考区间是不切实际的。通过生物参考区间的转移验证方法，可以其他实验室或诊断试剂生产商建立或提供的参考区间转移至本实验室。

4.1.4 对定性检验项目，则根据文献设立相应的参考值。

4.1.5 新建立的生物参考区间应及时通知临床，可通过医院内部网络发布公告的形式告知。

4.2 自行建立生物参考区间

4.2.1 根据文献及实验研究，总结出引起该项目测定的生物变异和分析干扰的因素，供选择参考个体时使用。

4.2.2 确定个体的选择原则（或排除参考个体的原则），编写与之对应的调查表。

4.2.3 依据调查表和其他有关记录，挑选参考个体。

4.2.4 依据排除原则，剔去不符合要求的个体，确定进行参考区间研究的个体。

4.2.5 采集标本前和采集时对受检者的要求详细告诉各个受检参考个体，做好准备。

4.2.6 正确采集标本，做好分析前的标本预处理。

4.2.7 在良好的控制条件下，用事先指定的分析方法对标本检测，获得参考区间结果。

| | 文件编号： JYZX-PF5.5-03 |
| 第十五节　生物参考区间建立与评审程序 | 版本号：E/1 |
| | 页　码：第　页　共　页 |

4.2.8 检查有无明显的误差或离群点。若有，按事先约定原则，剔去不符要求的数据后，再补上必需的数据。

4.2.9 绘制分布图，了解数据分布的特性。选择合适统计方法，估计参考限和参考区间（如果合适，将数据分成几组，分别求参考区间）。

4.2.10 建立生物参考区间时选择参考个体的原则

（1）确定并排除非健康者。

（2）应按照项目在临床使用的要求选择参考个体。

（3）在选择参考个体对象时，不要集中于青年，对儿童和老年人也应分别予以考虑。

（4）在选择参考个体时，应考虑是否有分组的必要。最常见的是分年龄组和性别组。另外，还可列出可能分组的因素。

4.2.11 参考个体的采样前准备以及须考虑的内容

（1）做好受检参考个体采样前的准备工作，定出采样前对受检者的具体要求；并应事先对受检参考个体做认真解释，要求予以配合。

（2）标本采集、处理、运送和保存的要求：应有手册规定标本采集、处理、运送和保存的要求，内容应明确、可操作；除此之外，还应考虑标本采集时的环境条件、标本采集者（特别是静脉采血）技术熟练要求和服务态度等。

（3）分析样品的检验方法应有方法学可靠性评价：测定过程有完整质量控制措施。如果使用不同仪器或方法测定同一个分析物，应对仪器方法学间结果是否具可比较性做出评价，否则不同仪器或方法应各自有参考区间。

4.2.12 制订生物参考区间时，参考值数据的要求和分析

（1）为确保参考值数据的可靠性，建议至少取 120 个参考值数据，若还需分组统计，则每个分组应有 120 个数据。

（2）数据中的疑似离群点的判断：建议将疑似离群点和其相邻点的差值 D 和数据全距 R 相除，D/R 应小于等于 1/3，超出 1/3 考虑为离群点。若有 2 个或以上疑似离群点，可将最小的疑似离群点如上作处理，若大于 1/3，则所有点都剔去；若小于 1/3，则保留所有数据。

（3）若有离群点被剔除后，应立即将其他数据补上。

（4）绘制分布图，了解数据的分布特性：若有数据呈高斯正态分布或者数据经转换后呈高斯分布，可按 X+1.96S 表示 95% 数据分布范围，或者 X+2.58S 表示 99% 数据分布范围等确定参考限和参考区间；若数据不呈高斯正态分布则用非参数法处理，最常见的是以百分位数法确定 2.5% 和 97.5% 位数的参考限，以此确定生物参考区间。

（5）确定参考值数据是否需要继续分组：参考值数据是否需要分组，主要根据临床意义，并且需作 Z 检验，确定分组后的均值间差异有无统计学意义。将原 120 个参考

# 第十五节 生物参考区间建立与评审程序

数据按分组要求分成 2 组（如男和女，或两个年龄组），最好是 2 组的数据个数较接近；计算 Z 值：$Z=(\bar{x}_1-\bar{x}_2)/(S_1^2/n_1+S_2^2/n_2)^{1/2}$，式中 $\bar{x}_1$ 和 $\bar{x}_2$ 分别为 2 组的均值，$S_1$ 和 $S_2$ 分别为 2 组的标准差，$n_1$ 和 $n_2$ 分别为 2 组的个数；Z 判断限值 $Z^*=3(N/120)^{1/2}=3(n_1/n_2/240)^{1/2}$，若计算 Z 超过 $Z^*$，可考虑分组。另外，取决于有无较大的 S，如 $S_2$ 为较大 S，是否超过 $1.5S_1$，即 $S_2/(S_2-S_1)$ 是否大于 3，或较大 $S_2$ 大于 $1.5S_1$，亦可考虑分组。

## 4.3 生物参考区间的转移验证

### 4.3.1 生物参考区间的转移条件

（1）分析系统应具有可比性：如果要将其他实验室的生物参考区间转移到本实验室或将本实验室内某一检测系统转移到另一新检测系统，使用的检测系统应相同或检测系统不同但具有可接受的可比性。可比性需按照 CLSI EP9-A2 文件利用患者标本进行方法比对和偏倚评估。一般来说，如果上面提及的检测系统具有类似的不精密度和已知的干扰，使用相同的标准品或校准品，报告单位相同，在不同的检测系统进行检验，若测定结果的绝对值具有可接受的可比性，那么参考区间可以转移给新的或更改组成后的检测系统。但是，这种可比性若不能用 CLSI EP9-A2 文件得到验证，那么实验室必须进行新的参考值研究。

（2）检验服务对象的可比性：如果实验室使用的检测系统与其他实验室或诊断试剂生产商的检测系统相同或具有可接受的可比性，希望把他们已经建立的参考区间转移到实验室，这种情况就要看检验服务对象或人群的可比性。此外，参考值研究的分析前因素也必须可比，如参考个体的分析前准备、标本采集和处理程序等。

### 4.3.2 生物参考区间的验证方法

（1）系统性评审：此种方法是通过认真审查原始参考值研究的有关因素来主观地评价转移的可接受性。要做到这些，参考总体中所有参考个体的地区分布和人口统计学情况都必须有适当的描述，相关资料可用于评审。分析前和分析过程中的有关细节、分析方法的性能、所有的参考值数据及评估参考区间的方法等都必须加以说明。如果实验室工作人员要参与某些因素的判断，这些因素在接收实验室和检验服务对象都必须保持一致。那么，除上述所有考虑的因素需要文件化外，接受参考区间的实验室无须做任何验证研究参考区间即可转移。

（2）小样本参考个体的验证：用户或接收实验室希望或被要求验证试剂厂商或其他实验室报道的参考区间。接收实验室在检验服务的总体中抽出 20 个参考个体，比较小样本参考值和原始参考值之间的可比性。需要指出的是，接收实验室的操作必须和原始参考值研究的分析前和分析中各因素的控制保持一致。如果接收实验室和原始参考值研究的检验服务对象在地理分布或者人口统计学上存在导致参考区间差异的明显不同，参考区间的转移就毫无意义。对于转移验证研究，参考个体的选择和参考值的获得必须和

| 第十五节　生物参考区间建立与评审程序 | 文件编号：JYZX-PF5.5-03 |
| | 版本号：E／1 |
| | 页　码：第　页　共　页 |

厂商或提供参考区间的实验室制定的方案保持一致。20 个参考个体应合理地代表接收实验室选择的健康总体，并且满足其排除和分组标准。依照标准操作规程检测标本，检测结果用"1/3"规则进行离群值检验。发现离群值均应弃用，并用新的参考个体代替，以确保 20 例测试结果不含离群值。如果 20 例参考个体中不超过 2 例（或 10% 的结果）的观测值在原始报告的参考限之外，厂商或提供参考区间的实验室报告的 95% 参考区间可以接受。若 3 例以上超出界限，再选择 20 个参考个体进行验证，若少于或等于 2 个观测值超过原始参考限，厂商或提供参考区间的实验室报告的参考区间可以接受。若又有 3 个超出参考限，用户就应该重新检查一下所用的分析程序，考虑两个样本总体生物学特征上可能存在差异，并且考虑是否按照大规模研究指南建立自己的参考区间。小样本参考个体参考区间的验证程序可分以下几种情况：

　　a）如果甲乙两个实验室使用相同的检测系统，且处于同一地区，检验服务的范围和服务对象基本相同，甲实验室建立了某个检验项目的参考区间，乙实验室确定参考区间的程序如下：乙实验室只要严格按照操作规程进行操作，按照入组标准和排除标准，在该地区选择 20 个参考个体进行检测，如果 20 个参考值中有不超过 2 个数据在甲实验室的参考区间之外，甲实验室建立的参考区间在乙实验室即通过验证，可以直接使用。

　　b）如果甲乙两个实验室使用的检测系统不同，检验服务的范围和服务对象基本相同，甲实验室建立了某个检验项目的参考区间，乙实验室确定参考区间的程序如下：首先要按照 EP-9A$_2$ 文件，选择 40 份新鲜标本进行方法比对和偏倚评估。如果两个检测系统的检验结果具有可比性（如偏倚在 1/4 室间质量评价允许总误差内），甲实验室的参考区间可向乙实验室转移，但转移是否有效，还需要在该地区选择 20 个参考个体进行参考区间的验证，验证有效后方可应用。如果两个检测系统的检验结果不可比，则必须选择 120 个参考个体建立参考区间，如果性别间有差异，则应分别选择 120 个参考个体，建立各自的参考区间。

　　c）如果某实验室使用的检测系统厂商已提供出参考区间，参考个体人群与本地区不同，但既往的研究报道未显示出不同人群间该项目的参考值有明显差异。从实用和经济的角度考虑，只需要选择 20 个参考个体进行验证即可确认。

　　（3）大样本参考个体的验证：对转移的参考区间的可接受性也可以选择 60 个参考个体进行评估和验证。接收实验室从检验服务对象的总体中选择 60 个参考个体，按照上述 20 例参考个体验证参考区间的要求和方法，探讨与原始参考值数据之间的可比性。

　　4.4 生物参考区间的评审

　　4.4.1 评审的原因

　　随着生命体的变化、人们对机体认识的不断深入和检验方法的变化，生物参考区间也可能是变化的，因此需要定期评审。

| 第十五节 生物参考区间建立与评审程序 | 文件编号：JYZX-PF5.5-03 |
| --- | --- |
| | 版本号：E/1 |
| | 页 码：第 页 共 页 |

4.4.2 评审的时机

（1）定期评审：每年至少进行 1 次。

（2）需要时的评审：在工作中需改变检验程序或检验前程序时，需评审相关的生物参考区间。

4.4.3 评审方法

（1）生物参考区间的定期评审，在《生物参考区间协议》评审会议上进行评审，执行《服务协议建立与评审程序》的相关程序。

（2）当临时需要评审生物参考区间时，可以组织会议评审或通过院内邮箱系统征求临床方面的意见。

（3）相关会议由检验医学中心主任主持，检验医学中心专业人员、医务科、临床科室代表参加，根据生物参考区间在使用过程中是否发现不符现象或有疑问之处，征求临床医生意见，评审生物参考区间的来源、人群适用性和临床适用性。

4.4.4 评审发现不符合的处理

通过评审如果发现某一特定参考区间对参考人群不再适用，则应按上述生物参考区间建立程序重新建立生物参考区间。

**5 支持文件**

5.1 CLSI.How to Define and Determine Reference Intervals in the Clinical Laboratory; Approved Guideline-Second Edition. Wayne, PA: C28-A2,2000.

5.2 JYZX-PF4.4-01《服务协议建立与评审程序》

**6 技术记录表格**

PF4.4-01-TAB-001《服务协议评审单》（表 8-6-1）

编写：杜满兴、黄福达　　审核：王伟佳　　批准：王伟佳

批准日期：　　　年　月　日

| 第十六节　临床决定值建立与评审程序 | 文件编号：JYZX-PF5.5-04 |
| --- | --- |
| | 版本号：E／1 |
| | 页　码：第　页　共　页 |

## 1 目的

保证检验项目临床决定值的适用性。

## 2 范围

检验医学中心需要确定临床决定值的检验项目。

## 3 职责

3.1 各专业科主任负责各科检验项目的临床决定值的建立，将建立的依据文件化，并通知用户。

3.2 检验医学中心主任负责组织临床决定值的评审。

## 4 程序

4.1 临床决定值的建立原则

各专业科应为所开展的检验项目根据需要确定临床决定值，将此规定的依据文件化，并通知用户。

4.2 临床决定值的建立

4.2.1 在下列情况下，应考虑建立检验项目的临床决定值

（1）当临床有需要并提出要求时；

（2）改变检验程序或检验前程序，经评审确定相关检验项目的临床决定值不适用时；

（3）在临床决定值定期评审中发现检验项目的临床决定值不适用时。

4.2.2 临床决定值建立的方法

（1）直接采用由国家权威机构发布或授权刊物出版公布的，或引用试剂供应商提供的检验项目的临床决定值；

（2）对拟采用的临床决定值，征询临床科室的意见，必要时作适当的修改。

4.2.3 新建立的临床决定值应及时通知临床，可通过医院内部网络发布公告的形式告知。

4.3 临床决定值的评审

4.3.1 评审的时机

（1）定期评审：每年至少进行 1 次；

（2）需要时的评审：在工作中需改变检验程序或检验前程序时，需评审相关的临床决定值。

4.3.2 评审方法

（1）临床决定值的定期评审：在《临床决定值协议》评审会议上进行评审，执行《服务协议建立与评审程序》的相关程序；

（2）当临时需要评审临床决定值时，可以组织会议评审或通过院内邮箱系统征求临床方面的意见；

| | 文件编号：JYZX-PF5.5-04 |
|---|---|
| 第十六节 临床决定值建立与评审程序 | 版本号：E/1 |
| | 页 码：第 页 共 页 |

（3）相关会议由检验医学中心主任主持，检验医学中心专业人员、医务科、临床科室代表参加，根据临床决定值在使用过程中是否发现不符现象或有疑问之处，征求临床医生意见，评审临床决定值的来源、人群适用性和临床适用性。

4.3.3 评审发现不符合的处理

通过评审如果发现某一临床决定值对参考人群不再适用，则应按上述临床决定值建立程序重新建立临床决定值。

**5 支持文件**

JYZX-PF4.4-01《服务协议建立与评审程序》

**6 技术记录表格**

PF4.4-01-TAB-001《服务协议评审单》（表8-6-1）

编写：冯砚平、黄福达 审核：王伟佳 批准：王伟佳

批准日期： 年 月 日

| | 文件编号： JYZX-PF5.5-05 |
|---|---|
| **第十七节 标准操作程序编写程序** | 版本号：E/1 |
| | 页 码：第 页 共 页 |

**1 目的**

规范标准操作程序（SOP）的编写要求，确保操作程序内容的完整性和容易被操作人员正确理解。

**2 范围**

检验医学中心各专业科的操作程序，包括检测项目的操作程序、仪器设备的操作程序。

**3 职责**

3.1 各专业科主任负责组织本专业相关 SOP 的编写与修改，负责本专业 SOP 的审核。

3.2 检验医学中心主任负责 SOP 的批准。

**4 程序**

4.1 SOP 编写要求

4.1.1 所有的操作程序都应形成文件，使相关操作人员在工作地点可以查阅。

4.1.2 操作程序使用实验室工作人员易于理解的语言。

4.1.3 根据操作程序实际情况，对于常用的操作程序，可将其中的关键信息编写成操作卡，以供工作人员在工作台上快速查阅。操作卡与完整的操作程序内容相对应，是文件控制的一部分。

4.1.4 当制造商提供的使用说明书中方法的选择和性能评价符合要求时，操作程序要以制造商提供的使用说明书为基础进行编写。

4.2 检验项目操作程序的格式与内容

4.2.1 检验项目操作程序的格式按《文件的编写与控制程序》中相关要求执行。

4.2.2 检验项目操作程序的内容：除文件控制标识外，应包括以下内容：

（1）检验目的；

（2）检验原理和方法；

（3）性能特征；

（4）样品类型（如血浆、血清、尿液）；

（5）患者准备；

（6）容器和添加剂类型；

（7）所需的仪器和试剂；

（8）环境和安全控制；

（9）校准程序（计量学溯源）；

（10）程序性步骤；

（11）质量控制程序；

（12）干扰（如脂血、溶血、黄疸、药物）和交叉反应；

| | 文件编号：JYZX-PF5.5-05 |
|---|---|
| **第十七节 标准操作程序编写程序** | 版本号：E/1 |
| | 页 码：第 页 共 页 |

（13）结果计算程序的原理，包括被测量值的测量不确定度（相关时）；

（14）生物参考区间或临床决定值；

（15）检验结果的可报告区间；

（16）当结果超出测量区间时，对如何确定定量结果的说明；

（17）警示或危急值（适当时）；

（18）实验室临床解释；

（19）变异的潜在来源；

（20）参考文献。

4.3 仪器设备操作程序的格式与内容

4.3.1 仪器设备操作程序的格式按《文件的编写与控制程序》中相关要求执行。

4.3.2 仪器设备操作程序的内容，至少应包括：

（1）仪器安装和使用的环境条件；

（2）仪器运输和储存注意事项；

（3）仪器的操作方法；

（4）仪器的校准方法；

（5）仪器的保养方法；

（6）仪器安全要求：包括如何检查电气安全、如何使用紧急停止装置、如何处置化学品和放射性材料、如何处置生物材料的危险性生物因子、工作人员的防护措施等内容；

（7）参考资料；

（8）技术记录表格。

4.4 操作卡的格式与内容

4.4.1 操作卡的格式：每页都有页眉，内容包括：文件类别、文件名称、来源文件编号、版本号、页码；页脚有批准栏，包括编写者、审核者、批准者及批准日期（可手写签名或电脑输入）。

4.4.2 操作卡的内容：根据操作程序的具体内容，将关键信息总结列出。

**5 支持文件**

JYZX-PF4.3-01《文件的编写与控制程序》

编写：杜满兴、黄福达　　审核：王伟佳　　批准：王伟佳

批准日期：　　年　月　日

| | 文件编号：JYZX-PF5.6-01 |
| --- | --- |
| **第十八节 实验室内部质量控制程序** | 版本号：E/1 |
| | 页　码：第　页　共　页 |

## 1 目的

制订实验室内部质量控制程序，以验证是否达到预期的结果质量。

## 2 范围

对检验前过程、检验过程和检验后过程进行控制。

## 3 职责

3.1 各专业科主任负责本专业内部质量控制活动的管理。

3.2 专业技术人员负责执行相关的规定。

## 4 程序

4.1 检验前过程控制

4.1.1 严格执行《临床检验标本采集手册》和《标本运送、接收与处理程序》中关于标本前处理的要求，确保用于检测的标本质量符合要求。

4.1.2 根据《质量指标管理程序》要求，对与样品前处理过程相关的质量指标进行监测，同时将每月各临床科室不合格标本的统计情况上报护理部，必要时实施改进。

4.2 检验过程控制

4.2.1 总体要求

（1）所有检验项目均应有质量控制措施，检验项目的室内质量控制一般通过检测质控物实行，某些检验项目无法使用质控物的，可制订其他合适的质量控制措施；

（2）各专业科应结合其专业特点，根据本程序的要求，制订适合本专业检验项目特点的具体的室内质量控制程序，保证每检测批次至少有 1 次室内质控结果。

4.2.2 质控物要求

（1）质控物的选择

a）应使用检验系统响应方式尽可能接近患者样品的质控物；

b）可以使用试剂或仪器制造商提供的配套质控物，也可以使用独立的第三方质控物，作为配套质控物的替代或补充；

c）如果没有商品的质控物，可以自制质控物，但应将质控物制备的程序文件化；

d）选择的质控物的浓度应能够反映有临床意义的浓度范围的变异，宜选择临床决定值水平或与其值接近的质控物浓度，以保证决定值的有效性。

（2）质控物的检测频率：应定期检验质控物，检验频率应基于检验程序的稳定性和错误结果对患者危害的风险而确定。

（3）质控物的位置：应确定每批室内质控物的位置，其原则是报告一批患者检测结果前，应对质控结果作出评价。质控物的位置须考虑分析方法的类型、可能产生的误差类型。例如，在用户规定批长度内，进行非连续样品检验，则质控物最好放在标本检验结束前，可检出偏倚；如将质控物平均分布于整个批内，可监测漂移；若随机插于患者

| | |
|---|---|
| 第十八节 实验室内部质量控制程序 | 文件编号：JYZX-PF5.6-01 |
| | 版本号：E/1 |
| | 页 码：第 页 共 页 |

标本中，可检出随机误差。

（4）质控物的检测：在各项目检验程序中应对相应质控物的处理和检测方法作说明，确保质控物能被正确检测。

4.2.3 定量项目的室内质量控制

（1）室内质控图

a）以质控图形式表示质控结果，有助于对质控数据的解释，各专业科可选择使用Levey-Jennings 质控图或 Z- 分数图；

b）质控图应包括仪器名称和唯一性标识、检验项目名称、方法学名称、检测质控物的时间范围、质控结果、质控物名称、浓度水平、批号和有效期、质控图的中心线和控制界线、试剂和校准品批号、每个数据点的日期和时间、干预行为的记录、质控人员及审核人员的签字。

（2）质控图质控界限的设定要求

a）由均值（中心线）和标准差计算出质控界限，表示实验室使用的分析方法对某质控物作分析具有的变异。

b）质控物的均值和标准差应建立在实验室常规使用方法对质控物重复测定的基础上。各专业科应对新批号的质控物的各个测定项目自行确定均值，定值质控物的标定值只能作为均值的参考。

c）暂定均值时应填写《定量项目新批号质控物暂定均值和标准差记录表》，调整均值时应填写《定量项目新批号质控物均值和标准差调整记录表》。在使用其他室内质控管理系统时，可只保存通过系统形成的暂定均值和调整均值记录即可。

（3）项目新开展时质控图均值和标准差的确定

a）对于稳定期较长的质控物，最好在不同天内至少作 20 次的检测获得数据，若无法从 20 天内得到 20 个数据，至少在 5 天内，每天作不少于 4 次重复检测来获得。根据20 次或更多次独立批获得的至少 20 次质控测定结果，剔除超过 3SD 的数据，计算出均值和标准差，作为暂定均值和标准差进行质控监测。1 个月结束后，将该月的在控结果与前 20 个或更多个质控数据汇集计算累积均值和标准差，作为下 1 个月质控图的均值和标准差。重复上述操作连续 3 ~ 5 个月后，以最初 20 个或更多个质控数据和 3 ~ 5 个月在控数据汇集计算累积均值和标准差，作为质控物有效期内的常规均值和标准差，并以此作为该批号质控物以后室内质控图的均值和标准差。确定的质控物均值宜在定值质控物的允许范围内。

b）对于稳定期较短的质控物，例如血细胞计数质控物的测定，应在每天的不同时段至少检测 3 天，获得至少 10 次质控测定结果，剔除超过 3SD 的数据，计算出均值和标准差，作为暂定均值和标准差进行质控监测。1 个月结束后，将该月的在控结果与前

| | |
|---|---|
| | 文件编号：JYZX-PF5.6-01 |
| 第十八节　实验室内部质量控制程序 | 版本号：E/1 |
| | 页　码：第　页　共　页 |

10 个或更多个质控数据汇集计算累积均值和标准差，作为下一个月质控图的均值和标准差，并以此作为该批号质控物以后室内质控图的均值和标准差。确定的质控物均值宜在定值质控物的允许范围内。

（4）更换新批号质控物时质控图均值和标准差的确定

a）更换使用新批号质控物时，应在旧批号质控物使用结束前，将新批号质控物与旧批号质控物同时进行测定，获取新批号质控物检测数据。

b）新批号质控物检测数据获取方法和均值的确定：按照"项目新开展时质控图均值和标准差的确定"中相关要求执行。

c）新批号质控物标准差的确定：

—采用以前变异系数（CV）估计新的标准差，因为以前的变异系数是几个月数据累积的结果，考虑了检测过程中更多的变异；

—标准差等于新批号质控物设定的均值乘以前变异系数；

—对于稳定期较长的质控物，其以前的变异系数采用上一批号的累积变异系数；

—对于稳定期较短的质控物，其以前的变异系数采用前 3 ~ 5 个批次相同项目的加权 CV 值，计算公式：加权 $CV = (CV_1 N_1 + CV_2 N_2 + \cdots) / (N_1 + N_2 + \cdots)$，其中"N"表示每批次的数据个数；

—当以前变异系数远小于检验项目的质量目标要求时，可适当调高变异系数的值（不能超过质量目标），减少失控率。

（5）室内质控规则的设置

a）应根据每个检测系统和临床目标去选择质控规则，必须是不同的检测系统和不同的临床需求选择不同的质控规则。

b）质控规则须设计成为可检出随机误差和系统误差。质控方法应既能灵敏地检出分析误差（即具有较高的误差检出概率），又能特异地识别误差（即具有较低的假失控概率）。使用多规则方法可改善误差检出，同时降低概率的假失控。

c）质控规则的表示方式：用 $A_L$ 方式表示质控规则，"A"代表质控测定值个数，"L"是从正态统计量得到的质控界限。例如，$1_{3S}$ 质控规则指的当一个质控结果超出了均值加减 3 倍标准差界限后，须采取措施。极差质控规则可表示为 $R_L$，"R"是同批检测中两个质控结果的绝对差，"L"是由正态统计量得到的界限。例如，$R_{4S}$ 质控规则指的是在两个质控值之间的差值超过 4 个标准差，须采取措施。

（6）失控数据的处理

a）当出现失控数据时，应分析失控原因，采取纠正措施，填写《定量项目室内质控失控报告》，当使用其他质控管理软件时，若可能可直接在该软件中记录失控原因和采取的措施。

## 第十八节　实验室内部质量控制程序

b) 分析原因时可以从以下方面考虑

—系统误差：试剂问题、校准问题、仪器问题、人员问题、质控物问题等；

—随机误差：试剂瓶或管道中有气泡，试剂没有充分混匀，温度或电压不稳，操作人员不熟练，质控物没有充分混匀，用错质控物等；

—偶发性灾难事件：很难用质量控制方法控制；

—采用的质控规则和控制限范围是否合适。

c) 常规分析思路

—检查控制图，确定误差的类型；

—判断误差类型和失控原因的关系；

—检查多项目检测系统上常见的因素；

—查找与近期变化有关的原因。

d) 多个项目同时出现失控时的分析思路

—是否使用相同的比色波长；

—是否使用相同的光源；

—是否使用了相同的检测模式；

—是否同时被校准或确认；

—是否具有共同的某些理化因素。

e) 需要采取措施的分析思路

—检查质控物：立即重测定同一质控物。此步主要是用以查明人为误差，每一步都认真仔细地操作，以查明质控的原因；另外，这一步还可以查出偶然误差，如是偶然误差，则重测的结果应在允许范围内（在控）。如果重测结果仍不在允许范围，则可以进行下一步操作。

—新开一瓶质控物，重测失控项目。如果新开的质控物结果正常，那么原来那瓶质控物可能过期或在室温放置时间过长而变质，或者被污染。如果结果仍不在允许范围，则进行下一步。

—更换试剂，重测失控项目。如果结果仍不在允许范围，则进行下一步。

—进行仪器维护，重测失控项目。如果结果仍不在允许范围，则进行下一步。

—重新校准，重测失控项目。用新的校准液进行项目校准，排除校准液的原因。

—请专家帮助。如果前五步都未能得到在控结果，那可能是仪器或试剂的原因，向仪器或试剂厂家联系请求他们的技术支援。

(7) 质控数据的保存与总结

a) 每个月室内质控数据统计处理

—每个月的月末，应对当月的所有质控数据进行汇总和统计处理。

| 第十八节　实验室内部质量控制程序 | 文件编号：JYZX-PF5.6-01 |
| --- | --- |
| | 版本号：E/1 |
| | 页　码：第　页　共　页 |

——计算的内容至少应包括：当月每个测定项目原始质控数据的均值、标准差和变异系数；当月每个测定项目在控数据的均值、标准差和变异系数；当月及以前每个测定项目所有在控数据的累积均值、标准差和变异系数；当月及以前每个测定项目所有质控数据的累积均值、标准差和变异系数。

——填写《定量项目室内质控数据统计表》和《定量检测项目室内质控每月 CV 记录表》。

b）每月室内质控数据的保存

——每个月的月初，应将上月的所有质控数据汇总整理后存档保存。

——存档的质控数据包括：当月所有项目原始质控数据（不限于纸质版格式）；当月所有项目的质控图；所有计算的数据（包括均值、标准差、变异系数及累积的均值、标准差、变异系数等）；当月的失控报告单。

c）室内质控数据的定期评审

——每个月的月初，都要对上月室内质控数据的均值、标准差、变异系数及累积均值、标准差、变异系数进行评审，查看与以往各月的均值之间、标准差之间、变异系数之间是否有明显不同。

——如果发现有显著性的变异，也需要分析原因，对质控图的均值、标准差进行修改，并要对质控方法重新进行设计；

——如果发现可能提示检验系统问题的检验性能变化趋势，应采取预防措施并记录。

4.2.4 定性检验项目的室内质量控制

（1）常用的方法是在检测临床标本的同时，加上阳性和阴性质控物，只有在阳性或阴性质控物得到预期的结果时，才能发出患者检测的报告。另外，试剂盒自带的质控物为内对照，用于监控试剂的有效性和 Cut Off/ 检出限的计算，而阴阳性质控物为外对照，才用于监控实验过程的有效性。

（2）应考虑检测能力和特异性两方面的质控。

（3）检测能力质控是为了保证检出最小量的分析物，避免出现假阴性。应确定区别阴性、阳性的"判断值"适用，同时保证检测结果的稳定性，可在试验中使用弱阳性质控血清，监测同一质控物在不同批次测定中反应信号的变化、反应测定下限的改变、导致假阴性结果发生的可能性。

（4）对于没有明确测定下限的定性试验，其检测能力的监测可通过采用最大检测能力的判断标准来进行。如选择新批号琼脂培养基时，要检查培养基分离微生物能力，接种相应细菌后，如果菌落计数及形态没有接近期望的结果，则表明培养基的检测能力发生了改变。

（5）当进行血液细胞、组化或免疫组化染色时，可观察相应细胞的染色情况，判断

| | 文件编号：JYZX-PF5.6-01 |
|---|---|
| **第十八节 实验室内部质量控制程序** | 版本号：E/1 |
| | 页 码：第 页 共 页 |

染色液或染色过程是否正常。当进行细菌染色时，可用相应的阳性菌和阴性菌作质控。细胞学、细菌学、病原寄生虫等形态学识别，除通过上述方法外，还须依靠检测人员的业务水平和经验，才能保证检测结果的正确。

（6）质控结果的判断

a）阳性或阴性质控物得到预期的结果为在控，即阴性不可为阳性，阳性不可为阴性；

b）对于有量级的阳性结果，在控时，偏差不超过1个等级，且阴性不可为阳性，阳性不可为阴性；

c）对于有数值或量值的定性判定结果，例如 ELISA 法检测乙肝，也可以使用定量项目的质控规则。

（7）失控结果处理

a）有原始数据的，应保留；

b）分析失控原因，采取纠正措施；

c）填写各专业根据定性项目特点制订的失控报告表。

（8）质控记录的管理：每个月的月初，应将上月的所有质控记录整理后存档保存，包括当月的失控报告单。

4.2.5 没有质控物的检验项目的室内质量控制

（1）此类项目可以使用患者的检测结果进行室内质量控制，但这种方法不太敏感，误差检出能力较低。

（2）采用单个患者结果进行控制的方法

a）与临床相关性分析：与临床医生进行沟通获得有用的临床信息（如临床表现、治疗效果、其他检验结果等）以分析检验结果的可靠程度。

b）与其他试验的相关性：参考受检者其他结果来判断本结果的准确性。例如：乙肝表面抗体阳性时一般预示乙肝表面抗原阴性。

c）实验室双份测定：通过双份测定获得差值来监测随机误差。

d）与患者以前试验结果的 Delta 检查：将检测结果与同一患者以前的结果进行比较，预期变异依赖于分析项目和测定值之间的时间间隔。

e）界限检查：通过评价患者检测结果来检查它们是否在生理范围之内。

（3）采用多个患者结果进行控制的方法

a）试验分布的统计量：可以检出系统误差；

b）移动均值法：用于 MCV、MCH、MCHC 的质量控制，连续计算该三个指标每20个患者的多组均值，控制界限应小于3%；

c）临床相关性研究：对临床诊疗过程的回归性研究，验证检验结果的可靠性。

| 第十八节　实验室内部质量控制程序 | 文件编号：JYZX-PF5.6-01 |
| | 版本号：E/1 |
| | 页　码：第　页　　共　页 |

4.2.6 失控时检验报告的处理

（1）当发现失控时，应终止检验，停发报告。

（2）根据失控原因采取纠正措施，再次进行质控物检测，结果在控后才能重新检验患者样品。

（3）相关工作人员应根据失控的原因，评估最后一次成功质控活动之后患者样品的检验结果，具体方法如下：

a）实施评估的判断：分析失控的原因对检验结果的准确性是否有影响，当没有影响时无须对最后一次成功质控活动之后患者样品的检验结果进行评估；当失控的原因可能影响检测结果时需进行评估。

b）在评估时，至少抽取失控前的最后 5 份标本，相关检测项目重测一次，填写《失控前后样本结果比对记录表》。

c）以该次检验结果为靶值，计算失控前检测结果与该次检测结果的相对偏倚，当检测项目有大于或等于 80% 标本的结果在允许相对偏倚范围内时，说明失控前检测结果未受影响；否则，再向前分批检测部分标本（每批至少 5 份标本）并进行分析，找出所有可能受影响的标本，重测所有这些标本或只重测当中结果在生物参考区间两端和医学决定水平附近的标本。

d）当失控项目检测仪器有另一相同型号仪器时，在确认其仪器性能正常的条件下，可以短时间内用其来进行失控前标本相应项目的检测。

e）当失控项目仪器唯一时，根据失控纠正时间的长短，对失控前的标本做适当保存，确保标本的稳定性，待失控原因排除并且再次检测质控物结果在控后进行失控前标本相应项目的检测。

f）各专业科也可根据专业特点制订最后一次成功质控活动之后患者样品的检验结果评估方法。

（4）经评估确认失控前检测结果未受影响，检验报告无须作任何处理；假如失控会对之前的检测结果造成影响，当其影响到临床的疾病诊断或治疗时，收回或适当标识已发出的不符合检验结果，重新发布正确报告，填写《不符合检测报告评审记录表》。

4.3 检验后过程控制

4.3.1 严格执行《结果复核程序》《结果报告程序》《结果发布程序》和《危急值报告程序》中的要求。

4.3.2 并根据《质量指标管理程序》要求，对检验后过程相关的质量指标进行监测，必要时实施改进。

**5 支持文件**

5.1《临床检验标本采集手册》

| | 文件编号：JYZX-PF5.6-01 |
|---|---|
| 第十八节　实验室内部质量控制程序 | 版本号：E/1 |
| | 页　码：第　页　共　页 |

5.2 JYZX-PF5.4-03《标本运送、接收与处理程序》

5.3 JYZX-PF4.14-07《质量指标管理程序》

5.4 JYZX-PF5.7-01《结果复核程序》

5.5 JYZX-PF5.8-01《结果报告程序》

5.6 JYZX-PF5.9-01《结果发布程序》

5.7 JYZX-PF5.9-02《危急值报告程序》

**6 技术记录表格**

6.1 PF5.6-01-TAB-001《定量项目新批号质控物暂定均值和标准差记录表》（表9-18-1）

6.2 PF5.6-01-TAB-002《定量项目新批号质控物均值和标准差调整记录表》（表9-18-2）

6.3 PF5.6-01-TAB-003《定量项目室内质控失控报告》（表9-18-3）

6.4 PF5.6-01-TAB-004《定量项目室内质控数据统计表》（表9-18-4）

6.5 PF5.6-01-TAB-005《定量检测项目室内质控每月CV记录表》（表9-18-5）

6.6 PF5.6-01-TAB-006《失控前后样本结果比对记录表》（表9-18-6）

6.7 PF4.9-01-TAB-002《不符合检测报告评审记录表》（表8-13-2）

**表 9-18-1　定量项目新批号质控物暂定均值和标准差记录表**

专业科：　　　　　　　　　　　　　　　　　　　　　　　　　表格编号：PF5.6-01-TAB-001

| 仪器名称 | | | | | 仪器编号 | | | | |
|---|---|---|---|---|---|---|---|---|---|
| 质控物名称 | | | | | 质控物批号 | | | | |
| 质控物有效期 | | | | | 检测日期 | | | | |
| 检验项目 | 结果单位 | 数据个数 | 测定结果均值 | 测定结果SD | 测定结果CV% | 暂定均值 | 暂定标准差 | 暂定CV% | 备注 |
| | | | | | | | | | |
| | | | | | | | | | |
| | | | | | | | | | |
| | | | | | | | | | |
| | | | | | | | | | |
| | | | | | | | | | |
| | | | | | | | | | |

统计人：　　　　　统计日期：　　　　专业科主任签名：　　　　　　签名日期：

| 第十八节　实验室内部质量控制程序 | 文件编号：JYZX-PF5.6-01 |
| --- | --- |
| | 版本号：E／1 |
| | 页　码：第　页　共　页 |

**表 9-18-2　定量项目新批号质控物均值和标准差调整记录表**

专业科：　　　　　　　　　　　　　　　　　　　　　　　　　　表格编号：PF5.6-01-TAB-002

| 仪器名称 | | | | 仪器编号 | | | |
| --- | --- | --- | --- | --- | --- | --- | --- |
| 质控物名称 | | | | 质控物批号 | | | |
| 质控物有效期 | | | | 调整日期 | | | |

| 项目名称 | 上次的统计数据<br>（　年　月　日） | | | 需累加的统计数据 | | | 调整后的数据 | |
| --- | --- | --- | --- | --- | --- | --- | --- | --- |
| | 均值 | 标准差 | 数据个数 | 均值 | 标准差 | 数据个数 | 均值 | 标准差 |
| | | | | | | | | |
| | | | | | | | | |
| | | | | | | | | |
| | | | | | | | | |
| | | | | | | | | |

调整原因说明：

填表人：　　　　　填表日期：　　　　　专业科主任签名：　　　　　签名日期：

**表 9-18-3　定量项目室内质控失控报告**

专业科：　　年　月　日　　仪器名称：　　仪器编码：　　表格编号：PF5.6-01-TAB-003

| 质控物及批号 | 失控项目 | 设定均值 | 设定标准差准 | ±3SD范围 | 失控结果 | 处理后结果 | 失控规则 | 处理办法 | | | | |
| --- | --- | --- | --- | --- | --- | --- | --- | --- | --- | --- | --- | --- |
| | | | | | | | | 更换质控液 | 更换试剂 | 更换校准液 | 项目校准 | 其他 |
| LEVEL1<br>质控物： | | | | | | | | | | | | |
| | | | | | | | | | | | | |
| 批号： | | | | | | | | | | | | |
| LEVEL2<br>质控物： | | | | | | | | | | | | |
| | | | | | | | | | | | | |
| 批号： | | | | | | | | | | | | |

| 第十八节　实验室内部质量控制程序 | 文件编号：JYZX-PF5.6-01 |
| --- | --- |
| | 版本号：E/1 |
| | 页　码：第　页　共　页 |

续表

| 质控物及批号 | 失控项目 | 设定均值 | 设定标准差准 | ±3SD范围 | 失控结果 | 处理后结果 | 失控规则 | 处理办法 | | | | |
| --- | --- | --- | --- | --- | --- | --- | --- | --- | --- | --- | --- | --- |
| | | | | | | | | 更换质控液 | 更换试剂 | 更换校准液 | 项目校准 | 其他 |
| LEVEL3 质控物： | | | | | | | | | | | | |
| | | | | | | | | | | | | |
| | | | | | | | | | | | | |
| | | | | | | | | | | | | |
| 批号： | | | | | | | | | | | | |
| 原因分析 | | | | | | | | | | | | |
| 对失控前已发报告的评估 | | | | | | | | | | | | |

操作者：　　　　　　　　　　　　　　　　　　　　　　部门负责人：

**表 9-18-4　定量项目室内质控数据统计表**

专业科：　　　　仪器名称：　　　　仪器编码：　　　　表格编号：PF5.6-01-TAB-004

质控物：　　　　批号：　　　　统计时间段：　　年　月　日至　　年　月　日

| 测定项目 | 单位 | 质控图的界限 | | | 原始测定数据统计 | | | | | 除失控数据后的数据统计 | | | 累积数据统计 | | | | CV%控制范围 |
| --- | --- | --- | --- | --- | --- | --- | --- | --- | --- | --- | --- | --- | --- | --- | --- | --- | --- |
| | | 均值 | SD | CV% | 平均值 | SD | CV% | N | 失控个数 | 平均值 | SD | CV% | 平均值 | SD | CV% | N | |
| | | | | | | | | | | | | | | | | | |
| | | | | | | | | | | | | | | | | | |
| | | | | | | | | | | | | | | | | | |
| | | | | | | | | | | | | | | | | | |
| | | | | | | | | | | | | | | | | | |
| | | | | | | | | | | | | | | | | | |
| | | | | | | | | | | | | | | | | | |

总结：

总结人：　　　　总结日期：　　　　部门负责人签名：　　　　签名日期：

CV%控制范围根据质量目标设定

| 第十八节　实验室内部质量控制程序 | 文件编号：JYZX-PF5.6-01 |
| --- | --- |
| | 版本号：E/1 |
| | 页　码：第　页　共　页 |

表 9-18-5　定量检测项目室内质控每月 CV 记录表

表格编号：PF5.6-01-TAB-005

| 项目 | 每月 CV% | | | | | | | | | | | | 要求 | 是否可接受 |
| --- | --- | --- | --- | --- | --- | --- | --- | --- | --- | --- | --- | --- | --- | --- |
| | 1 | 2 | 3 | 4 | 5 | 6 | 7 | 8 | 9 | 10 | 11 | 12 | | |
| | | | | | | | | | | | | | | |
| | | | | | | | | | | | | | | |
| | | | | | | | | | | | | | | |
| | | | | | | | | | | | | | | |
| | | | | | | | | | | | | | | |
| | | | | | | | | | | | | | | |
| | | | | | | | | | | | | | | |
| | | | | | | | | | | | | | | |
| | | | | | | | | | | | | | | |
| | | | | | | | | | | | | | | |
| | | | | | | | | | | | | | | |

要求范围为允许总误差范围的 1/3 或自行设定值

表 9-18-6　失控前后样本结果比对记录表

专业科：　　　　　日期：　年　月　日　　　　表格编号：PF5.6-01-TAB-006

| 失控项目名称 | | | | | |
| --- | --- | --- | --- | --- | --- |
| 仪器名称 | | | | | |
| 仪器编号 | | | | | |
| 样本号 | 失控前结果 | 失控处理后结果 | 偏倚（%） | 判断标准 | 结果判断 |
| | | | | | |
| | | | | | |
| | | | | | |

评估结论：

受影响检验结果处理情况（需要时）：

评估人：　　　　　　　部门负责人：　　　　　　签字日期：

编写：黄燕华、黄福达　　审核：王伟佳　　批准：王伟佳

批准日期：　　年　月　日

| 第十九节　实验室间比对程序 | 文件编号：JYZX-PF5.6-02 |
| | 版本号：E/1 |
| | 页　码：第　页　共　页 |

## 1 目的

通过实施必要的实验室间比对活动，确保检验结果的可接受性。

## 2 范围

适用于检验医学中心各专业科的检测项目。

## 3 职责

3.1 技术负责人负责组织制订比对计划，检验医学中心主任负责审批。

3.2 各专业科主任负责组织相关比对实验的实施、不具有可比性项目的整改。

3.3 质量监督员负责比对不合格时纠正措施有效性的验证。

3.4 相关检验人员负责比对实验的操作。

## 4 程序

4.1 比对计划的制订

4.1.1 技术负责人在每年12月份组织各专业科主任制订各科的实验室间比对计划，填写《实验室间比对计划表》报检验医学中心主任审批。计划应包括比对的项目、比对的类型、比对的频率和比对的时间等内容。计划要求覆盖全部检测项目及不同标本类型，对于无法提供相应评价计划的所有项目应有替代评估方案，方案应尽可能使用适宜的物质（包括有证标准物质或标准样品、以前检验过的样品、与其他实验室的交换样品、实验室间比对计划中日常测试的质控物）。

4.1.2 实验室间比对的类型

（1）参加国际组织、卫生部临床检验中心、省临床检验中心组织的室间质量评价（EQA）活动；

（2）参加仪器或试剂供应商提供的利用室内质控数据进行实验室间比对的活动；

（3）与其他实验室进行临床样品比对。

4.2 实验室间比对的实施

4.2.1 EQA活动的实施

（1）EQA样本必须按实验室常规工作，由进行常规工作的人员测试，工作人员必须使用实验室的常规检测方法。

（2）在检测EQA样本的次数上必须与常规检测患者样本的次数一样。

（3）在规定的回报EQA结果给EQA组织者截止日期之前，不能与其他实验室进行关于室间质评样本结果的交流。

（4）不能将EQA样品或样品的一部分送到另一实验室进行分析。

（5）各专业科应根据专业特点制订EQA标本的检测程序，包括标本的接收、保存、准备、检测步骤、结果的报告等过程，结果在上报前需经专业科主任审核。在进行EQA样本处理时，须按已文件化的检测程序进行检测，填写《室间质评标本处理记录表》，

| | 文件编号： JYZX-PF5.6-02 |
|---|---|
| **第十九节　实验室间比对程序** | 版本号： E／1 |
| | 页　码：第　页　共　页 |

确保标本能被按时和正确处理。

（6）室间质评成绩要求：每次活动每一分析项目未能达到至少80%（血型为100%）可接受成绩称为本次活动该分析项目不合格。

（7）不合格项目的处理：及时查找原因，采取纠正措施，并填写《室间质评不合格项目结果分析报告表》，交检验医学中心主任签字确认后归档保存。

4.2.2 利用室内质控数据进行实验室间比对

（1）各专业科的仪器或试剂供应商能提供利用室内质控数据进行实验室间比对活动的，可选择参加。

（2）相关专业科应根据具体的活动要求编写程序，规范该比对的实施过程。程序中应包括比对合格的判断标准和不合标准时的处理方法等内容。

（3）执行文件化程序要求，实施比对实验。

4.2.3 与其他实验室进行临床样品比对

（1）无正式的实验室间比对计划可供利用的检测项目，通过和其他实验室交换样品的方法进行比对。

（2）比对实验室的条件和数量：选择用作比对的实验室应为同级别的或更高级别的，至少1间。

（3）比对的方法：选择 5～20 份临床样本，在允许的时间内，本实验室与比对实验室均按常规方法检测，计算本实验室检测结果与各实验室间的检测结果，统计均值和偏倚。

（4）判断标准：偏倚控制在相应的质量目标范围内，具体检测项目的质量目标范围由相关专业科设定。

（5）比对不合格的处理：对不合格的项目，应当及时查找原因，采取纠正措施。

（6）填写比对结果报告，详细说明比对的实施过程和结果。

4.3 实验室表现的评价

4.3.1 每次实验室间比对结果回报后，专业科主任负责组织科内相关人员对比对结果进行评价。

4.3.2 当比对结果没有达到预定标准时，员工应参与实施与记录纠正措施，填写《不符合工作报告和纠正记录》，各科质量监督员按照《不符合的识别与控制程序》的要求负责监控纠正措施的有效性。

4.3.3 当对比对结果进行评价时发现存在潜在不符合的趋势，应采取预防措施，填写《预防措施分析表》，质量监督员负责跟踪验证。对于参加 EQA 的项目，合格项目的结果，可以采用 EQA 多规则质量控制方案进行分析以发现潜在不符合的趋势。

（1）应用质量控制多规则（$\overline{X}_{1.5SDI}$、$R_{4SDI}$、$1_{75\%TEa}$、$5_{\overline{x}}+1_{50\%TEa}$、$\overline{X}_{1SDI}$、$R_{3SDI}$）可分析

# 第十九节　实验室间比对程序

评价 PT 结果是否存在有潜在的系统误差或随机误差。

（2）标准差指数（SDI）的计算：SDI=（本室测定值－同组的均值）/ 同组的标准差。

（3）各规则的解释及意义

a）$\bar{X}_{1.5SDI}$规则：表示 5 份 EQA 样本平均 SDI 的绝对值超过 1.5，提示存在系统误差；

b）$R_{4SDI}$ 规则：表示 5 份 EQA 样本任何 2 份样本 SDI 之差大于 4，提示存在随机误差；

c）$1_{75\%TEa}$ 规则：表示 5 份 EQA 样本 1 份结果的偏差超过 TEa 的 75%，不能确定存在系统误差或随机误差；

d）$5_{\bar{x}}+1_{50\%TEa}$规则：表示 5 份 EQA 样本测定结果在均值一侧，其中 1 份结果的偏差超过 TEa 的 50%，提示存在系统误差；

e）$\bar{X}_{1SDI}$规则：表示 5 份 EQA 标本平均 SDI 的绝对值超过 1，提示存在系统误差；

f）$R_{3SDI}$ 规则：表示 5 份 EQA 样本任何 2 份样本 SDI 之差大于 3，提示存在随机误差。

（4）结果的分析与记录：分析项目的回报结果是否违反以上规则，违反任何 1 条规则，均应采取预防措施，并填写《室间质评合格项目结果分析报告表》。

4.4 比对结果的监控

除 EQA 比对结果报告和相应的分析报告必须上交检验医学中心主任审核签字确认外，其他的实验室间比对实验的比对结果报告和相应的分析报告，可由技术管理层成员或检验医学中心主任审核并签字确认。

4.5 比对资料的管理

实施比对实验后，应将相关的原始数据、填写的表格、结果报告和分析报告归档保存。

## 5 支持文件

5.1 各专业科制订的实验室间比对操作程序

5.2 JYZX-PF4.9-01《不符合的识别与控制程序》

## 6 技术记录表格

6.1 PF5.6-02-TAB-001《实验室间比对计划表》（表 9-19-1）

6.2 PF5.6-02-TAB-002《室间质评标本处理记录表》（表 9-19-2）

6.3 PF5.6-02-TAB-003《室间质评不合格项目结果分析报告表》（表 9-19-3）

6.4 PF4.9-01-TAB-001《不符合工作报告和纠正记录》（表 8-13-1）

6.5 PF4.11-01-TAB-001《预防措施分析表》（表 8-15-1）

6.6 PF5.6-02-TAB-004《室间质评合格项目结果分析报告表》（表 9-19-4）

| 文件编号： JYZX-PF5.6-02 |
| 第十九节　实验室间比对程序　　版本号：E / 1 |
| 页　码：第　页　共　页 |

### 表 9-19-1　实验室间比对计划表

专业科：　　　　　　年度：　　　年　　　　　　　　表格编号：PF5.6-02-TAB-001

| 比对项目 | 比对类型 | 比对频率 | 比对日期 |
|---|---|---|---|
|  |  |  |  |
|  |  |  |  |
|  |  |  |  |
|  |  |  |  |
|  |  |  |  |
|  |  |  |  |
|  |  |  |  |
|  |  |  |  |

制订人：　　　　　　制订日期：　　　　　　审批人：　　　　　　审批日期：

### 表 9-19-2　室间质评标本处理记录表

专业科：　　　　　　年度　　　年　　　　　　　　表格编号：PF5.6-02-TAB -002

| 标本接收日期 | 建议检测日期 | 截止日期 | 组织单位 | 质评类别 | 第几次 | 签收人 | 检测人 | 检测日期 | 结果审核人 | 结果发出日期 | 备注 |
|---|---|---|---|---|---|---|---|---|---|---|---|
|  |  |  |  |  |  |  |  |  |  |  |  |
|  |  |  |  |  |  |  |  |  |  |  |  |
|  |  |  |  |  |  |  |  |  |  |  |  |
|  |  |  |  |  |  |  |  |  |  |  |  |
|  |  |  |  |  |  |  |  |  |  |  |  |
|  |  |  |  |  |  |  |  |  |  |  |  |
|  |  |  |  |  |  |  |  |  |  |  |  |
|  |  |  |  |  |  |  |  |  |  |  |  |
|  |  |  |  |  |  |  |  |  |  |  |  |
|  |  |  |  |  |  |  |  |  |  |  |  |
|  |  |  |  |  |  |  |  |  |  |  |  |

| 第十九节 实验室间比对程序 | 文件编号：JYZX-PF5.6-02 |
| | 版本号：E/1 |
| | 页 码：第 页 共 页 |

### 表 9-19-3 室间质评不合格项目结果分析报告表

专业科：　　　　　　　　　　　　　　　　　　　　　表格编号：PF5.6-02-TAB -003

| 检测日期： 年 月 日 | 分析日期： 年 月 日 | 第几次： |
|---|---|---|

| 组织单位： | 质评类别： |
|---|---|

不合格项目及项目成绩：

不合格标本验证结果记录

| 不合格项目 | 样本编号 | 上报结果 | 靶值 | 偏倚（%） | 允许偏倚（%） | 验证结果 | 验后偏倚（%） |
|---|---|---|---|---|---|---|---|
| | | | | | | | |
| | | | | | | | |
| | | | | | | | |
| | | | | | | | |

不合格项目原因分析及改进

原因分析：

纠正措施：

临床影响评估：

| 分析人： | 专业科主任签名： | 签名日期： |
|---|---|---|

检验医学中心主任审批意见：

签名：

| 第十九节　实验室间比对程序 | 文件编号：JYZX-PF5.6-02 |
| | 版本号：E / 1 |
| | 页　码：第　页　共　页 |

**表 9-19-4　室间质评合格项目结果分析报告表**

表格编号：PF5.6-02-TAB-004

| 科室： | | | | 检测日期：　年　月　日 | | | 分析日期：年　月　日 | | | | |
|---|---|---|---|---|---|---|---|---|---|---|---|
| 组织单位： | | | | 质评类别： | | | | | | | |
| 项目名称 | 样本编号 | 测定值 | 同组均值 | 同组SD | SDI值 | SDI绝对值 | 偏差（%） | SDI绝对值均值 | 目标TEa | 75%TEa数值 | 50%TEa数值 |
| | | | | | | | | | | | |
| | | | | | | | | | | | |
| | | | | | | | | | | | |
| | | | | | | | | | | | |
| | | | | | | | | | | | |
| | | | | | | | | | | | |
| | | | | | | | | | | | |
| | | | | | | | | | | | |
| | | | | | | | | | | | |
| | | | | | | | | | | | |

违反规则情况说明：□没有违反规则；□违反 $\overline{X}_{1.5SDI}$ 规则，项目：　　　　；
□违反 $R_{4SDI}$ 规则，项目：　　　　；□违反 $1_{75\%TEa}$ 规则，项目：　　　　；
□违反 $5_{\overline{X}}+1_{50\%TEa}$ 规则，项目：　　　　；□违反 $\overline{X}_{1SDI}$ 规则，项目：　　　　；
□违反 $R_{3SDI}$ 规则，项目：　　　　。

预防措施（需要时）：

　　　　　　分析人：　　　　专业科主任签名：　　　　　　签名日期：

检验医学中心主任审批意见：

　　　　　　　　　　　　　签名：　　　　　　　　　日期：

　　备注：当项目数超过 4 个时，可采用以下方式增加表格：选中表中最后 1 个项目共 5 行表格，右击鼠标，选择"复制"复制选中内容，将光标移到下一行处，右击鼠标，选择"插入复制单元格"即可完成。

　　　　　　编写：温冬梅、黄福达　　审核：王伟佳　　批准：王伟佳
　　　　　　　　　　批准日期：　　　年　月　日

<table>
<tr><td rowspan="3"><h1>第二十节 实验室内部比对程序</h1></td><td>文件编号：JYZX-PF5.6-03</td></tr>
<tr><td>版本号：E/1</td></tr>
<tr><td>页　码：第　页　共　页</td></tr>
</table>

**1 目的**

通过实施必要的实验室内部比对活动,确保临床适宜区间内患者样品结果的可比性。

**2 范围**

适用于检验医学中心各专业科的检测项目。

**3 职责**

3.1 技术负责人负责内部比对计划的审批。

3.2 各专业科主任负责组织相应专业内部比对计划的制订、比对实验的实施、不具有可比性项目的整改。

3.3 质量监督员负责比对不合格时纠正措施有效性的验证。

3.4 相关检验人员负责比对实验的操作。

**4 程序**

4.1 比对计划的制订

各专业科负责人在每年12月份组织制订本专业的实验室内部比对计划,填写《实验室内部比对计划表》报技术负责人审批。计划应包括比对的项目、比对的设备、比对的频率、比对的时间和比对负责人等内容。

4.2 需实施内部比对项目的范围

4.2.1 使用相同生物参考区间的检测项目需实施内部比对。

4.2.2 上述要求适用于

(1) 采用不同的检验程序进行检测的项目;

(2) 使用不同型号设备进行检测的项目;

(3) 使用相同型号多台设备进行检测的项目;

(4) 使用同一台仪器不同吸样模式进行检测的项目。

4.2.3 形态学检验项目需进行人员的比对。

4.3 内部比对方法的文件化

4.3.1 各专业科应根据专业特点和医学实验室质量和能力认可准则在不同检验领域的应用说明的要求,制订适合本专业的实验室内部比对操作程序。

4.3.2 所制订的实验室内部比对操作程序除说明比对实验的方法外,还应包括比对合格的判断标准和不合格时的处理方法等内容。

4.4 内部比对的实施

4.4.1 各专业科工作人员根据比对计划,按文件化的程序进行内部比对实验的实施。

4.4.2 不合格比对结果的处理:当比对结果没有达到预定标准时,员工应参与实施与记录纠正措施,填写《不符合工作报告和纠正记录》,各科质量监督员按照《不符合的识别与控制程序》的要求负责监控纠正措施的有效性。

| 第二十节 实验室内部比对程序 | 文件编号：JYZX-PF5.6-03 |
| --- | --- |
| | 版本号：E/1 |
| | 页　码：第　页　共　页 |

4.4.3 比对结果的监控：所有比对实验应有比对结果报告和存在不合格情况的分析报告，报告应由技术管理层成员或检验医学中心主任审核并签字确认。

4.5 不同生物参考区间检测项目临床应用的要求

4.5.1 当同一检测项目因使用不同测量系统检测或变更检验方法而给出不同生物参考区间时，相关专业科应告知临床其结果无可比性。

4.5.2 当临床有因使用不同生物参考区间而引起诊治活动不便的反馈时，相关专业科应积极与临床讨论，制订相应的措施减少对临床活动的影响。

4.6 比对资料的管理

实施比对实验后，应将相关的原始数据、填写的表格、结果报告等资料归档保存。

## 5 支持文件

5.1 各专业科制订的实验室内部比对操作程序

5.2 JYZX-PF4.9-01《不符合的识别与控制程序》

## 6 技术记录表格

6.1 PF5.6-03-TAB-001《实验室内部比对计划表》（表 9-20-1）

6.2 PF4.9-01-TAB-001《不符合工作报告和纠正记录》（表 8-13-1）

**表 9-20-1　实验室内部比对计划表**

专业科：　　　　　　年度：　　年　　　　　　　　　　　　　表格编号：PF5.6-03-TAB-001

| 比对项目 | 比对设备及编号 | 比对频率 | 比对日期 | 负责人 |
| --- | --- | --- | --- | --- |
| | | | | |
| | | | | |
| | | | | |
| | | | | |

制订人：　　　　　　制订日期：　　　　　　审批人：　　　　　　审批日期：

编写：王娟、黄福达　　审核：王伟佳　　批准：王伟佳

批准日期：　　　年　月　日

| 第二十一节 结果复核程序 | 文件编号：JYZX-PF5.7-01 |
| --- | --- |
| | 版本号：E/1 |
| | 页　码：第　页　共　页 |

**1 目的**

规范检验结果的复核方法，确保检验结果在被授权者发布前得到复核。

**2 范围**

适用于检验医学中心所有检验项目的结果复核。

**3 职责**

3.1 各专业科负责人负责制订符合专业特点的专用结果复核方法。

3.2 授权的专业技术人员负责检验结果的复核。

**4 程序**

4.1 检验结果复核人员资格规定

检验结果的复核必须由经过相应岗位培训和考核合格后获得授权的人员执行。

4.2 检验结果复核的内容

4.2.1 患者信息：非直接用条码号作为标本编号的标本应核对患者信息，包括患者姓名、性别、年龄、ID号、科别等。

4.2.2 标本信息：检查标本采样时间、送检时间、接收时间是否齐全，采样与送检的间隔与相应项目的规定期限是否相符，标本类型是否正确。

4.2.3 检验结果的完整性：检查检验项目数量是否齐全，不能漏项。

4.2.4 检验结果的准确性。

4.3 检验结果复核的方法

4.3.1 人工复核

（1）患者信息、标本信息、检验结果的完整性的复核采用人工核对和确认的方法。

（2）检验结果准确性的复核：

a）复核结果前确认检验项目当天的室内质控结果在控；

b）执行《结果报告程序》中"4.3"的要求，确保检验结果被正确转录；

c）结合患者的历史检验结果进行结果分析；

d）需要时，结合患者的临床资料进行结果分析；

e）出现"危急值"或其他需处理的异常结果时，在确认仪器设备正常、室内质控在控的情况下，立即找出该结果对应的标本，核查标本资料及检查标本外观，核对原始结果，必要时进行复检（复检标准由各专业科自行制定），并填写《检验结果复检记录表》；

f）需要时，按专业科制订的符合专业特点的专用结果复核方法进行复核，如血细胞分析和尿沉渣的复检方法。

4.3.2 自动复核

如果某专业科的结果复核方法包括自动选择和报告，应满足以下要求：

（1）在专业科SOP中规定自动选择和报告的标准，该标准应经批准，易于获取并

| 第二十一节　结果复核程序 | 文件编号：JYZX-PF5.7-01 |
| --- | --- |
| | 版本号：E/1 |
| | 页　码：第　页　　共　页 |

可被员工理解；

（2）在使用前应确认该标准可以正确应用，并对可能影响功能的系统变化进行验证；

（3）有过程提示存在可能改变检验结果的样品干扰（如溶血、黄疸、脂血）；

（4）有过程将分析警示信息从仪器导入自动选择和报警的标准中（适当时）；

（5）在发报告前复核时，应可识别选择出的可自动报告的结果，并包括选择的日期和时间；

（6）有过程可快速暂停自动选择和报告功能。

## 5 支持文件

JYZX-PF5.8-01《结果报告程序》

## 6 记录表格

PF5.7-01-TAB-001《检验结果复检记录表》（表 9-21-1）

### 表 9-21-1　检验结果复检记录表

专业科：　　　　　　　　年度：　　年　　　　　　　　　　表格编号：PF5.7-01-TAB-001

| 日　期 | 患者姓名 | ID 号 | 标本 | 项目 | 首次结果 | 复检结果 | 复检人 |
| --- | --- | --- | --- | --- | --- | --- | --- |
| | | | | | | | |
| | | | | | | | |
| | | | | | | | |
| | | | | | | | |
| | | | | | | | |
| | | | | | | | |

编写：陈康、黄福达　　　审核：王伟佳　　　批准：王伟佳

批准日期：　　　年　月　日

| | 文件编号：JYZX-PF5.7-02 |
|---|---|
| 第二十二节 检验后样品处理程序 | 版本号：E/1 |
| | 页 码：第 页 共 页 |

## 1 目的

规范检验后样品处理方法，确保正确储存和保留检验后样品，安全处置废弃样品。

## 2 范围

适用于检验医学中心所有检验后样品。

## 3 职责

3.1 各专业科主任负责制订标本处理岗位的职责。

3.2 各专业科技术人员按照岗位职责要求进行检验后样品的处理。

## 4 程序

4.1 检验后样品的识别

4.1.1 在日常工作中，检测后样品应与未检测样品分区域放置，放在标有"检测后样品"的区域。

4.1.2 采用双向条码的流水线检测样品，流水线控制系统对已检测的样品进行自动定位，定位信息通过系统软件进行查找；非双向条码的流水线检测样品，人工对样品进行编号识别。

4.2 检验后样品的收集

4.2.1 晚上不进行检测的专业科，每天下午下班前将当天所有检测后的需保存的样品收集到指定位置存放。

4.2.2 晚上需进行检测的专业科，每天早上 8：00 把前一天白天和晚上检测后的需保存的样品收集到指定位置存放。

4.3 检验后样品的储存

4.3.1 储存条件和位置

（1）检验后样品主要储存在 2 ~ 8℃的样品冷库中，生化科、免疫科、微生物科的样品储存于检验医学中心一楼的样品冷库中，临检科的样品储存在门诊二楼的样品冷库中，按已划分好的专业区域存放，分子诊断中心的标本储存在其实验室内的冰箱中。

（2）少部分特殊的样品需储存于 − 70℃或 − 30℃环境中，各专业科均配置有低温冰箱供储存样品。

4.3.2 储存要求

（1）所有样品不能与试剂混合存放。

（2）所有样品应尽量加盖保存，不方便加盖的应存放于密封的盒子里以防样品蒸发及气溶胶对人体产生伤害。

（3）标本冷库中的标本应按日期顺序储存。

4.4 检验后样品的保留

4.4.1 在能够保持样品性状稳定的前提下，将样品保留至规定的时间，以便在出具结果报告后可以复查，或用于附加检验。

| 第二十二节　检验后样品处理程序 | 文件编号：JYZX-PF5.7-02 |
| --- | --- |
| | 版本号：E／1 |
| | 页　码：第　页　共　页 |

4.4.2 各类标本保留期限

（1）血液常规检验标本、凝血检验标本保存7天，血型标本保存14天，骨髓涂片长期保存。

（2）尿液、粪便标本检验后及时处理不保存。

（3）脑脊液、胸腹水等尿液以外的体液标本保存7天。

（4）一般生化检验标本保存7天，血气标本分析后及时处理不保存。

（5）一般免疫学检验标本保存7天，艾滋病病毒抗体阳性标本保留2年，梅毒抗体阳性标本至少保留2年，产前筛查标本保留2年，新生儿筛查标本保留5年。

（6）微生物标本：标本接种培养后及时处理，不保存；血培养瓶送检阳性的样品保存14天。

（7）分子诊断标本：血液、尿液、痰液等体液原始标本保存7天，羊水和胎儿脐带血标本保存14天，羊水和胎儿脐带血、组织病理切片核酸提取物保存1年，HBV等其他项目核酸提取物保存30天。

4.4.3 检验医学中心仅对在保留期内的样品进行复检或核对，不对超出保留时间的样本的真实性和检验结果的正确性负责。

4.5 检验后样品的检索

4.5.1 当要查找某一样品时，通过LIS确定检测日期和编号。

4.5.2 根据样品存放的区域和日期顺序查找标本。

4.5.3 采用双向条码的流水线检测样品，通过系统软件进行查找；人工编号的样品直接按编号查找。

4.6 检验后样品的访问

4.6.1 非检验医学中心工作人员，未经相关专业科主任允许不能使用检验后样品。

4.6.2 使用检验后样品时要保留原标本容器以便标本的识别，同时应保留一定的剩余量以备复查使用。

4.6.3 检验后样品在使用后应放回原位置。

4.6.4 在使用检验后样品作科研、教学等用途时，不得泄漏患者的个人资料信息。

4.7 检验后样品的维护

对储存标本的冷库和冰箱进行温度监控，确保温度在控制允许范围内，保证标本性质的稳定。

4.8 检验后样品的安全处置

保留到期的标本按照《实验室生物安全手册》中《废物的处理》的要求进行处置。

**5 支持文件**

JYZX-SW-019《废物的处理》

编写：梁培松、黄福达　　审核：王伟佳　　批准：王伟佳

批准日期：　　　年　月　日

| 第二十三节 结果报告程序 | 文件编号：JYZX-PF5.8-01 |
| --- | --- |
| | 版本号：E/1 |
| | 页　码：第　页　共　页 |

## 1 目的

规范检验报告的相关要求，确保每一项检验结果准确、清晰、明确，并依据检验程序的特定说明进行报告。

## 2 范围

适用于检验医学中心所有检验项目。

## 3 职责

3.1 检验医学中心管理层负责检验报告内容、格式、介质和从实验室发出方式的确定。

3.2 技术人员负责满足检验报告的相关要求。

## 4 程序

### 4.1 检验报告内容、格式和介质的确定

4.1.1 检验报告的内容和格式由技术负责人负责组织设计，其中检验报告的内容应符合《质量手册》"JYZX-QM-032 结果报告"文件中"3 报告内容"的要求，完成后交检验医学中心主任审核，并由其负责组织与医务科、临床科室代表讨论，以服务协议形式确定讨论结果。

4.1.2 检验报告通过 LIS 进行电子版发布，患者需要时可以打印纸版报告单。

### 4.2 检验报告从实验室发出方式的确定

按照《结果发布程序》中相关要求执行。

### 4.3 检验报告数据的正确转录

4.3.1 对于采用 LIS 直接从检测设备获取检验结果数据的，需定期评估 LIS 数据传输的准确性，具体要求按《实验室信息系统管理程序》的要求进行。

4.3.2 对于需要人工在 LIS 中录入检验结果数据的，检验者和审核者均需对原始数据和录入后的数据的一致性进行核对。此要求适用于对来自受委托实验室检验结果的转录。

### 4.4 检验报告不能及时形成时的处理

当检验工作遇到意外情况不能及时得出检验数据形成检验报告时，按以下方式通知临床医生：

（1）并非所有检验延迟都通知临床医生，只是在检验延迟可能影响患者诊治的情况下才需要。

（2）夜班或白天标有"急"字样品报告需要延迟发放时，延发时间不超过 30 分钟，可以不通知，延发时间超过 30 分钟或延迟可能影响患者诊治时，要电话通知申请者或申请部门，并记录在《结果延迟报告登记表》上。

（3）非"急"标本检验报告延迟：对于门诊患者标本，延发时间超过 1 小时的，需通知门诊咨询台工作人员；对于住院患者标本，估计当天可以完成结果发布，延发时间

| 第二十三节　结果报告程序 | 文件编号：JYZX-PF5.8-01 |
| --- | --- |
| | 版本号：E/1 |
| | 页　码：第　页　共　页 |

不长，可以不通知；估计当天不能完成，要延至明天发布的情况，或延迟可能影响患者诊治时要电话通知申请者或申请部门，并记录在《结果延迟报告登记表》上。

（4）大批量结果要延发时（如仪器故障），结果延发通知要在医院办公网络发布。

（5）因不是所有结果延发都通知，当临床方面主动联系检验医学中心查询结果发布情况，检验医学中心相关人员应做好解释工作。

4.5 检验报告结果表述要求

4.5.1 在检验报告的"标本状态"栏中应对样品的适宜性作评估，填写"合格"或"不合格"。

4.5.2 如果所收到的原始样品质量不适于检验或可能影响检验结果时，应在检验报告的备注栏中说明。

4.6 检验报告资料的保存

所有报告均以电子形式或纸质结果登记形式存档保存，电子形式数据在 LIS 服务器上长期保存，并作双服务器备份，保证数据安全，可快速检索。结果登记形式存档 2 年。

## 5 支持文件

5.1 JYZX-PF5.9-01《结果发布程序》

5.2 JYZX-PF5.10-01《实验室信息系统管理程序》

## 6 技术记录表格

PF5.8-01-TAB-001《结果延迟报告登记表》（表 9-23-1）

### 表 9-23-1　结果延迟报告记录表

专业科：　　　　　　年度：　　　年　　　　　　　　　　　表格编号：PF5.8-01-TAB-001

| 日　期 | 延迟报告原因 | 通知人 | 通知时间 | 备注 |
| --- | --- | --- | --- | --- |
| | | | | |
| | | | | |
| | | | | |
| | | | | |
| | | | | |

编写：冯雪琴、黄福达　　　审核：王伟佳　　　批准：王伟佳

批准日期：　　　　年　月　日

| | 文件编号：JYZX-PF5.9-01 |
| 第二十四节 结果发布程序 | 版本号：E/1 |
| | 页 码：第 页 共 页 |

**1 目的**

规范检验结果发布方法，确保检验结果能准确及时地发送给授权接收者。

**2 范围**

适用于检验医学中心所有检验结果。

**3 职责**

3.1 检验医学中心管理层负责检验报告的发布方式和报告周期的确定。

3.2 检验技术人员负责按时发布正确的检验报告。

**4 程序**

4.1 检验结果的复核与发布

4.1.1 在检验结果发布前必须由被授权人按《结果复核程序》中的要求进行复核。

4.1.2 执行《结果报告程序》中"4.5"的要求，当接收到的原始样品质量不适于检验或可能影响检验结果时，应在报告中说明。

4.1.3 由检验结果复核人员负责发布检验报告。

4.1.4 严格执行检验报告双签名制度（急诊夜班单人上班除外）。

4.2 检验报告从实验室发出方式的确定

4.2.1 检验医学中心主任组织与医务科、临床科室代表就检验报告从实验室发出方式进行讨论，并以服务协议形式确定讨论结果。

4.2.2 检验报告从实验室发出方式

（1）检验报告被审核后，通过 LIS 实时传输到医生工作站和护士工作站，医生或护士通过输入个人用户名和密码后可登录相应的工作站，按患者姓名或患者 ID 号查阅患者检验报告。口头报告通过医院内部办公电话传达到患者主管医生。

（2）门诊患者需要打印检验报告的，患者或其家属可以凭诊疗卡或收费发票到门诊咨询服务中心或门诊提供的自助取化验报告单系统打印报告。

（3）住院患者需要打印检验报告的由所在科室打印。

（4）在本院体检人群的检验报告由康体保健中心相关人员汇总、打印。

（5）外出大型单位体检人群的检验报告由康体保健中心或社区服务部相关人员汇总、打印。

（6）微信接收检验报告，凡是已有×××医院诊疗卡，并绑定了×××医院微信公众号或×××医院检验医学中心微信公众号的人员，在检验报告审核后均可通过微信自动接收到检验报告。

（7）若检验结果以临时报告形式（包括口头报告形式）传送（如血培养、脑脊液/胸腹水培养阳性结果等，或临床急需知道的患者检验结果）后，还应向检验申请者发布正式报告，正式报告应与临时报告保持一致。

| | |
|---|---|
| | 文件编号：JYZX-PF5.9-01 |
| 第二十四节　结果发布程序 | 版本号：E/1 |
| | 页　码：第　页　　共　页 |

（8）口头报告形式传送检验报告时，相关人员应在《检验结果的临床联系登记表》中记录。

4.3 检验项目报告周期的制订与实施

4.3.1 检验医学中心主任负责组织与医务科、临床科室代表进行检验项目报告周期的讨论，以服务协议形式确定讨论结果，其中国家行政部门规定的项目报告周期需按相关规定设定。

4.3.2 各专业科应不断完善工作流程，确保检验报告能在规定时间内被发布。

4.4 危急值检验结果的发布

按照《危急值报告程序》中的要求处理。

4.5 检验报告的修改

4.5.1 未用于临床的检验报告修改

（1）已审核发布的检验报告因某种原因需要修改时，如果该报告未用于临床，在LIS上取消审核，已打印报告的应将原报告收回，修改正确后重新发布检验报告。

（2）修改后的报告中的日期和患者识别应参照原报告中的数据。

（3）检验报告被修改后，立即通过电话通知检验申请医生，并填写《检验结果的临床联系登记表》。

4.5.2 已用于临床的检验报告修改

（1）已用于临床的检验报告需修改时，已发报告不作修改，在LIS中保留需更改的原始报告，另外重新发一份报告，新报告中的日期和患者识别应参照原报告中的数据。

（2）检验报告重新发布后，立即通过电话通知检验申请医生，并填写《检验结果的临床联系登记表》。

4.5.3 修改后报告标记　取消审核后重新发布的报告，LIS 会自动在报告页底部生成"★"标记。

4.5.4 修改记录形成　对检验报告所作的修改，LIS 系统自动进行记录，记录内容包括报告被更改的日期和时间、更改者、被更改条目及内容等信息。

4.5.5 修改记录查询

（1）选择 LIS 中"统计分析"菜单中的"1 综合统计报表"，在打开的界面中设置日期范围，选择"报告修改查询"统计类型，点击"统计"，系统会显示指定时间段内所有报告修改记录资料，记录内容包括登记日期、姓名、性别、年龄、ID 号、科室、修改人、修改时间、仪器等信息。

（2）某一份修改后报告的具体修改内容可以通过以下途径查阅：选择 LIS 中"检验管理"菜单中的"资料修改记录"，在打开的界面中设置录入日期，输入患者 ID 或姓名，点击"查询"按钮，即可显示详细的修改记录。

| | 文件编号：JYZX-PF5.9-01 |
|---|---|
| **第二十四节 结果发布程序** | 版本号：E/1 |
| | 页 码：第 页 共 页 |

4.6 传染病结果登记与上报

4.6.1 对于医院防疫组要求登记和上报的传染病阳性结果，包括风疹、麻疹、艾滋病、丙肝、登革热、沙门菌感染、布鲁菌感染、淋球菌感染、疟疾等，应及时通过电话或医院网络方式报告首诊医生和传染病报告管理人员，并做好登记。

4.6.2 登记表格由各相关专业科室根据具体情况设计。

4.6.3 各专业科人员应知晓本专业科要求登记和上报的传染病种类。

4.6.4 检验报告审核人员负责登记和上报。

## 5 支持文件

5.1 JYZX-PF5.7-01《结果复核程序》

5.2 JYZX-PF5.8-01《结果报告程序》

5.3 JYZX-PF5.9-02《危急值报告程序》

## 6 技术记录表格

PF5.9-01-TAB-001《检验结果的临床联系登记表》（表 9-24-1）

### 表 9-24-1 检验结果的临床联系登记表

专业科：　　　　　　　年度：　　年　　　　　　　　　　表格编号：PF5.9-01-TAB-001

| 日 期 | 患者姓名 | 患者 ID | 科室 | 床号 | 联系内容 | 临床接收人 | 报告人 | 报告时间 | 备注 |
|---|---|---|---|---|---|---|---|---|---|
| | | | | | | | | | |
| | | | | | | | | | |
| | | | | | | | | | |
| | | | | | | | | | |

编写：慕月晶、黄福达　　审核：王伟佳　　批准：王伟佳

批准日期：　　　年　月　日

| | 文件编号： JYZX-PF5.9-02 |
|---|---|
| **第二十五节　危急值报告程序** | 版本号： E / 2 |
| | 页　码：第　页　　共　页 |

## 1 目的

规范检验结果危急值报告相关内容，确保危急值设置合理，危急值准确且能及时通知临床。

## 2 范围

适用于检验医学中心所有的危急值检验结果。

## 3 职责

3.1 技术负责人负责组织初步制订危急值项目和判断标准，上报检验医学中心主任审核。

3.2 检验医学中心主任负责组织与医务科、临床科室代表对危急值项目和判断标准进行服务协议评审。

3.3 检验技术人员应熟知"危急值"项目及其判断标准和相关内容，能有效识别和确认"危急值"。

3.4 检验技术人员负责危急值的及时报告与有效通知，临床医生在接收危急值报告后负责确认并及时进行相关处理。

## 4 程序

4.1 危急值项目和判断标准的制订

4.1.1 危急值的定义：某些生理指标达到一定的阀值时，患者可能正处于有生命危险的边缘状态，此时如能给予及时、有效的治疗，患者生命可以得到挽救；否则，也可能会出现不良后果，因此把这种可以危急生命的阀值称为"危急值"。

4.1.2 技术负责人负责组织各专业科主任，根据各相关专业的标准指南、临床沟通信息、参考书、权威专家意见及其他医院的相关标准，初步制订危急值项目及其判断标准，上报检验医学中心主任审核。

4.1.3 检验医学中心主任负责组织与医务科、临床科室代表进行危急值项目和判断标准的讨论，以服务协议形式确定讨论结果。具体危急值项目和判断标准见附录一。

4.2 危急值结果的处理

4.2.1 当出现危急值时，在确认仪器设备正常、室内质控在控的情况下，立即找出该结果对应的标本，核查标本资料及检查标本外观，核对原始结果，必要时按《结果复核程序》中相关要求进行复查。

4.2.2 如果检验者对检验结果有疑问，要与临床及时联系，询问内容包括该结果是否与病情相符、临床标本采集是否规范及其他可影响该结果的因素等，必要时重新采集标本送检验医学中心复查。

4.2.3 确认为危急值后，检验工作人员在审核检验报告时，LIS 会弹出临床危急值自动报警提示，检验人员确认并审核后，计算机将自动记录报告责任人、报告日期、时间、

| | 文件编号：JYZX-PF5.9-02 |
|---|---|
| **第二十五节　危急值报告程序** | 版本号：E/2 |
| | 页　码：第　页　共　页 |

危急值检验结果等相关信息。

4.2.4 检验人员在完成审核结果的同时，临床护士工作站或医生工作站电脑会自动弹出查看危急值报告提示窗口，提醒医护人员及时点击查看。

4.2.5 临床医护人员确认报警信息

（1）确认方法

a）临床医护人员确认报警信息，点"签名"按钮，弹出窗口，显示输入用户名、密码和医生姓名对话框，如图9-25-1。

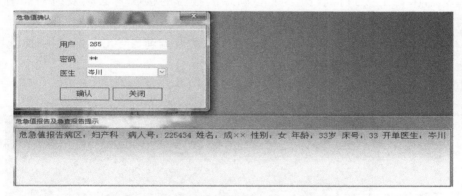

**图9-25-1　"临床医护人员确认报警信息"界面**

b）医生确认时，除输入个人用户名和密码外，还需在医生姓名处输自己的个人工号。

c）护士确认时，除输入个人用户名和密码外，还需输入其所通知的医生工号（经治医生或值班医生），系统自动显示被通知医生的姓名。

d）报告信息被确认后，计算机会显示危急值结果，同时系统会自动记录接收责任人、接收日期、时间等相关信息。

e）如果报警信息被强行关闭而不确认，系统会在1分钟内再次弹出报警信息。

（2）确认要求

a）临床必须在检验危急值信息发出后20分钟内进行确认，20分钟内及时确认率要求≥95%。

b）对于超过20分钟没有确认的，系统会将危急值相关信息自动反馈到检验医学中心装有接收反馈信息程序的计算机中。实验室人员收到该信息后，通过电话方式再次催促临床确认危急值信息。

c）检验医学中心通过实验室信息系统，每月统计各临床科室对检验危急值及时确认的数据，上报医务科，由医务科对及时确认率未达标的科室进行处理。

4.2.6 当LIS发生故障不能自动报告危急值时，通过电话方式通知临床，并填写《检验结果的临床联系登记表》，记录报告责任人、报告日期、时间、危急值检验结果、接

| 第二十五节　危急值报告程序 | 文件编号：JYZX-PF5.9-02 |
| --- | --- |
| | 版本号：E/2 |
| | 页　码：第　页　　共　页 |

收责任人、接收日期、时间等相关信息。

4.2.7 送至受委托实验室检验样品结果的危急值，通过电话方式通知临床，并填写《检验结果的临床联系登记表》，记录报告责任人、报告日期、时间、危急值检验结果、接收责任人、接收日期、时间等相关信息。

4.2.8 对于检验医学中心电话通知且系统中没有记录的危急值信息应进行手工登记。

4.2.9 临床科室接到检验医学中心危急值报告的接收者必须及时对患者作必要处理。

4.2.10 危急值记录的查询与导出：临床科室需要查询与导出本部门某时间段的危急值相关记录时，可按以下步骤执行：

（1）鼠标右键单击"危急值程序"图标，见图 9-25-2。

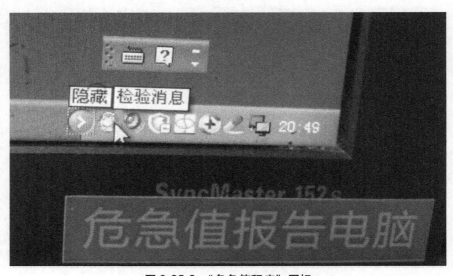

**图 9-25-2　"危急值程序"图标**

（2）在弹出的对话框中点击"历史查看"栏（图 9-25-3），会弹出"查看历史数据"对话框（图 9-25-4），在"查看日期"中设置查看起止时间，点击"查看"按钮，可显示该时间段临床科室的危急值记录情况，记录的内容包括：科室、条码、标本、床号、患者 ID、姓名、性别、年龄、危急值结果、审核人、审核时间、确认人、确认时间、确认时间差、确认方式、医生、备注；点击"导出"按钮，可导出 EXCEL 格式的记录资料（图 9-25-5）。

# 第二十五节　危急值报告程序

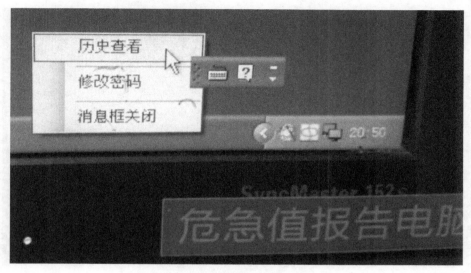

图 9-25-3　"历史查看"界面

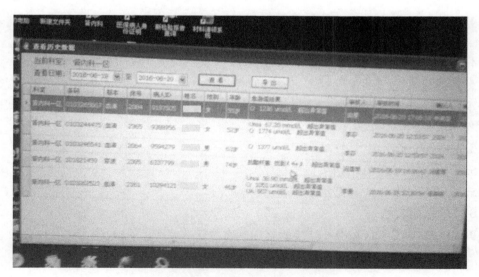

图 9-25-4　"查看历史数据"界面

4.2.11 外单位危急值的报告

（1）当外单位送检标本检验结果出现危急值时，危急值信息会发送到"涉外工作站"中装有检验危急值接收程序的计算机中，由"涉外工作站"工作人员确认后立即通知相关单位的临床科室。

（2）当危急值超过规定时间没有被确认时，拨打"涉外工作站"院内办公电话"22933"

| 第二十五节　危急值报告程序 | 文件编号：JYZX-PF5.9-02 |
| --- | --- |
| | 版本号：E/2 |
| | 页　码：第　页　　共　页 |

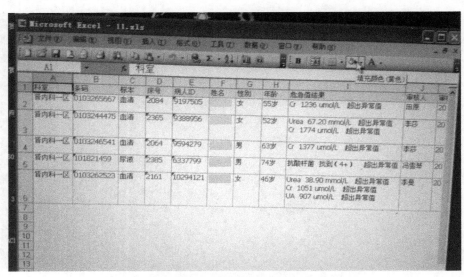

**图 9-25-5　"导出 EXCEL 格式的记录资料"界面**

催促其工作人员确认危急值信息，"涉外工作站"无人时，可拨打以下人员电话联系（郭
××：135××××608 或汤××：138××××865）。

4.2.12 微信检验危急值的报告

患者通过微信预约检验标本（送检科室名称为"康体★"的标本）出现危急值时，报告审核人应在实验室内装有检验危急值接收程序的计算机中确认危急值并立即通知患者本人回医院就诊。

**5 支持性文件**

5.1 JYZX-PF5.8-01《结果报告程序》

5.2 JYZX-PF5.7-01《结果复核程序》

**6 技术记录表格**

PF5.9-01-TAB-001《检验结果的临床联系登记表》（表 9-24-1）

| | | 文件编号：JYZX-PF5.9-02 |
|---|---|---|
| **第二十五节 危急值报告程序** | | 版本号：E / 2 |
| | | 页 码：第 页 共 页 |

表 9-25-1 XXX 医院危急值项目及判断标准

| 试验名称 | 危急值项目 | 危急值判断标准 |
|---|---|---|
| 血气分析 | 酸碱度 | < 7.25 或 > 7.55 |
| | 二氧化碳分压 | < 20mmHg 或 > 60mmHg（呼吸内科：< 20mmHg 或 > 50mmHg） |
| | 氧分压 | < 50mmHg |
| | 实际碳酸氢根 | 肾内科一区：< 13mmol/L |
| 生化检验 | 钾 | < 2.5mmol/L 或 > 6.5 mmol/L<br>新生儿：< 2.6 mmol/L 或 > 7.7 mmol/L |
| | 钠 | < 120 mmol/L 或 > 160 mmol/L<br>（外科 ICU：< 120 mmol/L 或 > 170 mmol/L） |
| | 氯 | < 80 mmol/L 或 > 115 mmol/L |
| | 钙 | < 1.6 mmol/L 或 > 3.5 mmol/L |
| | 葡萄糖 | 成人：< 1.8 mmol/L > 或 22.2 mmol/L<br>（神经内科：< 2.8 mmol/L > 或 22.2 mmol/L）<br>（内分泌科：< 2.8 mmol/L > 或 22.2 mmol/L）<br>新生儿：< 1.3 mmol/L 或 > 16.6 mmol/L |
| | 尿素 | > 36 mmol/L |
| | 肌酐 | > 884μmol/L（神经内科：> 500μmol/L） |
| | 天冬氨酸转氨酶 | > 2000 U/L（神经内科：> 500 U/L） |
| | 丙氨酸转氨酶 | > 1000 U/L（神经内科：> 500 U/L） |
| | 总胆红素 | 新生儿：> 340 μmol/L |
| | 肌酸激酶 | > 1000 U/L（外科 ICU：> 10000 U/L） |
| | 肌酸激酶同工酶 | > 100 U/L（神经内科：> 50 U/L） |
| | 肌红蛋白 | > 110 ng/ml |
| | 肌钙蛋白 | > 0.1 ng/ml |
| | N- 端脑利钠肽前体 | > 450pg/ml（< 50 岁）；> 900pg/ml（50～75 岁）；> 1800pg/ml（> 75 岁）<br>[心血管内科：> 900pg/ml（< 75 岁）；> 1800pg/ml（> 75 岁）] |
| | 血淀粉酶 | > 1000 U/L |
| | 胆碱酯酶 | < 1200 U/L |
| | β- 羟丁酸 | > 3 mmol/L |
| | 乳酸 | > 3 mmol/L（外科 ICU：> 4 mmol/L） |
| | 血氨 | > 176 μmol/L |
| | 血浆渗透压 | > 330mmol/L（外科 ICU：> 350mmol/L） |
| | 总二氧化碳 | 肾内科一区：< 13mmol/L |

| | 文件编号： | JYZX-PF5.9-02 |
|---|---|---|
| **第二十五节　危急值报告程序** | 版本号：E / 2 | |
| | 页　码：第　页　　共　页 | |

续表

| 试验名称 | 危急值项目 | 危急值判断标准 |
|---|---|---|
| 血液检验 | HGB | < 50 g/L（神经内科：< 90 g/L） |
| | PLT | < 50×10$^9$/L<br>（血液内科：< 20×10$^9$/L）<br>（外科 ICU：< 20×10$^9$/L） |
| | WBC | > 50×10$^9$/L 或 < 1.5×10$^9$/L<br>（血液内科：> 50×10$^9$/L 或 < 1.0×10$^9$/L）<br>（外科 ICU：< 1.0×10$^9$/L） |
| | PT | > 30 秒（心血管内科：> 50 秒） |
| | INR | > 4.0 |
| | APTT | > 80 秒<br>（神经内科：> 60 秒）<br>（心血管内科：> 100 秒） |
| | FIB | < 1.0g/L |
| 微生物 | 血液、脑脊液及骨髓中的细菌 | 检出细菌（包括显微镜检验和培养结果） |

编写：慕月晶、黄福达　　审核：王伟佳　　批准：王伟佳

批准日期：　　年　月　日

| 第二十六节　实验室信息系统管理程序 | 文件编号：JYZX-PF5.10-01 |
| --- | --- |
| | 版本号：E/1 |
| | 页　码：第　页　共　页 |

## 1 目的

规范实验室信息系统管理要求，确保信息系统能被正确使用，确保信息系统中数据和信息的完整性和保密性。

## 2 范围

适用于×××医院实验室信息系统（LIS）。

## 3 职责

3.1 本院计算机中心和实验室信息系统供应商负责LIS的开发、使用培训、维护、升级、故障处理。

3.2 检验医学中心主任负责检验医学中心工作人员LIS的使用授权，计算机中心负责检验医学中心外其他科室和人员LIS的使用授权。

3.3 检验医学中心信息系统管理员负责LIS的管理和维护。

3.4 各专业科主任负责收集本科室LIS存在的问题，及时反映给信息系统管理员、检验医学中心主任和计算机中心主任，协助本院计算机中心和LIS供应商进行相应问题的处理。

3.5 检测人员按要求使用LIS，负责将LIS使用过程中存在的问题及时反映给专业科主任。

## 4 程序

4.1 对使用信息系统人员的要求

4.1.1 使用信息系统的人员必须接受相应的培训和考核，掌握如何使用新系统及修改过的旧系统。

（1）培训时机：新员工开始岗位工作，或实验室信息系统发生改变时。

（2）培训人员：系统供应商技术人员或检验医学中心信息系统管理员。

（3）培训内容：信息系统的使用说明，信息系统新增功能，信息安全防护和信息系统应急预案。

（4）培训方式：授课与操作指导。

（5）考核方式：进行理论和（或）操作考核，具体方法参照《人员管理程序》中"4.4.4 定期评估培训效果"的要求执行。

4.1.2 使用信息系统人员的定期能力评估

（1）实施评估人员：由检验医学中心信息系统管理员实施评估。

（2）评估的内容：员工的操作能力，至少包括使用信息系统新增功能、进行信息安全防护和执行信息系统应急预案的能力。

（3）评估的频率：每年1次。

（4）评估的记录：在《技术岗位培训记录表》中记录相关内容。

| 第二十六节　　实验室信息系统管理程序 | 文件编号：JYZX-PF5.10-01 |
| --- | --- |
| | 版本号：E/1 |
| | 页　码：第　页　　共　页 |

4.2 职责和权限

4.2.1 信息系统管理人员的职责和权限

（1）LIS 供应商技术人员负责 LIS 的维护和修改，具有操作 LIS 所有功能的权限。

（2）检验医学中心主任负责 LIS 使用人员的授权，具有操作 LIS 所有功能的权限。

（3）信息系统管理人员负责系统的管理，确保信息系统的安全运行，具有操作除"LIS 使用人员授权"外 LIS 其他功能的权限。

4.2.2 信息系统使用人员的职责和权限

（1）信息系统使用人员必须按 LIS 的操作要求，在个人权限范围内安全使用 LIS，确保信息系统中数据和信息的完整性和保密性。

（2）不同级别使用人员权限如下：

1）专业科主任

a) 患者资料和结果的录入、结果修改、结果审核及审核后结果撤销审核的功能；

b) 审核后报告的查询功能；

c) 检验报告的统计功能；

d) 相应专业检验参数的设置、修改功能；

e) 质控数据的浏览、质控参数的设置、修改功能；

f) 设置、修改项目字典、辅助字典，免疫科主任还具有酶标字典的设置、修改权限；

g) 系统维护功能，包括删除已审核报告的审核标记、患者资料、结果数据的功能。

2）一般检验人员

a) 患者资料和结果录入功能；

b) 经考核合格后由检验医学中心主任授权具有相应专业的结果修改、审核及审核后撤销审核功能；

c) 审核后报告的查询功能；

d) 质控数据的浏览。

3）在检验医学中心从事本接收、查询工作的非技术人员

a) 已审核报告的查询功能；

b) 检验报告的统计功能；

c) 样本条码的查询功能。

4）检验医学中心外部的 LIS 使用人员的功能经与检验医学中心主任沟通后，由计算机管理中心负责具体开通和设置，具有以下功能：

a) 打印检验项目条码；

b) 查询和打印检验报告；

c) 查阅检验医学中心在 LIS 中上传的《临床检验标本采集手册》。

| 第二十六节 实验室信息系统管理程序 | 文件编号：JYZX-PF5.10-01 |
| --- | --- |
| | 版本号：E/1 |
| | 页　码：第　页　共　页 |

4.3 运行 LIS 的计算机环境要求

4.3.1 在实验室为运行信息系统的计算机提供摆放空间，方便工作人员操作计算机。

4.3.2 计算机及附加设备应保持清洁，放置地点和环境应符合厂商的规定（如通风、静电、温度、湿度）。

4.3.3 计算机的放置应符合消防要求。

4.3.4 在通行区内的电线和计算机缆线采用加保护盖的方式进行保护。

4.3.5 为 LIS 服务器和数据处理有关的计算机配备不间断电源（UPS），以防止 LIS 中数据的损坏或丢失。

4.4 LIS 的硬件及软件管理

4.4.1 LIS 的安装和验证

（1）LIS 由检验医学中心提出使用申请，报计算机中心审核后，由医院组织招标，中标公司负责系统的安装和调试。

（2）在引入前，经过供应商确认以及实验室的运行验证；LIS 经验证后，系统的任何变化均需获得检验医学中心主任的同意和授权，并记录变化的内容，系统的任何变化需经验证。

（3）信息系统的相关验证由信息系统管理员负责组织，并在《LIS 验证记录表》上进行记录。

4.4.2 LIS 软件变更来源

（1）检验医学中心的工作人员有责任和义务对 LIS 存在的问题提出建设性的意见，在《LIS 使用意见登记表》中的"意见叙述"栏填写意见，并及时上交信息系统管理员。

（2）信息系统管理员负责与计算机中心技术人员或 LIS 供应商技术人员沟通并制订针对性处理措施，报检验医学中心主任批准，联系计算机中心实施相关措施。

4.4.3 LIS 硬件及软件变更要求

（1）运行 LIS 的计算机因故障或其他原因需要更改硬件，或 LIS 软件程序需要变更时，信息系统管理员负责相关更改的记录，并对 LIS 硬件及软件的更改进行验证，以确保可以接受。

（2）相关的更改或对更改进行的验证情况，通过填写《LIS 验证记录表》进行记录。

4.4.4 对 LIS 进行数据恢复后的要求

（1）在根据需要恢复数据文件后，信息系统管理员负责对 LIS 进行检查，确保系统无意外改变。

（2）检查方法：可通过评审计算机里具有代表性的患者报告，或者通过产生一些测试报告然后评审报告的有效性等方式进行验证。

（3）检查情况的记录：填写《LIS 验证记录表》。

| 第二十六节　实验室信息系统管理程序 | 文件编号：JYZX-PF5.10-01 |
| --- | --- |
| | 版本号：E/1 |
| | 页　码：第　页　共　页 |

4.4.5 LIS 故障的处理

（1）当发生 LIS 故障时，实验室应立即通知计算机中心工作人员修复，并填写《LIS 故障登记表》。

（2）在 LIS 进行数据备份期间，如果测到错误，计算机中心工作人员负责采取纠正措施，并告知检验医学中心信息系统管理员，由信息系统管理员将检测到的错误和相应的纠正措施记录在《LIS 故障登记表》上。

4.4.6 LIS 用计算机的监控

（1）LIS 的服务器计算机安装在医院计算机管理中心内，每天有人监控机房的温度。

（2）在放置 LIS 服务器的机房安装摄像头，实时监控服务器异常报警灯报警情况。

（3）LIS 供应商每月会对 LIS 服务器进行检查，检查内容包括服务器硬盘有无损坏、网卡运行是否正常、电源是否正常、硬盘使用率是否正常、CPU 是否正常、内存是否正常、内存使用率是否正常、系统日志检查中是否发现错误日志、数据盘空间是否足够、服务器补丁和数据库补丁是否正常；并向医院计算机管理中心提交检查报告，由计算机人员签名确认，LIS 供应商保存报告。

（4）计算机管理中心工作人员每周至少检查服务器 1 次，确保正常运行。

（5）装有端口接收仪器检测数据的计算机，工作人员在发现磁盘空间不足报警时，及时联系信息系统管理员和计算机中心工作人员处理。

4.4.7 计算机故障的处理

（1）计算机中心安装的计算机发生故障时，工作人员通知计算机中心相关人员维修。

（2）仪器设备配套的计算机发生故障时，工作人员通知厂家工程师或本院维修工程中心人员维修。

（3）遇计算机需维修时，相关人员应填写《计算机故障维修登记表》，计算机故障包括硬件和软件（实验室信息系统除外）故障。

（4）遇计算机损坏无法修复时，由专业科主任重新申请更换。

（5）按《质量记录和技术记录管理程序》中相关要求，对定期维护、服务和维修的记录文档进行保护，以便操作人员追踪到任何计算机所做过的工作。

4.5 LIS 的使用要求

4.5.1 提供信息系统的操作手册供使用人员查阅：

（1）由信息系统管理员根据 LIS 供应商提供的系统操作手册编制操作程序（适用时，可直接使用其提供的操作手册），由检验医学中心主任批准后发布，发布形式为信息系统管理员负责落实在 LIS 的"帮助"菜单中录入经批准的电子版的操作程序（或操作手册）。

（2）确保信息系统的操作程序（或操作手册）能明确说明计算机程序的用途、运行

| | 文件编号：JYZX-PF5.10-01 |
|---|---|
| **第二十六节 实验室信息系统管理程序** | 版本号：E / 1 |
| | 页　码：第　页　共　页 |

方式及其与其他计算机程序的互动。其详细程度应足以支持计算机信息系统管理员进行相关故障排除、系统或程序修改。

（3）LIS 的操作程序（或操作手册）由信息系统管理员进行定期评审，确保其现行有效。

4.5.2 文件化

（1）所有患者信息和数据均形成电子记录，可检索。

（2）LIS 每天运行的异常情况文档可以通过以下方式获取：右键点击桌面"惠桥医学检验信息系统"→选择"属性"→点击"查找目标"→选择"log"文件夹，打开后可查阅相关记录。

4.5.3 防止非授权者访问，保持患者信息的保密性

（1）访问 LIS 需通过输入用户名和用户密码的方式进行验证。

（2）个人 LIS 登录密码，必须自行妥善管理，防止他人盗用。在不使用 LIS 时，及时退出。

（3）所有经授权进入 LIS 的人员应维护系统中所有患者信息的机密性。

4.5.4 安全保护以防止篡改或丢失数据

（1）LIS 中的程序可以保护检验数据，实现信息的收集、处理、记录、报告、储存或恢复，防止其被意外或非法获取、修改或破坏。任何人员不能非法修改信息系统中的数据。

（2）禁止在实验室计算机中非法安装软件，所有计算机不安装光驱，对于因工作需要不能禁用 USB 接口的计算机（如仪器的控制计算机需导入资料或下载原始数据的、主任办公室的计算机），由计算机中心人员统一安装计算机 USB 接口管理软件，授权人员输入密码方能使用 USB 接口，其他连接内网的计算机 USB 接口禁用。

（3）LIS 经过 HIS 供应商授权，仅可以获取患者的基本信息，只有被授权使用 LIS 的人员才可以查阅相关信息。

（4）其他系统需要获取 LIS 的数据和信息，需与 LIS 供应商申请数据连接接口和使用授权，其他系统不能修改 LIS 中的数据。操作人员使用其他系统时需输入个人用户名和密码后方可登录，防止非授权获取 LIS 中的数据。

（5）保护机构内部和外部通过网络传输的数据，以免被非法接收或拦截：

a）LIS 数据的医院内部传输：医院内部医生工作站、护士工作站的授权人员具有查询检验结果的功能，不能对检验结果作任何修改；

b）LIS 数据的医院外部传输：当 LIS 中的数据需通过外部网络传输时（如外院送检标本检验报告的网上查询），由计算机中心负责设置相关程序，避免传输的数据被非法接收或拦截。

| | 文件编号：JYZX-PF5.10-01 |
|---|---|
| 第二十六节　实验室信息系统管理程序 | 版本号：E / 1 |
| | 页　　码：第　页　　共　页 |

（6）在 LIS 中设置"资料修改记录"功能模块，自动识别和记录对患者数据进行修改的人员和数据变化信息，在 LIS 的"帮助"菜单中有"关于检验系统"栏目用于显示对 LIS 程序进行修改的信息。

（7）为防止硬件或软件故障导致患者数据丢失，计算机管理中心对 LIS 配置了双服务器，采用双机热备的方式储存数据，并设置每天零时通过后台处理程序自动备份患者数据，每份备份文件均包括备份时间截点之前系统内的所有数据，文件名由年月日数字组成，系统会自动保存最新的 4 份备份文件。计算机管理中心负责定期检查备份的有效性。

4.5.5 LIS 中人工录入数据的正确性核查

（1）在 LIS 中手工录入数据时，录入完成后，需与原始数据核对 1 次。

（2）结果的报告宜由另一人执行，报告结果前应再次检查原始数据以核对输入数据的正确性。

4.5.6 LIS 中数据和信息完整性的保证

（1）应定期核查在不同系统中维护的表格的多个副本（例如实验室信息系统和医院信息系统中的生物参考区间表），以确保在使用过程中所有副本的一致性。医院信息系统通过图片格式导入 LIS 中的患者数据，在进行 LIS 数据传输定期评估时，同时核查 HIS 中报告单格式与 LIS 中报告格式是否一样，包括生物参考区间是否一样。

（2）实验室应对计算机处理患者数据的过程及结果进行定期审核，并记录。处理患者数据的过程及结果是指任何根据录入数据对患者记录所作的修改，包括数值计算、逻辑函数和自动核对结果、添加备注。本实验室主要进行对通过计算法得出结果的项目进行审核，审核周期至少每半年 1 次，每个项目至少选择 1 份报告，通过填写《LIS 处理患者数据过程及结果审核记录表》进行记录。

（3）LIS 通过"检验报告查询"功能，可以完全复现存档的检验结果及其他必要的附加信息，包括测量不确定度、生物参考区间、检验结果所附的警示、脚注或解释性备注。

（4）在 LIS 中的患者结果数据和档案信息通过需要时在服务器计算机增加硬盘的方法与系统使用期限同期保存，因此，在 LIS 中可以"在线"检索 LIS 开始使用后的所有数据。

（5）LIS 数据主要存在服务器计算机硬盘中，其中备份数据存放目录 Y:\ZSPH_CLAB_BACKUP，由计算机中心负责对数据存储媒体正确标识、妥善保存，防止数据存储媒体被未授权者使用。

（6）LIS 服务器只在需要升级 LIS 功能时才会关闭，在需要关闭 LIS 服务器前计算机管理中心会提前告知检验医学中心和临床科室 LIS 关闭的时间，以便检验医学中心和临床做好相应的应急准备。为确保 LIS 升级的顺利进行，在执行升级前会进行系统测试，

# 第二十六节 实验室信息系统管理程序

测试通过后方进行升级，确保重启后系统正常运行。

（7）医院信息系统通过图片格式导入 LIS 中的患者数据，其后台任务有系统恢复后自动读取系统停机前数据的功能。另外，医院病案室有专人监控病历中患者数据是否齐全，不齐全时可人工再次导入，确保患者数据的完整性。

4.5.7 LIS 故障时实验室服务能力的维持

（1）确保仪器能按检测样品的检验项目进行检测，必要时采用手工定义检验项目的方法让仪器识别检验项目。

（2）按急诊标本、门诊患者标本、住院患者标本的优先顺序进行样品检测。

（3）需要发布结果时，通过口头报告或手写报告单形式向临床报告临时检验结果，待系统恢复后，再用 LIS 向检验申请者发布正式报告，正式报告应与临时报告保持一致。

（4）口头报告形式传送检验报告时，相关人员应在《检验结果的临床联系登记表》中记录。

4.5.8 LIS 应符合国家或国际有关数据保护的要求。

4.5.9 非本实验室 LIS 管理和维护人员的要求

（1）检验医学中心的 LIS 服务器设置在医院计算机管理中心，信息系统管理员负责告知计算机管理中心工作人员相关的要求，由其负责管理，在管理过程中发现问题及时与实验室信息管理员联系。

（2）LIS 供应商技术人员对系统进行维护和修改时，只能进行计划内的必要的操作，并接受计算机管理中心和检验医学中心的监督。

4.6 结果报告环节对 LIS 的要求

4.6.1 对数据的自动传输进行评估，防止数据传输错误

（1）评估的内容

a）评估仪器检测原始数据、LIS 中数据、医生和护士工作站等检验结果查询系统中的数据是否一致；

b）评估 LIS 中报告的相关信息和注解与医生和护士工作站等检验结果查询系统中报告的相关信息和注解是否一致。

（2）评估的对象：各专业科的检测仪器。

（3）评估的时机

a）新仪器接入 LIS 时，开展新的检验项目时，应用新的注解时；

b）至少每 6 个月的定期评估。

（4）评估的方法

a）应用新仪器、新项目、新注解时：进行至少 5 份报告数据传输评估。

b）定期评估时：各仪器的所有项目均抽查至少 1 份报告数据进行评估。

| 第二十六节　实验室信息系统管理程序 | 文件编号：　JYZX-PF5.10-01 |
| --- | --- |
| | 版本号：E/1 |
| | 页　　码：第　页　　共　页 |

（5）评估的实施：各专业科主任负责组织实施，通过填写《LIS 数据传送评估登记表》进行记录。

4.6.2 LIS 中的报告格式应提供增加样品质量、结果解释等备注的功能。

4.6.3 检验医学中心主任应对 LIS 中实验室报告的内容和格式进行审核、批准，并通过服务协议评审的方式征求医务人员的意见。

4.7 结果发布环节对 LIS 的要求

4.7.1 LIS 应有程序能在审核报告前发现危急值结果并发出预警，在危急值结果发布后通过相关程序及时通知临床（如医师、护士工作站闪屏），并记录（包括患者相关信息、临床收到危急值结果的日期和时间、危急值结果、危急值结果接收者、通知者和通知的日期和时间）。

4.7.2 LIS 宜有程序能在发出报告前发现不合理或不可能的结果，患者数据修改后，原始数据应能显示。LIS 中应能显示患者的历史数据，以备检验人员在报告审核时进行检测数据的比较。

4.8 LIS 数据的检索与保存

4.8.1 LIS 中数据的保存时限和检索查询方式应征求临床医护人员意见，至少保留 3 年以上的在线查询资料。

4.8.2 在 LIS 中的患者结果数据和档案信息通过需要时在服务器计算机增加硬盘的方法与系统使用期限同期保存。

4.8.3 存储在信息系统中的患者结果数据和档案信息可通过姓名、ID 号等方式查询。

## 5 支持文件

5.1 JYZX-PF5.1-01《人员管理程序》

5.2 JYZX-PF4.13-01《质量记录和技术记录管理程序》

5.3《南方惠桥检验网络信息系统用户手册》

## 6 技术记录表格

6.1 PF5.1-01-TAB-004《技术岗位培训记录表》（表 9-1-4）

6.2 PF5.10-01-TAB-001《LIS 验证记录表》（表 9-26-1）

6.3 PF5.10-01-TAB-002《LIS 使用意见登记表》（表 9-26-2）

6.4 PF5.10-01-TAB-003《LIS 故障登记表》（表 9-26-3）

6.5 PF5.10-01-TAB-004《计算机故障维修登记表》（表 9-26-4）

6.6 PF5.10-01-TAB-005《计算机处理患者数据过程及结果审核记录表》（表 9-26-5）

6.7 PF5.9-01-TAB-001《检验结果的临床联系登记表》（表 9-24-1）

6.8 PF5.10-01-TAB-006《LIS 数据传送评估登记表》（表 9-26-6）

| 第二十六节 实验室信息系统管理程序 | 文件编号：JYZX-PF5.10-01 |
| | 版本号：E/1 |
| | 页　码：第　页　共　页 |

**表 9-26-1　LIS 验证记录表**

专业科：　　　　　　　　　　　　　　　　　　　表格编号：PF5.10-01-TAB-001

| 系统名称： |
| 更改内容： |
| 验证内容和方法： |
| 验证结果： |
| 验证人：　　　　　　　　　　验证日期： |

**表 9-26-2　LIS 使用意见登记表**

专业科：　　　　　　　　　　　　　　　　　　　表格编号：PF5.10-01-TAB-002

| 使用意见叙述： |
| 意见叙述者：　　　　　　　　日期： |
| 意见处理措施： |
| 信息系统管理员签名：　　　　检验医学中心主任签名： |
| 日期：　　　　　　　　　　日期： |
| 意见处理措施执行情况： |
| 信息系统管理员签名：　　　　日期： |

| 第二十六节　实验室信息系统管理程序 | 文件编号：JYZX-PF5.10-01 |
| --- | --- |
| | 版本号：E / 1 |
| | 页　码：第　页　　共　页 |

### 表 9-26-3　LIS 故障登记表

表格编号：PF5.10-01-TAB-003

| 专业科： | 登记日期： |
| --- | --- |

故障情况（说明故障发生时间和故障内容）：

| 报告人： | 通知日期和时间： | 相关受话者： |
| --- | --- | --- |

故障排除情况：

| 维修工程师或排除人： | 完成日期和时间： |
| --- | --- |

排障后测试情况：

| 测试者： | 测试日期和时间： |
| --- | --- |

| 恢复使用日期和时间： | 恢复使用人： |
| --- | --- |

### 表 9-26-4　计算机故障维修登记表

登记日期：　　　　　　　　　　　　　　　　　表格编号：PF5.10-01-TAB-004

| 计算机所属专业科： | 计算机名称： |
| --- | --- |

故障情况（说明故障发生时间和故障内容）：

| 报告人： | 通知日期和时间： | 相关受话者： |
| --- | --- | --- |

故障排除情况（包括原因分析和纠正措施）：

| 维修工程师或排除人： | 完成日期和时间： |
| --- | --- |

排障后测试情况：

| 测试者： | 测试日期和时间： |
| --- | --- |

| 恢复使用日期和时间： | 恢复使用人： |
| --- | --- |

| 第二十六节 实验室信息系统管理程序 | 文件编号：JYZX-PF5.10-01 |
| | 版本号：E/1 |
| | 页 码：第 页 共 页 |

**表 9-26-5 计算机处理患者数据过程及结果审核记录表**

表格编号：PF5.10-01-TAB-005

| 专业科： | 日期： 年 月 日 |
| :--- | :--- |
| 仪器名称： | |
| 项目名称： | 样品号： |
| LIS 自动计算结果： | |
| 人工计算结果： | |
| 一致性： | |
| 评估结论： | |
| 专业科主任签名： | |

**表 9-26-6 LIS 数据传送评估登记表**

表格编号：PF5.10-01-TAB-006

| 专业科： | 日期： 年 月 日 |
| :--- | :--- |
| 仪器名称： | |
| 项目名称： | 样品号： |
| 仪器原始数据： | |
| 实验室 LIS 数据（包括报告相关信息和注解）： | |
| 临床工作站数据（包括报告相关信息和注解）： | |
| 一致性： | |
| 评估结论： | |
| 专业科主任签名： | |

编写：欧阳能良、黄福达　　审核：王伟佳　　批准：王伟佳

批准日期： 年 月 日